BIOETHICS

참여하며 배우는

생명윤리의 이해

사례와 토론을 위한 이론서

이도영 · 노기옥 · 우주현 · 전재희 · 김윤정 · 손해경 · 이혜미 지음

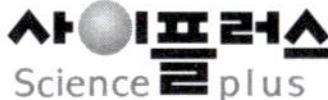

지은이 소개

이도영 창신대학교

전) 창신대학교 생명윤리위원회 위원
통일부 공모 평화감수성 "통일부 장관상" 수상
창신대학교 다문화케어-통일 센터장

우주현 안산대학교

정신건강전문요원1급, 현실치료상담사, 심리상담사
안양시 생명존중위원회 위원
경기도 정신건강복지사업지원단 위원
의왕시 기초정신건강심사위원

김윤정 배재대학교

전) 배재대학교 생명윤리위원회 위원장
한국융합학회 편집위원
대한보건구강협회 정무이사

이혜미 분당서울대병원 아랍에미리트

분당서울대병원 간호사
전) 아랍에미리트 Sheikh Khalifa Specialty Hospital 간호사
전) Sheikh Khalifa Specialty Hospital JCI Facilitator_ Anesthesia and Surgical Care (ASC Chapter)
분당서울대학교 병원 모범 교직원 표창, Award of appreciation_ 3rd JCI Accreditation 수상

노기옥 건양대학교

한국여성건강간호학회 교육위원장
대한종양간호학회 학술위원
전) 건양대학교 장애학생지원센터장

전재희 국립강릉원주대학교

전) 세명대학교 생명윤리위원회 위원
한국성인간호학회 윤리위원, 편집위원
다문화건강학회 편집위원, 홍보이사
대한근관절건강학회 편집위원
재활간호학회 편집위원
국립강릉원주대학교 NOW 다문화봉사동아리 지도교수

손해경 을지대학교

전) 서울불교대학원대학교 생명윤리위원회 위원
을지대학교 기관생명윤리위원회 위원
한국여성건강간호학회 교육위원
한국모자보건학회 학술위원

지은이 머리말

전문직 교육에서 생명에 대한 올바른 가치관과 윤리관 정립은 꼭 필요합니다.

생명윤리는 인간의 삶과 죽음을 둘러싸고 제기되는 윤리적 딜레마를 올바르게 해결하는 윤리적인 의사결정이며, 윤리적 가치들과 원칙들에 비추어 바람직한 인간 행위는 무엇인지를 탐구하는 학문입니다. 의 · 과학 분야 첨단 의료기술의 발달, 안전 및 환경의 자동화, 저출산 및 고령화 등 환경적 변화와 4차 산업혁명을 맞이하면서 모든 직업에서 전문성이 요구되고 있으며, 전문 직업군에서는 윤리적 딜레마와 윤리적 의사결정에 참여하는 기회도 많아지고 그에 따른 책임도 커지고 있습니다. 이러한 환경에서 생명윤리라는 과목은 아직 대학의 필수전공과목이 아니며, 일부로 편입되어 가르치는 경우가 많고, 지극히 이론적이고 철학적이어서 가르치는 교수자와 학습자의 입장에서는 어렵고 답이 없는 교과목일 수 있습니다.

생명윤리교육은 학생들이 함께 읽고, 이해하고, 생각하는 학생 참여 활동이 꼭 필요합니다.

복잡한 윤리적 상황에서의 첨예한 질문들에 서로가 다른 생각을 할 수 있으며, 이에 대한 비판적이고 논리적인 생각을 가지고, 학생 스스로가 참여하여 윤리적 문제를 해결해 나가는 것이 필요합니다. 이러한 참여의 과정은 윤리적 이론을 좀 더 잘 숙지할 수 있도록 할 것이며, 전문직업인으로서 기본적인 지식과 실무 수행 중에 직면하게 되는 사항은 좀 더 현명하게 대응할 수 있도록 할 것입니다.

책임감 있는 전문직군은 발생할 수 있는 다양한 윤리적 상황의 간접 경험이 꼭 필요합니다.

생명윤리에는 답이 없습니다. 인공수정, 임신중절, 인공장기, 동물실험, 장기기증, 안락사 등 다양한 윤리적 상황에서 윤리적 쟁점과 의미는 다를 것이며, 윤리적 딜레마 상황에서 윤리적 이론을 활용하고 의사결정 할 수 있는 능력을 배양하여 능력을 갖춘 직업전문인의 성장을 도울 수 있어야 합니다. 기사, 논문, 역사 속의 사건 등을 단지 이해하는 것을 넘어서서 비판적으로 사고하고, 윤리적으로 판단하여 실천할 수 있도록 발생 가능한 상황을 간접적으로 접할 수 있도록 해야 합니다. 이러한 경험은 올바른 가치관과 윤리관의 회복과 더불어 생명을 소중히 여기는 데 동참할 수 있는 다음 세대가 될 수 있도록 도울 것입니다.

생명윤리는 정확한 사실에 대한 이해를 토대로 한 올바른 가치 판단을 요구합니다. 생명윤리와 관련한 문제 상황을 인지하고 해결하기 위해서는, 제기된 상황에서 고려해야 할 사실들과 법적 · 제도적 조건들은 무엇인지, 어떤 윤리적 원칙과 근거에 따라 판단해야 하는지, 어떤 것이 도덕적으로 정당화될 수 있는 행위인지 따져 보는 비판적 태도와 윤리적 감수성이 필요합니다. 본 생명윤리 교재는 생명을 갖는 모두가 소중하다는 점을 일깨워주고, 더 나은 삶을 위한 방향을 실천적으로 찾아보고, 철학적으로 성찰할 수 있도록 내용 구성을 숙고하며 집필하였습니다.

이 책의 주요 강점

- 본 교재의 작성은 보건의료 분야 및 생명윤리의 전문지식을 총체적으로 제시하기 위해, 해당 분야의 전문성을 갖춘 실무경력이 풍부한 교수진으로 집필진을 구성하였습니다. 이에 생명윤리와 관련된 이론적 배경과 실제적인 학습이 가능하도록 통합된 내용으로 저술하고자 최대한 노력했습니다.
- 각 장의 시작 시 **'학습성과'**를 제시하여 수업의 목표를 제시하였습니다.
- 생명윤리 이론에 맞는 사례를 **'읽을거리'**로 제시하여 재미와 이해를 도왔습니다. 본 집필진들은 '읽을거리'가 학생들에게 좀 더 친숙하게 느껴지고, 이해되길 바라면서 『신문 보도자료』, 『역사적 사건』, 『논문』, 『영화』 등을 통하여 제시하였습니다.
- 각 장에서는 학생들이 생명윤리 수업이 이론에 그치지 않고 '학생들이 참여'하여 효율적인 교육효과가 달성될 수 있도록 **'함께 사례를 읽고 생각하기'** 방식의 토론 문제를 제시하여 윤리적 쟁점을 비판적으로 사고하고, 문제해결을 할 수 있는 실천적 내용을 반영하였습니다.

감사의 글

이 책이 출판되기까지 적극적으로 참여해 주신 집필진 여러분과 본 교재의 필요성을 느끼고 마무리까지 격려해주신 분들께 감사드립니다. 아울러 본 교재의 출간을 위해 아낌없이 지원해 주신 사이플러스 대표님과 끝까지 집필과 수정을 반복해 밤낮으로 수고해 주신 관계자분들께도 진심으로 감사드립니다. 앞으로 본 교재는 출간과 더불어 사회적 흐름에 따라 계속 보완하고 발전하기 위해 노력할 것을 약속드리며, 여러 독자의 애정 어린 관심과 지도 편달을 부탁드립니다.

2024년 11월 25일

지은이 적음

차례

차례

차례

생명윤리의 이해

학습성과

1 생명의 시작을 이해하고, 생명의 가치를 설명할 수 있다.

2 생명의 소중함을 알고 이에 대한 실천방안을 제시할 수 있다.

3 윤리와 도덕의 차이점을 알고, 생명윤리의 개념을 설명할 수 있다.

4 생명윤리교육이 필요성을 제시할 수 있다.

5 생명윤리 관련 법규를 알고, 필요성을 제시할 수 있다.

6 생명윤리에 대한 범주를 구성하고, 우리 사회의 관련 문제점을 제시할 수 있다.

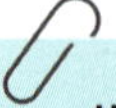

생명의 시작은 어디서부터일까?

- 정자와 난자는 생명일까?
- 수정란은 생명일까?
- 배아는 생명일까?
- 태아는 생명일까?

01 생명이란

1) 생명의 시작

생명(生命)은 한자어로 풀이하면 生(날 생), 命(목숨 명)으로 '살아 있는 것'을 뜻한다. 죽었거나 무생물과 구별되는 속성이 있으며, 생명의 의미는 '살아서 숨 쉬고 활동할 수 있게 하는 힘'이나 '동물과 식물같이 생물로서 살아 있게 하는 힘'을 말한다. 우리가 일반적으로 생각하는 생명은 '살아서 숨 쉬고 활동할 수 있는 생리적 활동을 하는 것'으로, 가치 있고 존중받아야 마땅한 것이다. 즉, 생명은 영원하지 않기 때문에 무생물과 구분이 되어 귀하게 여겨야 한다는 의미이다.

헌법에는 생명권에 대해 명시되어 있지 않으나, 헌법 제10조에는 "인간의 존엄과 가치"에 관하여 규정하며 행복추구권을 규정하고 있다. 생명은 인간의 존재에 있어서 기본적인 것이기 때문에 헌법이 이를 명확하게 제시하지 않아도 생명에 관한 권리인 생명권은 당연히 기본권으로서 인정된다고 할 수 있다. 헌법재판소도 생명권에 대해 "인간의 생명은 고귀하고, 이 세상에서 무엇과도 바꿀 수 없는 존엄한 인간존재의 근원이다. 이러한 생명에 대한 권리는 비록 헌법에 명문의 규정이 없다 하더라도 인간의 생존본능과 존재목적에 바탕을 둔 선험적이고 자연법적인 권리로서 헌법에 규정된 모든 기본권의 전제로서 기능하는 기본권 중의 기본권"이라 제시하였다. 생명권의 핵심적인 내용을 생명이라고 하였을 때 인간의 존재의 가치를 인정하고 존중하기 위해서는 생명이 전제가 되어야 한다.

그렇다면 생명의 시작은 어디서부터 일까?

언제부터 생명이 시작되는가에 대하여 "수정되는 순간부터 새로운 인간 존재의 생명이 시작된다."고 하였다(교황 요한 바오로 2세, 가톨릭 교회 입장). 이는 독립된 개체로

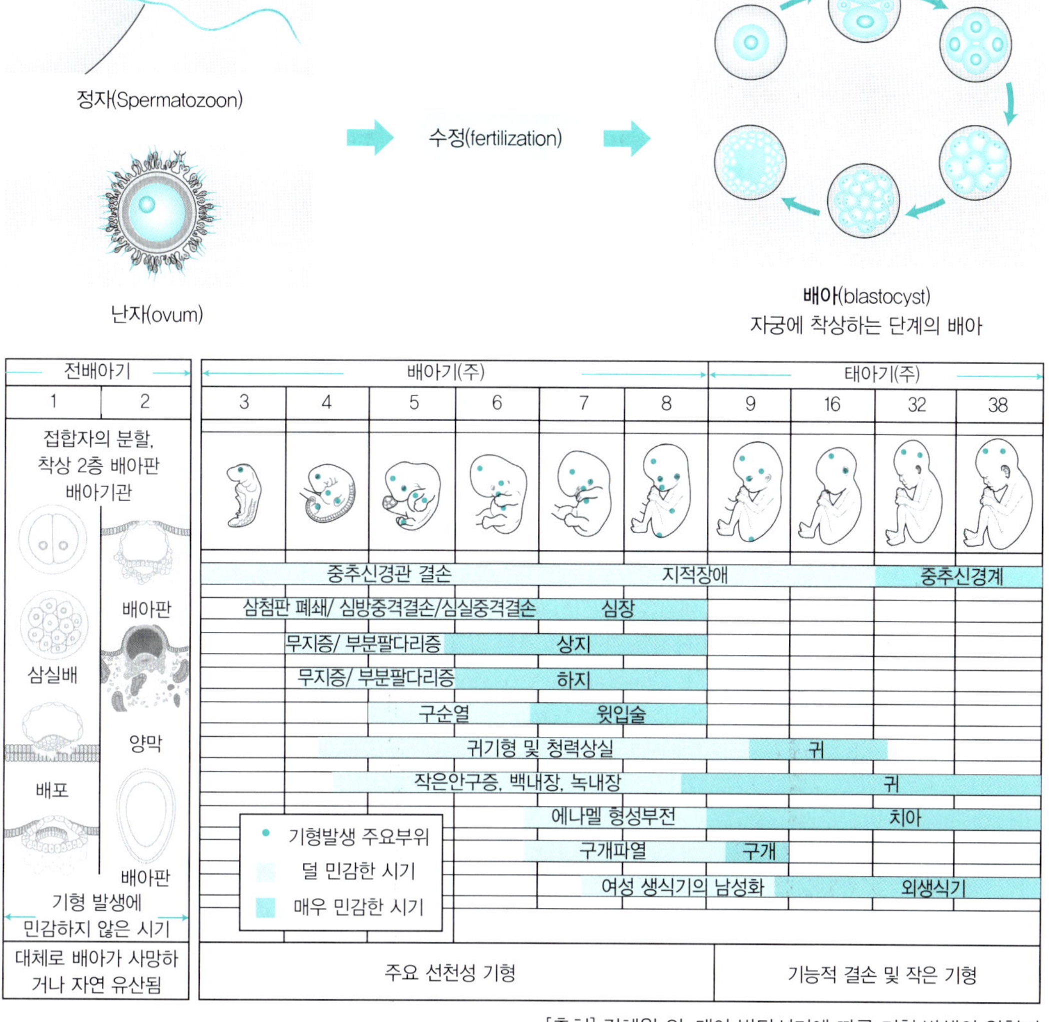

[출처] 김혜원 외. 태아 발달시기에 따른 기형 발생의 위험기

그림 1-1. 수정과 태아발달

서의 인간이 되기 위한 모든 유전 정보가 수정된 순간에 주어지므로 인간이 될 자는 이미 인간이라는 관점이다.

여성의 난자와 남성의 정자도 살아 있지만, 아직 본질적으로 개체의 의미가 아니기 때문에 인간 생명은 난자와 정자가 수정되면서 시작한다는 의견에 힘이 실려 있다. 즉, 한 인간으로서의 정체성은 난자와 정자가 수정되어 고유한 유전인자가 결정되는 순간부터 시작된다는 것이다.

이에 대해 의견은 다를 수 있을 것이다. 가톨릭교회의 생명관도 일관성을 가지고 있지 않은 것을 역사를 통해 알 수 있다. 이를테면, 아우구스티누스(Aurelius Augustinus, 354~430년)는 초기 낙태는 살인이 아니라고 하였으며, 토마스 아퀴나스(Tomas Aquinas, 1225~1274년)는 남자 태아의 경우 수정 후 40일, 여자 태아의 경우 수정 후 80일을 기준으로 낙태가 살인인지 아닌지 구별해야 한다고 하였기 때문이다.

읽을거리 논문을 읽고 생각해 보는 '생명의 시작'에 대한 생명윤리

왜 우리는 생명의 시작에 대하여 고민하여야 할까?

2019년 4월 11일, 헌법재판소는 **자기낙태죄 제269조 제1항, 업무상동의 낙태죄 제270조 제1항**이 임부의 자기결정권을 침해한다고 보아 위 조항에 헌법불합치 결정을 내렸다. 이후 국회는 2020년 12월 31일까지 개선입법의 의무를 졌지만, 최종적으로는 정부가 발의한 개정안이 2020년 11월 25일 국회제출에 그쳐 형법 제269조 제1항, 제270조 제1항은 2021년 1월 1일부터 효력을 상실하게 되었다.

헌법재판소는 위헌 결정에서 태아의 기본권 주체성을 인정함을 전제로 태아가 모체로부터 독립하여 생존할 수 있는 시기를 기점으로 보호의 정도를 달리할 수 있으며, 인간의 존엄에서 도출되는 임부의 자기결정권을 보호하기 위해서는 결정가능 기간(착상 시부터 태아가 모체를 떠나 독자적으로 생존할 수 있는 시점인 임신 22주 내외전까지)까지의 낙태를 전면 금지하는 것은 비례의 원칙에 반한다고 판시하였다. 태아의 기본권 주체성을 인정하는 주된 근거는 연속성 논증인데, 이 논증에 따르면 초기 배아, 결국은 정자와 난자까지도 생명권의 주체로 해석이 가능하다는 문제점이 있다.

[출처] 윤여란. 낙태죄 논증구조의 재검토를 통한 개정방향 연구.

배아기는 수정 후 15일에서 8주까지를 말하며, 3주쯤에는 심장이 뛰기 시작하고 뇌와 척수 · 신경세포로 분화한다. 5주쯤에는 얼굴의 턱 선이 나타나고 팔 · 다리가 생기기 시작하여, 8주 말쯤 되면 모든 기관과 외부 구조는 거의 인간의 형태를 갖춘다. 수정 후 8주차가 끝나면(임신 10주차) 배아는 태아로 여겨져, 임신부는 태동을 20주 정도 느끼지만 실제로 태아는 임신 3개월쯤 되면 뇌와 신체가 연결되어 태동을 시작한다(그림 1-1).

급변하게 발전하는 과학 기술의 발달은 인류의 삶을 더 편리하고, 의도한 바를 더 쉽게 실행에 옮길 수 있는 역할을 하고 있다. 이러한 가능성의 실현을 우리에게 주는 혜택에만 초점을 맞추어 생각하고 다루어진다면 심각한 문제를 초래할 수 있을 것이다. 앞서 잠시 고민한 '인간의 생명은 언제부터 시작하는가?' 하는 문제에는 낙태를 비롯하여 배아 실험, 유전자 실험, 생명의 탄생, 인공수정과 관련된 상업적 거래와 문제 등 생명과 관련된 다양한 문제를 판단하고 허용하는 중요한 기준이 될 수 있기 때문이다.

"생명의 시작"에 대하여 비판적으로 사고하고 윤리적으로 접근하려는 노력에 따라 의사결정은 달라질 것이며, 따라서 우리 모두가 폭넓은 지식과 정보를 갖고 윤리적인 가치관을 가지고 비판적으로 판단하는 것이 중요하다. 이러한 가치관을 확립하는 데 생명의 존엄성에 대한 생명윤리교육의 필요성을 공감하고 있다.

2) 생명의 가치

생명의 가치는 생명을 존중해야 한다는 의미를 포함하고 있다. 생명체는 도구적 가치로 인식되어서는 안 되며, 함부로 훼손하거나 죽여서도 안 되는 특별한 가치가 있는 것으로 인식하고 있다.

대한민국 헌법에는 생명권에 대하여 직접 명시하고 있지는 않지만, 생명에 대해 보장하는 내용을 담고 있다.

『대한민국 헌법』 제10조. 모든 국민은 인간으로서의 존엄과 가치를 가지며, 행복을 추구할 권리를 가진다. 국가는 개인이 가지는 불가침의 기본적 인권을 확인하고 이를 보장할 의무를 진다.

『대한민국 헌법』 제37조, 1항. 국민의 자유와 권리는 헌법에 열거되지 아니한 이유로 경시되지 아니한다.

과거에는 인간의 출생과 죽음의 문제는 선택할 수 없는 숙명적으로 결정되었지만, 현대사회는 생명과학기술이 급속도로 발전하여 인위적으로 개입할 수 있어 생명에 대한 가치관에 중대한 변화가 일어나고 있다.

현대사회의 물질만능주의와 생명경시 풍조의 만연으로 생명의 가치를 상실하고, 인간의 존엄성이 무시되고 있다. 사람 사이에 중요한 가치와 덕목인 '사랑', '배려', '공경', '생명존중' 등의 가치를 생각하면서, 현대인들은 생명의 가치에 대해 생각해 보는 시간이 필요하다.

읽을거리 통계로 생각해 보는 '생명의 가치'에 관한 생명윤리

생명은 왜 소중할까?

생명은 어디에서 왔으며, 끝이 있을까요?

자신과 타인의 생명의 끝을 누군가가 결정하여도 될까요?

한국의 인공임신중절률

2020년 인공임신중절률*은 3.3‰, 인공임신중절 건수는 약 3만 2천 건으로 추정되며, 2017년 이후(2018년 조사에서 건수 추정 최종 연도) 감소와 유지 수준에서 소폭 변동**하고 있다.

* 만 15–44세 여성인구 1,000명당 인공임신중절 건수

** ('05년) 29.8‰ (342,433건) → ('10년) 15.8‰ (168,738건) → ('16년) 6.9‰ (69,609건) → ('17년) 4.8‰ (49,764건) → ('18년) 2.3‰ (23,175건) → ('19년) 2.7‰ (26,985건) → ('20년) 3.3‰ (32,063건)

[출처] 한국보건사회연구원, 인공임신중절 실태조사(2021년) 주요결과

한국의 자살률

OECD에서 2022년 12월 기준으로 회원국들의 자살률을 집계한바 한국은 24.1명으로 압도적인 1위를 기록하였다. 이는 OECD 평균값인 11.1명의 2 배 이상에 해당하는 높은 수치이다.

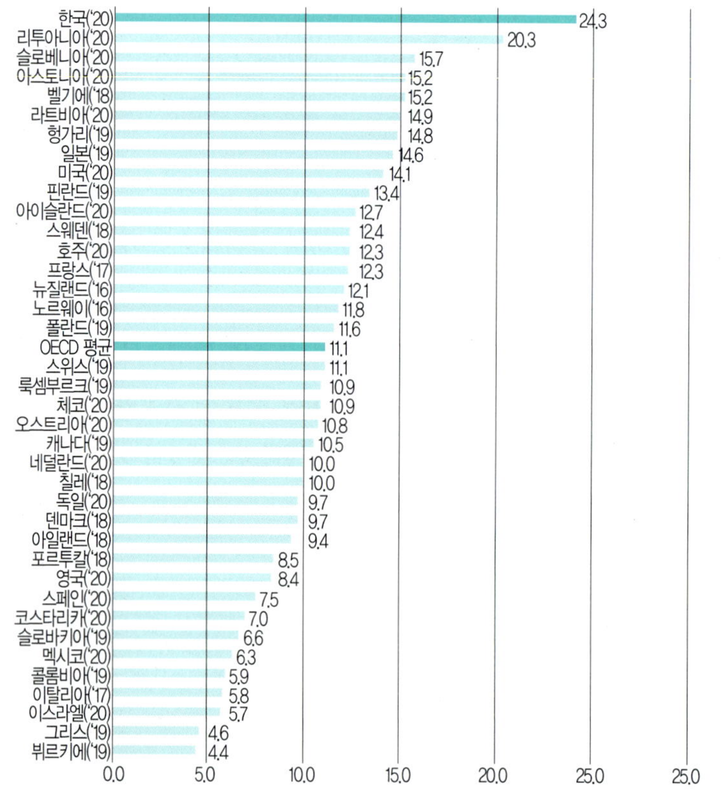

[출처] 통계개발원(2022). OECD 국가별 자살률

함께 사례 읽고 생각하기

『마이시스터즈 키퍼』 영화에서 부모는 큰 딸의 생명을 살리기 위한 마음은 간절하였고 정성을 다하였다. 이들 부모는 큰 딸을 살리기 위하여 둘째 딸의 탄생과 헌신을 요구하였는데, 이들 부모는 생명을 소중하게 가치 있게 여기고 있는 것인지에 대해서 서로 생각을 나누는 시간을 가져 봅시다.

- **'선한 행위로 인간의 탄생의 목적을 두는 것을 옳은 것일까요?'**

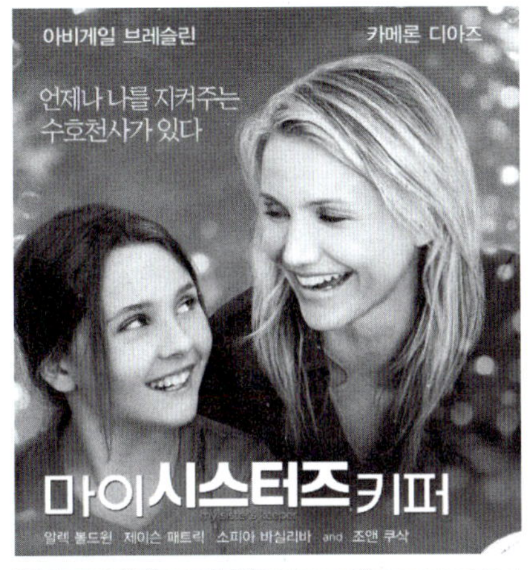

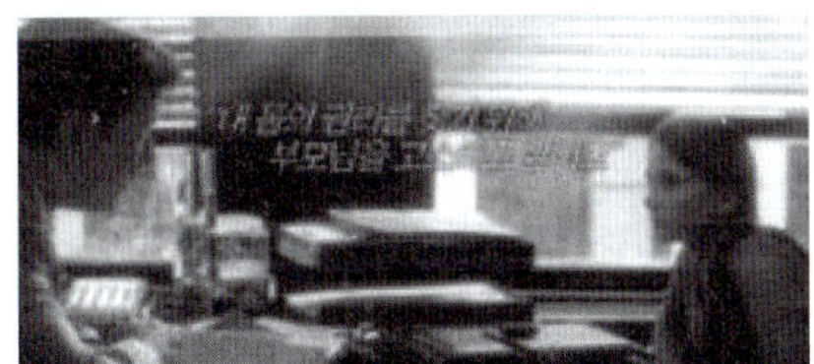

백혈병에 걸린 언니 케이트를 치료할 목적으로 맞춤형 아이로 태어난 여동생 안나는 아픈 언니를 위해 아기 때부터 십대에 이르기까지 자신의 골수 등을 이식해 주고 있었다.

사실 언니 케이트의 백혈병을 처음 발견했을 때, 엄마 아빠는 자신의 골수를 이식하여 케이트의 병을 고치려고 하였지만 골수가 일치하지 않자, 의사는 케이트와 일치하는 유전자를 가진 아이를 낳을 것을 권유하였고 결국 부부는 유전자 변형으로 둘째 안나를 낳게 되었던 것이다.

하지만 어느덧 자아가 생긴 안나는 더 이상의 이식을 완강하게 거부하며 자신의 부모를 고소하는 일이 발생되는데, 이 영화는 한 인간의 탄생이 목적을 두고 사회적 문제인 유전자 변형과 맞춤형 아이로 태어나 판단력이 없는 어린 시절 자신의 골수를 부모의 결정에 의해 사용되었다는 윤리적인 문제를 다루고 있다.

[출처] 마이시스터즈키퍼. 네이버 검색

토의내용

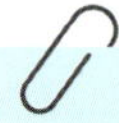

- 윤리와 도덕은 같은 것일까?
- 도덕적으로 옳으면 윤리적으로도 옳을까요?

02 윤리와 도덕

윤리와 도덕은 유사하게 사용되는 것 같지만 다소 차이가 있다(표1-1).

우리는 학창시절 윤리와 도덕 교과목을 배워왔으며, 이들 교과목을 통하여 우리는 어떠한 부분을 습득하였는지 돌이켜 보도록 하자. 어떤 행위가 도덕적으로 허용되는지, 어떤 행위가 윤리적인지 분별하기 위해서는 윤리와 도덕에 대한 이해가 필요하다.

"The ethical man knows what is right; the moral man does what is right."
윤리적인 사람은 무엇이 옳은지 알고, 도덕적인 사람은 옳다고 믿는 것을 행한다는 것이다

윤리는 우리 사회의 질서가 유지될 수 있도록 마땅히 지켜야 할 행위의 규범이다. 외적으로는 사람들의 공동생활을 유지하기 위한 관습이나 풍속을 의미하며, 내적으로는 인간의 본래적인 능력 중에서 감정과 의지를 포함한 이성에 의해 형성된 품성을 의미하는 것이다.

도덕은 인간이 지켜야 할 도리나 바람직한 행동 규범으로 정의된다. 도덕은 전통적이고 객관적이며 절대적인 것을 의미하며, 이론이 아닌 실천적 행위의 문제이다.

그렇다면 그 의미를 이해하기 위하여 빈칸에 알맞은 단어를 넣어봅시다.

1. It' (　　　) to help poor people.
   가난한 사람들을 돕는 것은 (　　　) 이다.
2. It's not (　　　) for a nurse to reveal patient's secrets.
   환자의 비밀을 누설하는 것은 (　　　) 이지 않다.
3. 판사가 음주운전을 한 자신의 아들의 범죄를 자신의 권한으로 죄를 덮어주는 것은 (　　　) 이지 않다.
4. 간호사가 아픈 사람을 치료해 주는 것은 (　　　) 이다.
5. 어려운 환자의 진료비 부담을 덜기 위해 간호사가 병원 비품을 몰래 사용한 것은 (　　　) 이지 않다.

정답 : 1. moral(도덕적), 2. ethical(윤리적), 3. moral(도덕적), 4. moral(도덕적), 5. ethical(윤리적)

윤리와 도덕은 비슷한 의미로 사용되는 듯하지만, 윤리는 인간관계에서 합당하게 행동하는 것이라면, 도덕은 자기완성을 위한 규범의 의미를 가지고 있다.

표 1-1 윤리와 도덕의 차이

윤리	도덕
인간관계에 있어서 지켜야 할 도리와 규범	객관적인 사회정신이나 제도에 입각한 외적 행위
인간과 인간의 관계를 다스리는 실재적인 도덕규범의 총체	사회집단이 가지고 있는 전통적 행동의 규범을 준수하는 성격 혹은 행동 경향
품격, 인성, 양심	선과 악, 정과 사
시대, 그 사회의 풍습, 예의 또는 전토으 생활양식과 문화 수준, 지역적인 것	선과 악의 분별적 행위
인간관계에서 합당한 행동	자기 완성을 위한 규범
사회시스템에 의한 강제성	개인의 양심과 관련
직업윤리	

03 생명윤리란

1) 생명윤리의 개념

생명윤리(bioethics)의 어원은 'bios(생명)'과 'ethics(윤리)'의 합성어로 생명윤리란 과학기술적 지식과 더불어 윤리학과 철학 등의 인문학적 지식을 바탕으로 하여 윤리적인 문제들에 대해 가치판단을 내리도록 안내하는 복합적인 학문이다. 즉, 인간과 생명의 책임 있는 관계를 다루는 윤리적인 고려 또는 인간 외적인 생명과 인간의 생명을 책임 있게 다루는 것과 관계되는 모든 사태들에 대한 윤리적인 고려로 정의될 수 있다.

인간은 누구나 출생하는 순간부터 죽음에 이르기까지 인간에게 삶과 죽음은 자연스러운 성장과정이며 연속선에 있다. 생명윤리 의식을 갖는 것은 건강과 관련된 상황 및 생물학과 관련된 다양한 상황에서 도덕적 차원이나 비판적으로 검토하는 것이다. 의료의 발전과 함께 생명윤리에 대한 문제점들이 제기되면서 생명윤리의 중요성은 강조되고 있다.

생명윤리란 생명과학 및 의학, 간호학, 보건학에서 행할 바람직한 인간 행위를 윤리적으로 규정한 것이다. 발전된 현대의 생명과학 기술은 질병의 극복, 생명의 연장, 불임

함께 사례 읽고 생각하기

당신은 지금 길을 지나가고 있습니다.
지나가던 중 불이 난 A집과 B집에서 서로 먼저 구해달라는 요청을 받았습니다.
주어진 시간은 단 몇 초 뿐, 당신은 한 곳의 집의 문만 열어 그들을 구할 수 있습니다.

- **당신은 어떠한 집의 사람을 먼저 구하겠습니까?**

사례1 당신은 밖에서 단지 A집에는 2명, B집에는 5명이 있다는 사실만을 알고 있습니다. 당신은 어떠한 집의 사람을 먼저 구하겠습니까?	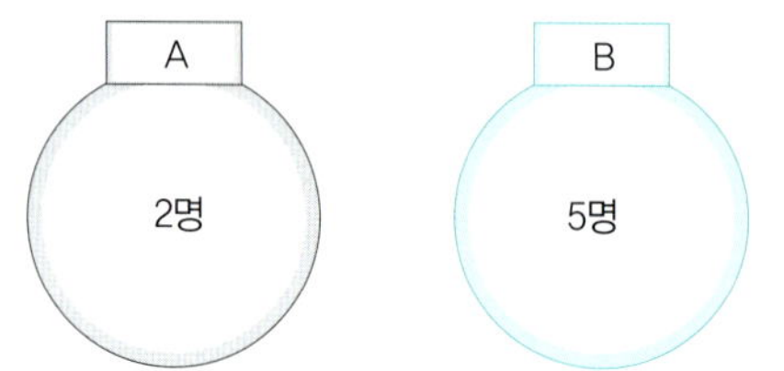
사례2 당신은 밖에서 단지 A집에는 2명의 건강한 남성이, B집에는 5명의 건강한 남성이 있다는 사실만을 알고 있습니다. 당신은 어떠한 집의 사람을 먼저 구하겠습니까?	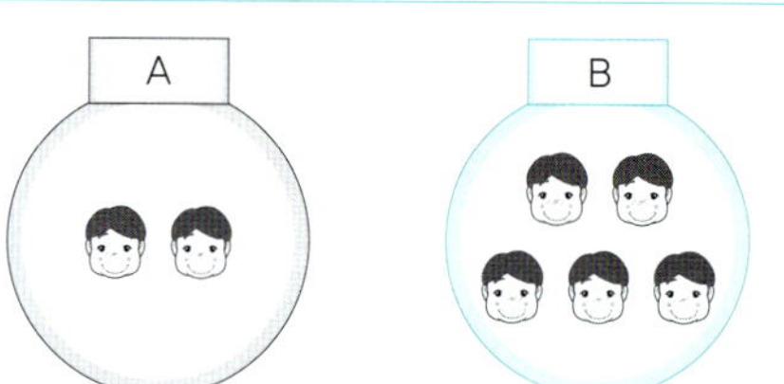
사례3 당신은 밖에서 단지 A집에는 2명의 어린이가, B집에는 5명의 노인이 있다는 사실만을 알고 있습니다. 당신은 어떠한 집의 사람을 먼저 구하겠습니까?	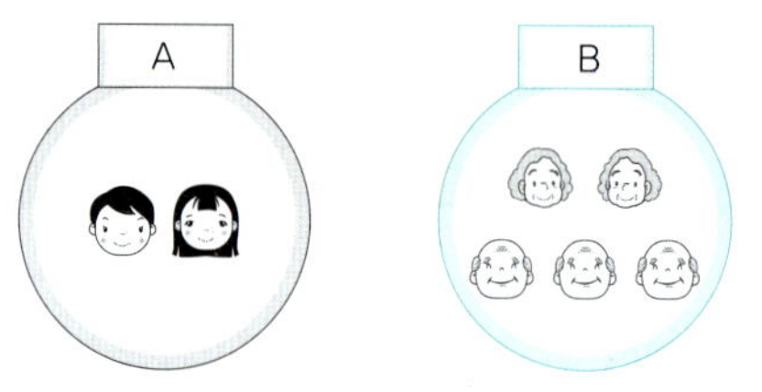
사례4 당신은 밖에서 단지 A집에는 한달 가량의 시한부 판정을 받은 환자 2명이, B집에는 건강한 5명의 노인이 있다는 사실만을 알고 있습니다. 당신은 어떠한 집의 사람을 먼저 구하겠습니까?	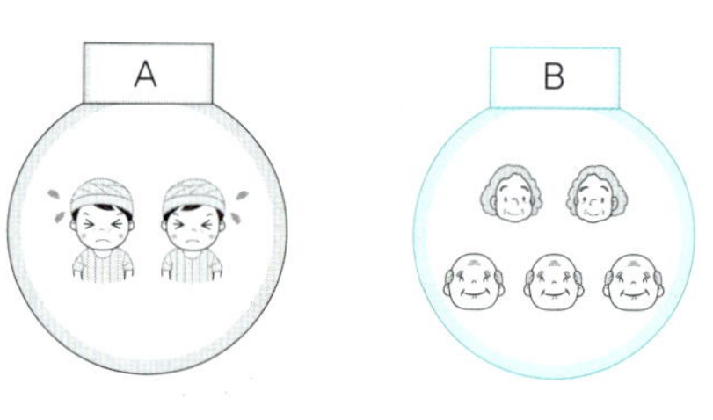

토의내용

치료, 원하는 생명 탄생 등의 긍정적인 측면도 가지고 있지만, 인간의 원하는 바에 의해 생명을 복제하고 유전자를 조작하는 과정에서 발생되는 인간의 존엄성 저해 문제나 생명 경시 풍조 등의 사회적, 윤리적 문제를 야기하고 있다. 이는 과학적 지식이 윤리적 문제와 혼제되어 현대사회에 살아가는 우리 모두는 비판적으로 사고하여 생명윤리와 같은 새로운 사회윤리를 정리하고, 생명을 다루는 전문가뿐만 아니라 사회 구성원 전체가 함께 생각하고 의견을 모아야 할 것이다.

2) 생명윤리교육

생명윤리 개념은 1970년 미국의 종양학자 포터(Potter)에 의해 학계에 처음 등장하였으며, 포터는 생명윤리를 생물학적 지식과 인간 가치체계에 관한 지식을 결합하는 새로운 분야의 학문이라고 정의했다. 생명윤리는 인간이 환경의 적응을 통해 생존을 이어가기 위한 진화론적, 생리학적, 문화적 측면을 다룬 학문이었다. 이후 라익(Reich)은 생명윤리를 의학 및 생명과학의 윤리적 차원에 관한 연구로 정의하면서 『생명윤리백과사전』의 편찬을 착수하였고, 1974년에는 미 국회도서관에 처음으로 생명윤리가 주제어로 채택되었다. 1970년대 이후 과학, 의학, 보건위생학 등의 영역에서 일어난 기술상의 진보로 인해 생명윤리학이라는 새로운 분야가 생겨난 것도 응용윤리학으로서의 영역이 확대되고 있는 사례가 될 것이다. 그러나 생명윤리의 대상은 의학윤리의 중심에 서 있는 좁은 의미에서의 인간의 생명이 아니라 자연 안에 그대로 현존하는 모든 유기체의 생명과 연관된다. 1978년에 라익은 생명윤리를 도덕적 가치와 원칙에 근거하여 생명과학과 보건의료 분야에서 인간 행동을 검토하는 체계적 연구라고 재규정하였고, 고로비츠(Gorovitz)는 1997년에 건강과 관련된 맥락 및 생물학과 관련된 맥락에서 일어나는 의사 결정 과정의 도덕적 차원을 비판적으로 검토하는 학문으로 규정하였다.

생명윤리는 생명에 대한 사랑과 존귀의 태도 즉 생명존중태도와 밀접한 관련이 있다. 이러한 생명에 대한 존귀의 감정은 누구나 갖고 있어야 할 기본적인 태도이며, 다른 생명 윤리 쟁점의 학습에도 근본적으로 갖추어야 할 태도가 된다. 생명의 존엄성을 회복하고 생태계 보전을 위한 윤리 회복을 위해서 인간의 존엄성을 근거로 한 생명의 존엄성과 인간의 생명에 대한 개념을 자연에까지 확대하는 사고를 통해 생명의 개념, 본질, 가치 그리고 생명의 위기현상과 원인에 대한 체계적인 교육을 실시해야 한다. 또한 공생을 위한 생명윤리교육의 필요성과 방향에 대한 연구에서 자연에 대한 존중은 인간에 대한 존중을 갖추게 하는 기초가 된다고 하였다. 결국 생명과 자연과 인간은 하나로 연결되는 관계성을 가지고 있으며, 나, 인간, 식물과 동물, 자연환경의 생명까지 존중하는 확대된 생명관을 어린시기부터 형성하도록 해야 한다는 것이다.

생명윤리교육은 생명에 대한 존엄성이나 그 문제에 대해서 지식만을 습득하는 것이 아니라 옳고 그름까지 판단하며 어떠한 해결책이 가장 적절한지 등을 결정할 수 있어야 한다. 따라서 생명윤리 주제에 대한 이해 능력, 도덕적 판단 능력, 합리적인 의사결정 능력 등이 필요하다. 이에 따라 과학과 의료기술의 발전에 따른 생명에 관련된 문제는 우리의 일상적인 삶의 영역에 직면할 수 있는 것이기 때문에 생명윤리교육의 필요성을 제기하고 있다.

생명윤리교육은 현대사회가 당면한 생명의 위기 문제를 인식시킴으로써, 생명의 의미와 소중함을 일깨우고, 인간의 존엄성과 생명의 존엄성을 회복한다. 즉, 생명의 거룩함과 고귀함이라는 내면적 가치를 바라 볼 수 있는 인간형성에 있으며, 생명이라는 우리의 삶과 관련된 문제를 다루고 있기 때문에 생명과학자들과 정책결정자들에게만 국한된 것이 아니라 우리 모두와 관련된 것이므로 교육을 통해 생명에 관련된 문제를 극복할 수 있는 방안을 마련하고 올바른 판단 능력과 도덕적 가치관을 부여하는데 그 필요성이 있다(표1-2).

표 1-2 생명윤리 교육의 영역

생명윤리 교육의 영역	생명윤리교육의 내용범주	생명윤리 교수-학습 주제
생명존중윤리	1. 자신(인간)의 생명 존중	인간의 존엄성, 자살, 일상생활에서의 안전, 실험 시 안전, 피임, 질병의 예방과 치료, 흡연 · 음주 · 약물의 오남용
	2. 다른 생물의 생명 존중	동식물에 대한 관심과 애정, 동식물의 복지 및 생명존중, 동물 실험의 필요성
	3. 환경과 관련된 생명 존중	동식물의 서식처 파괴, 오염물질의 배출
생명의료윤리	4. 출생 · 죽음 · 성결정과 관련된 생명윤리	낙태, 시험관 아기, 유전자 검사, 안락사, 죽음의 기준 · 뇌사, 식물인간 · 생명연장 장치
	5. 질병의 치료와 관련된 윤리 의식	장기. 조직이식, 환자의 알권리, 환자의 의료건강정보 유출, 질병에 대한 관점과 태도, 의료 자원의 공정한 사회적 분배
생명공학윤리	6. 첨단 생명공학 기술에 대한 인식	인간 게놈 프로젝트, 인간 배아 복제 · 줄기 세포배양, 생명복제, 유전자 조작생물
	7. 생명공학 연구 과정 중에 발생할 수 있는 문제들에 대한 인식	생명공학연구의 안전성, 인간을 대상으로 한 실험이나 임상실험, 생명공학연구단계의 타당도, 생명공학연구 성과에 대한 비판적 태도

[출처] 박지영(2005). 교과서에 제시된 생명윤리 교육실태

04 생명윤리관련 법규

「생명윤리 및 안전에 관한 법률」은 생명윤리 및 안전을 확보하여 생명의 존엄과 가치를 인정하고 개인의 해를 끼치는 것을 막아 생명과학기술이 인간의 질병예방 및 치료 등에 사용될 수 있도록 2004년에 제정되었다. 2003년 12월 국회를 통과하여 2004년에 「생명윤리 및 안전에 관한 법률」을 신규 제정되었고, 2005년 3월에 이를 개정 · 확정하였다. 이후 2007년 다시 일부 개정하는 과정에서 체세포복제 배아 연구를 제한적으로 허용하였으나 이에 대해 종교계 및 여성계는 다른 의견을 제시하는 등 의견의 논쟁이 끊이지 않고 있다.

- **생명윤리 및 안전에 관한 법률**
  법률 제17783호 공포일 2020.12.29 시행일 2021.12.30. 일부개정
- **생명윤리 및 안전에 관한 법률 시행령**
  대통령령 제33913호 공포일 2023.12.12 시행일 2023.12.12. 타법개정
- **생명윤리 및 안전에 관한 법률 시행규칙**
  보건복지부령 제982호 공포일 2023.12.05 시행일 2023.12.05 일부개정

「생명윤리 및 안전에 관한 법률」은 기본적으로 생명을 존중하고자 하며, 한국의 경우에는 대통령 직속기구인 국가생명윤리심의위원회를 두고 관련법 제정 및 개정을 하고 있다.

제1장 총칙 [부록]에 전문 제시

제1조(목적) 이 법은 인간과 인체유래물 등을 연구하거나, 배아나 유전자 등을 취급할 때 인간의 존엄과 가치를 침해하거나 인체에 위해(危害)를 끼치는 것을 방지함으로써 생명윤리 및 안전을 확보하고 국민의 건강과 삶의 질 향상에 이바지함을 목적으로 한다.

제2조(정의) 이 법에서 사용하는 용어의 뜻은 다음과 같다. 〈개정 2015. 12. 29.〉

1. "인간대상연구"란 사람을 대상으로 물리적으로 개입하거나 의사소통, 대인 접촉 등의 상호작용을 통하여 수행하는 연구 또는 개인을 식별할 수 있는 정보를 이용하는 연구로서 보건복지부령으로 정하는 연구를 말한다.
2. "연구대상자"란 인간대상연구의 대상이 되는 사람을 말한다.
3. "배아"(胚芽)란 인간의 수정란 및 수정된 때부터 발생학적(發生學的)으로 모든 기관(器官)이 형성되기 전까지의 분열된 세포군(細胞群)을 말한다.
4. "잔여배아"란 체외수정(體外受精)으로 생성된 배아 중 임신의 목적으로 이용하고 남은 배아를 말한다.
5. "잔여난자"란 체외수정에 이용하고 남은 인간의 난자를 말한다.
6. "체세포핵이식행위"란 핵이 제거된 인간의 난자에 인간의 체세포 핵을 이식하는 것을 말한다.
7. "단성생식행위"란 인간의 난자가 수정 과정 없이 세포분열하여 발생하도록 하는 것을 말한다.
8. "체세포복제배아"(體細胞複製胚芽)란 체세포핵이식행위에 의하여 생성된 세포군을 말한다.

9. "단성생식배아"(單性生殖胚芽)란 단성생식행위에 의하여 생성된 세포군을 말한다.
10. "배아줄기세포주"(Embryonic stem cell lines)란 배아, 체세포복제배아, 단성생식배아 등으로부터 유래한 것으로서, 배양 가능한 조건에서 지속적으로 증식(增殖)할 수 있고 다양한 세포로 분화(分化)할 수 있는 세포주(細胞株)를 말한다.
11. "인체유래물"(人體由來物)이란 인체로부터 수집하거나 채취한 조직 · 세포 · 혈액 · 체액 등 인체 구성물 또는 이들로부터 분리된 혈청, 혈장, 염색체, DNA(Deoxyribonucleic acid), RNA(Ribonucleic acid), 단백질 등을 말한다.
12. "인체유래물연구"란 인체유래물을 직접 조사 · 분석하는 연구를 말한다.
13. "인체유래물은행"이란 인체유래물 또는 유전정보와 그에 관련된 역학정보(疫學情報), 임상정보 등을 수집 · 보존하여 이를 직접 이용하거나 타인에게 제공하는 기관을 말한다.
14. "유전정보"란 인체유래물을 분석하여 얻은 개인의 유전적 특징에 관한 정보를 말한다.
15. "유전자검사"란 인체유래물로부터 유전정보를 얻는 행위로서 개인의 식별 또는 질병의 예방 · 진단 · 치료 등을 위하여 하는 검사를 말한다.
16. "유전자치료"란 질병의 예방 또는 치료를 목적으로 인체 내에서 유전적 변이를 일으키거나, 유전물질 또는 유전물질이 도입된 세포를 인체로 전달하는 일련의 행위를 말한다.
17. "개인식별정보"란 연구대상자와 배아 · 난자 · 정자 또는 인체유래물의 기증자(이하 "연구대상자등"이라 한다)의 성명 · 주민등록번호 등 개인을 식별할 수 있는 정보를 말한다.
18. "개인정보"란 개인식별정보, 유전정보 또는 건강에 관한 정보 등 개인에 관한 정보를 말한다.
19. "익명화"(匿名化)란 개인식별정보를 영구적으로 삭제하거나, 개인식별정보의 전부 또는 일부를 해당 기관의 고유식별기호로 대체하는 것을 말한다.

제3조(기본 원칙) ① 이 법에서 규율하는 행위들은 인간의 존엄과 가치를 침해하는 방식으로 하여서는 아니 되며, 연구대상자등의 인권과 복지는 우선적으로 고려되어야 한다.

② 연구대상자등의 자율성은 존중되어야 하며, 연구대상자등의 자발적인 동의는 충분한 정보에 근거하여야 한다.

③ 연구대상자등의 사생활은 보호되어야 하며, 사생활을 침해할 수 있는 개인정보는 당사자가 동의하거나 법률에 특별한 규정이 있는 경우를 제외하고는 비밀로서 보호되어야 한다.

④ 연구대상자등의 안전은 충분히 고려되어야 하며, 위험은 최소화되어야 한다.

⑤ 취약한 환경에 있는 개인이나 집단은 특별히 보호되어야 한다.

⑥ 생명윤리와 안전을 확보하기 위하여 필요한 국제 협력을 모색하여야 하고, 보편적인 국제기준을 수용하기 위하여 노력하여야 한다.

모든 생명은 가치가 있다.
– 제인 굿올 –

모든 생명은 고유하고 귀중하다.
– 미리암 헤스 –

생명의 가치는 그 자체로 존중받아야 한다.
– 알랭드러 –

참고문헌

강석주 (2022). 윤리적 생애사건으로서의 임신중지. −한국 여성 가톨릭 신자들의 경험을 중심으로−. 서울대학교 대학원 박사학위 논문.

고수현(2019). 생명윤리학. 양서원.

공병혜, 구인회, 김상득, 김종국, 엄영란 (2021). 생명윤리 제3판. 현문사.

권경희, 고정미, 서은경, 서준혁, 이남희, 이상구, 정윤아, 허금희 (2021). 생명윤리. 양서원.

김상득(2001). 생명 의료 윤리학. 철학과 현실사.

김소은 (2020). 여성 증오표현에 대한 노출과 비인간화, 공격적 행동의 관계: 성별 갈등 현상을 중심으로. 고려대학교 석사학위 논문.

김영경 (2021). 생명윤리교육이 유아의 생명존중태도에 미치는 영향. 부산교육대학교 교육대학원 박사학위 논문.

김진숙(2010). 자연체험활동이 유아의 생명존중에 미치는 영향. 총신대학교 교육대학원 석사학위논문.

김혜원, 구본진, 김선호, 김혜자, 노기옥, 문소현, 박미경, 신현정, 심미정, 이선아, 이숙희, 이주영, 정미영, 천숙희 외 공저. 여성건강간호학II. 현문사: 서울.

금교영(2000). 생명 · 의료 윤리. 부산: 세종출판사.

박지영(2005). 교육과정평가연구발간 8권 2호. 교과서에 제시된 생명윤리교육실태− 국어, 도덕, 사회, 과학, 기술 · 가정 교과를 중심으로.

박지영(2018). 성별 갈등으로 인해 나타나는 이성 집단에 대한 비인간화: 성별 집단자존감과 성별의조절효과. 성신여자대학교 석사학위 논문.

박혜정 (2010). 생물II 교과서의 생명윤리교육에 대한 비교분석을 통한 개선방안 연구. 고려대학교 석사학위 논문.

안은영(2010). 생명윤리교육에 대한 유치원 교사의 인식 및 실태 연구. 강릉원주대학교 교육대학원 석사학위논문.

오석준 (2020). 낙태 범죄의 처벌과 그 사면에 대한 고찰. 가톨릭대학교 교회법대학원 석사학위 논문.

유민, 김동운, 이원유, 정귀남, 고영주, 김선화 외 (2021). 생명윤리. 정문각.

윤여란 (2022). 낙태죄 논증구조의 재검토를 통한 개정 방향 연구. 단국대학교 석사학위 논문.

이용훈 (2012). 생명 공학과 가톨릭 윤리 − 사람이여 당신은. 가톨릭출판사.

전원주(2008). 중학교 도덕과에서의 생명윤리교육현황과 개선방안에 관한 연구. 동아대학교 교육대학원 석사학위논문.

한국보건사회연구원(2021). 인공임신중절 실태조사(2021년) 주요결과 − 만 15~49세 여성 8,500명 대상 온라인 조사 − 보도자료

현정훈(2018). 인간 생명의 존업성에 대한 윤리신학적 고찰. −프란시스 쉐퍼의 생명윤리를 중심으로− 수원가톨릭대학교 석사학위 논문.

통계개발원(2022). OECD 국가별 자살률 (https://sri.kostat.go.kr/unifSearch/search.es)

네이버 검색. '마이시스터즈 키퍼' 영화 (https://search.naver.com search.naver?)where=nexearch&sm=top_hty&fbm=0&ie=utf8&query=%EB%A7%88%EC%9D%B4+%EC%8B%9C%EC%8A%A4%ED%84%B0%EC%A6%88+%ED%82%A4%ED%8D%BC

생명관련 전문직 윤리와 취약 집단 보호를 위한 생명윤리

학습성과

1 직업윤리와 전문직 직업윤리를 이해하고, 전문직 직업윤리의 책임을 설명할 수 있다.

2 생명관련 전문직 윤리를 이해하고, 이에 대한 실천방안을 제시할 수 있다.

3 의료건강 전문직 윤리강령을 알고 이에 대한 실천방안을 제시할 수 있다.

4 정신건강 전문직 윤리강령을 알고 환자의 권리와 존엄성을 보장하는 방법을 제시할 수 있다.

5 아동을 위한 생명윤리를 이해하고, 아동의 권리와 안전을 보장하는 데 필요한 생명윤리 원칙을 제시할 수 있다.

6 장애인을 위한 생명윤리를 이해하고, 장애인의 권리와 존엄성을 존중하는 생명윤리 접근법을 제시할 수 있다.

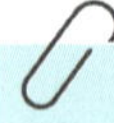

- 직종별 행동 규범은 무엇이 있을까?
- 생명관련 전문직에 필요한 전문직 윤리는 무엇일까?

01 직업윤리와 생명윤리

1) 직업윤리와 전문직 직업윤리

사람들은 직업을 통하여 얻는 수입으로 생활을 한다. 그래서 대부분 직업을 가지고 있다. 4차 산업혁명을 맞이하여 직업과 일자리의 소멸과 생성이 급변하고 있는 시대에서 직업인으로서 갖추어야 할 기본적인 고용능력을 개발하고 유지하는 것이 중요하다. 이에 우리나라는 이미 국가직무능력표준(NCS)을 구축하여 모든 직종에서 요구하는 직무능력을 국가 차원에서 표준화하여 제시하고, 고교 이후의 직업교육은 직무능력표준을 활용한 일자리 중심의 교육으로 전환하고 있다. 국가직무능력표준에는 직업인이 공통으로 갖추어야 할 10개 능력을 제한하였고, 여기에 직업윤리를 포함하여 구직자 및 재직자들이 공통적으로 갖추어야 할 기초 능력으로 규정하고 있다. 이는 다변화되고 고도화된 현대 직업인들에게 직업의 전문성과 고용의 유지라는 측면에서 직업윤리는 더욱 중요한 역량으로 간주되고 있기 때문이다.

이미 미국과 같은 선진국에서는 직업윤리에 대한 중요성을 오래 전부터 인식하고 많은 주에서 직업윤리에 관하여 연구하고 이를 교육과정에 반영하고 있다. 기업들도 윤리규범이나 강령 및 행동요령을 조직구성원에게 강조하고 있다. 하지만 기업이 윤리경영을 강조하더라도 업무현장에서 올바르게 실천되지 못한다면, 다수의 성실하고 정직한 조직구성원들이 피해를 보게 된다. 따라서 조직구성원들에게 직업윤리 의식의 확립과 직업윤리에 대한 체계적인 이론적 지식과 직무경험을 바탕으로 확대 · 적용하는 것이 필요하다.

직업윤리의 정의를 살펴보면, 학자들마다 조금씩 다른데 생활에 필요한 경제력을 얻기 위해 인간이 행하는 직업 활동에서 인간이 지켜야 할 행위규범으로, 개인이 갖는 사회적 규준과 노동에 대한 가치를 의미한다고 하였다. 한편, 직업윤리를 모든 직업에서 공통적으로 지켜야 할 행동 규범과 각각의 직업에서 지켜야 할 세분화된 행동 규범들로 구분하여 , 이 두 가지를 합쳐 직업윤리라 한다. 즉, 직업윤리(Professional ethics)는 직업생활에서 윤리를 말하는 것으로 사회에서 직업인에게 요구하는 직업적 양심, 사회적 규범과 관련된 것이다. 일반적으로 윤리학이라 함은 행위의 옳고 그름이나 선과 악 또는 도덕적인 것과 비도덕적인 것에 대한 판단기준의 체계 또는 이를 대상으로 연구하는 학문 분야를 일컫는다. 그러므로 직업윤리는 사회생활을 하는 인간이 근본적으로 직면할 수밖에 없는 윤리문제를 직업생활이라는 특수한 사회적 상황에 적용한 것이다.

직업인에게 요구되는 직업윤리로서 공통적으로 지켜야 할 행동 규범으로는 다음과 같은 것이 있다. 첫째, 모든 직업에서 가장 기본적으로 지켜져야 할 규범은 정직하고 믿음을 갖고 일하는 것이다. 거짓말이나 부정직한 행위는 신뢰를 훼손시키고 직업의 명예를 훼손할 수 있다. 둘째, 모든 직업에서는 고객, 동료, 상사 등을 존중하고 배려하는 것이 중요하다. 상대방의 의견을 듣고 존중하며, 다양성과 차별 없는 태도를 유지해야 한다. 셋째, 개인정보 보호는 모든 직업에서 중요한 규범이다. 고객이나 환자의 개인정보를 안전하게 보호하고 관련 법규를 준수해야 한다.

직업별 세분화된 행동 규범은 무엇이 있을까? 세분화된 행동 규범은 각 직업의 특성과 책임을 고려하여 정해지며, 해당 직업의 전문가들은 이러한 규범을 준수하여 사회적으로 책임 있는 역할을 수행해야 한다.

다음 직업별 세분화된 행동 규범은 무엇이 있을까?

- 의료직(의사, 간호사)
- 교육직(교사, 교육전문가)
- 금융직(은행원, 투자자문가)
- 법률직(변호사, 판사)

전문직을 바라보는 이론적 관점은 기능주의적, 갈등론적 그리고 상호작용론적 관점으로 설명된다. 기능주의적 관점은 전문직의 사회적 지위를 설명하기 위한 전문직의 속성을 규명하는데 주력하는 반면, 갈등론적 관점은 전문직의 독점적 지위 확립의 규명을 위한 집단들간의 권력갈등에 초점을 두고 있다. 그리고 상호작용론적 관점은 전문가와 고객 사이의 상징적 관계에 중점을 두고 있다. 따라서 기능주의적 관점에서는 지적 · 기술적 능력의 소유가, 갈등론적 관점에서는 권력투쟁에서의 승리가, 상호작용론적 관점에서는 상징조작이 전문직의 사회적 성격을 규정한다.

그러나 전문직에 대한 어떤 이론적 관점을 취한다 하더라도 전문직의 속성을 총괄하는 전문직업성(Professionalism)은 하나의 직업이 사회성원들로부터 전문직으로 인정받도록 만드는 특수한 직업속성이며, 이론적 지식과 소명감이 핵심사항이다. 따라서 전문직의 전문적 권위, 자율성, 사회적 영향력 그리고 높은 수준의 소득은 직업윤리에 입각한 사회적 책임을 성실히 이행하는데 근거한다. 즉, 전문직으로서 권위를 가지고 사회적 신뢰를 받기 위해서는 직업윤리가 근간이 될 것이다. 전문직의 권위 부재와 자율성의 결여는 전문직의 위기인 동시에 전문직 직업윤리의 위기상황으로 규정할 수 있다. 따라서 전문직으로써 직업윤리를 가지고 스스로의 행위를 수행하는 것이 중요하다. 전문직 직업윤리는 특정 직업군에서 해당 직업의 윤리적 책임과 가치를 준수하고 이행하는 것을 의미한다. 이는 해당 직업의 역할과 책임을 이행하면서 사회적으로 존중받고 신뢰받는 전문가로서 행동하는 것을 목표로 한다. 전문직의 직업윤리에 대해 중요한 특징은 전문직의 도덕적 의무에 관한 것이다.

읽을거리 **논문을 읽고 생각해 보는 '전문직 직업윤리'**

한국 전문직 직업윤리의 위기분석

현대 사회를 살아가는 데 있어 한국 전문직 직업윤리는 위기상황이다. 이러한 상황이 오게 된 원인을 외재적 요인, 내재적 요인 등 복합적인 요인으로 정리할 수 있다. 외재적 요인으로는 1) 사회환경의 도덕적 해이, 2) 비합리적 제도와 관행, 3) 고객지지의 빈곤으로 축약할 수 있으며, 내재적 요인으로는 1) 도덕적 나약함, 2) 선호적 사악함으로 축약할 수 있다.

현재 한국 사회는 개인의 이익과 경쟁을 중시하는 자본주의체제가 윤리적 기초를 마련하지 못했고 인간관계의 질서가 무너지고 있다. 한국 국민의 도덕성이나 일반 직업윤리 수준은 심각하다. 국제기관에서 비교 조사된 한국의 '부패지수'의 하락과 843개 시민단체가 속한 반부패 국민연대가 결성되고, 정부의 「부패방지 기본법」 제정취지에서 극명하게 드러났다. 한 여론조사에 의하면 우리 국민들 가운데 10명 중 9명은 우리사회의 부정부패가 심각하다고 인식하고 있는 것으로 나타났으며, 부정부패는 공직분야에 만연돼 있고 직업유형별로는 정치인, 경찰직, 세무직, 고위 공직자, 법조인 순이며, 그 다음으로는 교사, 교수, 의사, 은행원, 목사 순이며, 가장 낮은 순위는 농부로 나타났다. 한국인의 직업유형별로 본 부패인식도에 의하면 한국 국민들의 직업에 대한 윤리수준은 매우 낮다고 할 수 있으며, 직업별로는 전통적 전문직이라 할 수 있는 법조인, 교수 및 의사들이 총망라되어 있음을 발견할 수 있다.

[출처] 이상철. 한국 전문직 직업윤리의 위기와 극복 연구.

일각에서는, 한국의 전문직들의 활동은 불합리한 기존제도의 틀 속에서 '전문독점'에 의한 집단 이기주의적 경향을 띠고 있음을 부인하기 어려우며, 특히 최근의 기존제도의 개선과정에서 보여 준 전문인들의 집단행태는 한국사회의 도덕적 수준을 크게 상회하고 있지 못하고 있다. 전문직은 스스로 불합리한 사회제도 속에서도 직업 활동에 대한 개선의 노력이 우선순위이다. 즉 전문직 직업윤리를 논함에 있어 개인적 행위에 대한 일련의 원칙들은 전문직 직업윤리가 제도로서의 전문직의 개념 하에서 기술적 규범적 요소를 가진 사회철학과 연관되어 수행되어야 한다는 것을 반영한 것이다. 그러므로 개인의 의무는 사회체계 내에서의 활동에 국한되는 것이 아니라, 기존 체계를 변경시키는 의무를 포함한다. 전문직 직업윤리의 중심 문제는 전문직에 종사하는 사람들이 전문직 규범과 원칙에 따라 행동하지 못하는 것 이전에 전문직 직업윤리에 대한 중요성과 문제의식의 결여에 있다. 따라서 국가와 사회적 단체, 개인은 전문직종의 직업윤리에 대해 인식하고 향상시키는 방안을 고민하고 구체적으로 실천할 필요가 있다.

전문직 직업윤리를 향상시키는 방안

- 교육과 교육 자료의 제공
- 윤리 강령과 규범의 개발
- 연구와 논의 활동
- 모범적인 행동 모델링
- 윤리 교육 프로그램의 통합
- 피드백 제공과 개선 프로세스 구축

2) 생명관련 전문직 윤리

생명관련 전문직은 사람들의 생명과 건강에 직접적으로 관련된 직업들을 의미한다. 이러한 전문직에서는 생명을 보호하고 존중하는 것이 매우 중요한 윤리적 가치이다.

대표적인 생명관련 전문직으로는 의료인(의사, 간호사 등), 구조대원 및 응급구조대원, 약사, 의료기술자 및 의료기기 개발자, 임상심리사 등이 있다. 의료인은 환자의 생명을 보호하고 치료하는 것이 주된 목표이다. 구조대원 및 응급구조대원은 사고나 재난 발생 시 생명 구조와 응급 의료 서비스를 제공한다. 빠른 대응과 조치로 환자의 생명을 구하는 것이 최우선 목표이다. 약사는 환자에게 적절한 의약품을 제공하여 치료 및 예방을 지원한다. 의료기술자 및 의료기기 개발자는 의료기술 및 의료기기를 개발하고 관리하여 환자의 치료 및 진단에 기여한다. 임상심리사는 환자들의 정신 건강과 증상을 평가하고 치료하는 데 도움을 준다.

다음의 생명관련 전문직에 필요한 전문직 윤리는 어떠한 것이 있을까요?

- 의료인(의사, 간호사 등)
- 구조대원 및 응급구조대원
- 약사
- 의료기술자 및 의료기기 개발자
- 임상심리사

이러한 생명관련 전문직에서는 환자의 안전과 존엄성을 최우선으로 고려하여 행동해야 하며, 이를 위해 각 직업별로 윤리적인 가이드라인과 원칙이 수립되어 있다.

특히 생명관련 전문직에서 필요한 전문직 윤리로는 생명의료윤리의식이 대표적이다. 생명의료윤리의식은 살아 있는 모든 존재의 생명을 다루는 방식을 윤리적으로 점검해 보는 분야로, 생명윤리에 의료적 판단을 더하여 건강, 생물학에 관한 맥락에서 생기는 의사결정을 도덕적 차원에서 비판적으로 점검하는 것이며, 생명에 관한 태도에 일관성 있게 나타내는 신념이다. 의료기술과 생명과학기술의 발달은 각종 질병의 치료를 통해 인간의 생명을 연장함으로써 그들의 삶을 풍요롭게 하였다. 하지만 이로 인하여 인간의 생명과 죽음에 연관된 인공 임신중절, 태아진단, 장기이식, 존엄사와 같은 생명윤리가 사회적 이슈가 되고 있다. 이러한 생명윤리적 문제들은 인간의 존엄성과 관련된 복합적이고 다양한 사회적 문제들을 야기하여 의료현장과 사회전반에 걸쳐 생명의료윤리의식에 대한 필요성을 일으키고 있다.

3) 의료관련 전문직 윤리강령

의료관련 전문직 윤리강령은 의료인들이 윤리적으로 행동하고 환자의 안전과 존엄성을 보장하기 위해 준수해야 하는 규범과 원칙을 담은 문서이다. 각 국가나 의료기관마다 다소 차이가 있을 수 있으나 일반적으로 비슷한 원칙을 포함한다. 여기에는 일반적으로 볼 수 있는 몇 가지 의료관련 전문직인 의사, 간호사 윤리강령의 예시를 제시할 것이다.

함께 사례 읽고 생각하기

■ 무엇이 윤리적인가는 누가 결정하는가?

윤리는 다원적이다. 즉, 무엇이 옳고 그른가에 대해 사람마다 생각이 다를 수 있고, 생각이 일치한다고 해도 그 이유는 제각각일 수 있다. 이런 의견의 불일치를 정상적인 것으로 받아들여서, 다른 사람의 권리를 침해하지 않는 범위 내에서 상당한 행동의 자유를 개인에게 허용하는 사회도 있지만, 보다 전통적 사회에서는 윤리에 대한 강한 합의를 바탕으로 특정한 방식으로 행동하도록 상당한 사회적 압박과 심지어 법적 수단까지 동원되기도 한다. 후자의 사회에서는 문화와 종교가 윤리적 행동을 결정짓는 중요한 역할을 한다. 그렇다면 일반적으로 인간에게 무엇이 윤리적인가는 누가 결정하는가? 근본적인 윤리 원칙에 대해 합의할 수 있는 방법은 무엇인가?

토의내용

의사 윤리강령은 세계의사회의 제네바 선언과 대한의사협회의 의사윤리강령, 의사윤리지침을 통해 살펴볼 수 있다.

세계의사회 제네바 선언

- 나는 인류에 봉사하는 데 내 일생을 바칠 것을 엄숙히 맹세한다.
- 나는 마땅히 나의 스승에게 존경과 감사를 드린다.
- 나는 양심과 위엄을 가지고 의료직을 수행한다.
- 나는 환자의 건강을 최우선하여 고려할 것이다.
- 나는 알게 된 환자의 비밀을 환자가 사망한 이후에라도 누설하지 않는다.
- 나는 나의 능력이 허락하는 모든 방법을 동원하여 의료직의 명예와 위엄 있는 전통을 지킨다. 동료는 나의 형제며, 자매다.
- 나는 환자를 위해 내 의무를 다하는 대 있어 나이, 질병 / 장애, 교리, 인종, 성별, 국적, 정당, 종족, 성적성향, 사회적 지위 등에 따른 차별을 하지 않는다.
- 나는 위협을 받더라도 인간의 생명을 그 시작에서부터 최대한 존중하며, 인류를 위한 법칙에 반하여 나의 의학지식을 사용하지 않는다.
- 나는 이 모든 약속을 나의 명예를 걸고 자유의지로서 엄숙히 서약한다.

[출처] 세계의사회, 네이버 검색

대한의사협회 의사윤리강령

제정 2001. 04. 19.
개정 2006. 04. 22. 개정 2017. 04. 23.

1. 의사는 인간의 존엄과 가치를 존중하며, 의료를 적정하고 공정하게 시행하여 인류의 건강을 보호증진함에 헌신한다.
2. 의사는 의학적으로 인정된 지식과 기술을 기반으로 전문가적 양심에 따라 진료를 하며, 품위와 명예를 유지한다.
3. 의사는 새로운 의학지식 · 기술의 습득과 전문직업성 함양에 노력하며, 공중보건의 개선과 발전에 이바지한다.
4. 의사는 환자와 서로 신뢰하고 존중하는 관계를 유지하며, 환자의 최선의 이익과 사생활을 보호하고, 환자의 인격과 자기결정권을 존중한다.
5. 의사는 환자의 알 권리를 존중하며, 직무상 알게 된 환자의 비밀과 개인정보를 보호한다.
6. 의사는 환자에 대한 최선의 진료를 위해 모든 동료의료인을 존경과 신의로써 대하며, 환자의 안전과 의료의 질 향상을 위해 함께 노력한다.
7. 의사는 국민 건강 증진과 삶의 질 향상을 위해 기여하며, 의료자원을 적절히 사용하고, 바람직한 의료환경과 건강한 사회를 확립하기 위해 법과 제도를 개선하도록 노력한다.
8. 의사는 의료정보의 객관성과 신뢰성 확보를 위해 노력하며, 개인적 이익과 이해상충을 적절히 관리함으로써 환자와 사회의 신뢰를 유지한다.
9. 의사는 사람의 생명과 존엄성을 보호하고 존중하며, 죽음을 앞둔 환자의 고통을 줄이고, 환자가 인간답게 자연스런 죽음을 맞을 수 있도록 최선을 다한다.
10. 의사는 사람 대상 연구에서 연구참여자의 권리, 안전, 복지를 보호하며, 연구의 과학성과 윤리성을 유지하여 의학 발전과 인류의 건강 증진에 기여한다.

우리 의사는 위의 의사윤리강령을 자유의사에 따라 성실히 이행할 것을 엄숙히 선언한다.

[출처] 대한의사협회 홈페이지

간호사 윤리강령은 나이팅게일 선서와 한국간호사 윤리선언, 한국간호사 윤리강령, 한국간호사 윤리지침을 통해 살펴볼 수 있다.

나이팅게일 선서

- 나는 일생을 의롭게 살며 전문간호직에 최을 다할 것을 하느님과 여러분 앞에 선서합니다. (I somemnly pledge myself before God and in the presence of this assembly to pass my life in purity and to practice my profession faithfully.)
- 나는 인간의 생명에 해로운 일은 어떤 상황에서도 하지 않겠습니다.(I will abstain from whatever is deleterious and mischievous and will not take or knowingly administer any harmful drug.)
- 나는 간호의 수준을 높이기 위하여 전력을 다하겠으며 간호하면서 알게된 개인이나 가족의 사정은 비밀로 하겠습니다.(I will do all in my power to elevate standard of my profession, and will hold in confidence all personal matters committed to my keeping, and all family affairs coming to my knowledge in the practice of my calling.)
- 나는 성심으로 보건의료인과 협조하겠으며 나의 간호를 받는 사람들의 안녕을 위하여 헌신하겠습니다.(With loyalty will I endeavor to aid the physician in his work and devote myself to the welfare of those committed to my care.)

[출처] 병원간호사회 홈페이지

한국간호사 윤리선언

제 정 2006. 2. 23
개 정 2023. 2. 28

우리 간호사는 인간 생명을 존중하고 인권을 지킴으로써 국가와 인류사회에 공헌하는 숭고한 사명을 부여받았다.
이에 우리는 국민의 건강 증진과 안녕 추구를 간호 전문직의 본분으로 삼고 이를 실천할 것을 다음과 같이 다짐한다.

- 우리는 어떤 상황에서도 간호 전문직으로서의 명예를 지키고 품위를 유지하며, 국민건강 지킴이의 역할에 최선을 다한다.
- 우리는 인간 생명에 영향을 줄 수 있는 첨단 의과학 기술을 포함한 생명 과학 기술을 적용하는 것에 대해 윤리적 판단을 견지하며, 부당하고 비윤리적인 의료 행위에는 참여하지 않는다.
- 우리는 간호의 질 향상을 위해 노력하고, 모든 보건 의료 종사자의 고유한 역할을 존중하며 국민 건강을 위해 상호 협력한다.
- 우리는 이 다짐을 성실히 지킴으로써 간호 전문직으로서의 사회적 소명을 완수하기 위해 최선을 다할 것을 엄숙히 선언한다.

[출처] 병원간호사회 홈페이지

한국간호사 윤리강령

제 정 1972. 5. 12

개 정 1983. 7. 21 1995. 5. 25 2006. 2. 23 2013. 7. 23 2023. 2. 28

간호의 근본이념은 인간 생명을 존중하고 인권을 지키는 것이다.

간호사의 책무는 인간 생명의 시작부터 삶과 죽음의 전 과정에서 간호 대상자의 건강을 증진하고, 질병을 예방하며, 건강을 회복하고, 고통이 경감되도록 돌보는 것이다.

간호사는 간호 대상자의 자기결정권을 존중하고, 간호 대상자 스스로 건강을 증진하는 데 필요한 지식과 정보를 획득하여 최선의 결정을 할 수 있도록 돕는다.

이에 대한간호협회는 국민의 건강과 안녕에 이바지하는 전문직종사자로서 간호사의 위상과 긍지를 높이고, 윤리 의식의 제고와 사회적 책무를 다하기 위하여 이 윤리 강령을 제정한다.

I. 간호사와 대상자

1. 평등한 간호 제공: 간호사는 간호 대상자의 국적, 인종, 종교, 사상, 연령, 성별, 정치적 · 사회적 · 경제적 지위, 성적 지향, 질병, 장애, 문화 등의 차이에 관계없이 평등하게 간호한다.
2. 개별적 요구 존중: 간호사는 간호 대상자의 관습, 신념 및 가치관에 근거한 개인적 요구를 존중하여 간호하는 데 최선을 다한다.
3. 사생활 보호 및 비밀유지: 간호사는 간호 대상자의 개인 건강 정보를 포함한 사생활을 보호하고, 비밀을 유지하며, 간호에 필요한 최소한의 정보 공유를 원칙으로 한다.
4. 알 권리 및 자기결정권 존중: 간호사는 간호의 전 과정에 간호 대상자를 참여시키며, 충분한 정보 제공과 설명으로 간호 대상자가 스스로 의사 결정을 하도록 돕는다.
5. 취약한 간호 대상자 보호: 간호사는 취약한 환경에 처해 있는 간호 대상자를 보호하고 돌본다.
6. 건강 환경 구현: 간호사는 건강을 위협하는 사회적 유해 환경, 재해, 생태계의 오염으로부터 간호 대상자를 보호하고, 건강한 환경을 보전 · 유지하는 데 적극적으로 참여한다.
7. 인간의 존엄성 보호: 간호사는 첨단 의과학 기술을 포함한 생명 과학 기술의 적용을 받는 간호 대상자를 돌볼 때 인간 생명의 존엄과 가치를 인식하고 간호 대상자를 보호한다.

II. 전문인으로서 간호사의 의무

8. 간호 표준 준수: 간호사는 모든 업무를 대한간호협회 간호 표준에 따라 수행하고 간호에 대한 자신의 판단과 행위에 책임을 진다.
9. 교육과 연구: 간호사는 간호 수준의 향상과 근거 기반 실무를 위한 교육과 훈련에 참여하고, 간호 표준 개발 및 연구에 기여한다.
10. 정책 참여: 간호사는 간호 전문직의 발전과 국민 건강 증진을 위해 간호 정책 및 관련 제도의 개선 활동에 적극적으로 참여한다.
11. 정의와 신뢰의 증진: 간호사는 의료자원의 분배와 간호 활동에 형평성과 공정성을 유지함으로써 사회의 공동선과 신뢰를 증진하는 데에 기여한다.
12. 안전을 위한 간호: 간호사는 간호의 전 과정에서 간호 대상자의 안전을 우선시 하며, 위험을 최소화하기 위한 조치를 취해야 한다.
13. 건강 및 품위 유지: 간호사는 자신의 건강을 보호하고 전문인으로서의 긍지와 품위를 유지한다.

III. **간호사와 협력자**

14. 관계 윤리 준수: 간호사는 동료 의료인이나 간호 관련 종사자와 협력하는 경우 상대를 존중과 신의로서 대하며, 간호 대상자 및 사회에 대한 윤리적 책임을 다한다.
15. 간호 대상자 보호: 간호사는 동료 의료인이나 간호 관련 종사자에 의해 간호 대상자의 건강과 안전이 위협받는 경우, 간호 대상자를 보호하기 위한 적절한 조치를 취한다.
16. 첨단 생명 과학 기술 협력과 경계: 간호사는 첨단 생명 과학 기술을 적용한 보건 의료 연구에 협력함과 동시에, 관련 윤리적 문제에 대해 경계하고 대처한다.

[출처] 병원간호사회 홈페이지

한국간호사 윤리지침

[부록]에 전문 제시

제3조(간호사의 사명)

간호사는 인간 생명의 존엄성을 존중하고 인권을 지키며, 간호 대상자의 건강과 안녕을 증진하는 것을 사명으로 한다.(본 지침에서 간호 대상자는 개인, 가족, 지역사회를 포함한다.)

제5조(윤리적 간호 제공)

① 간호사는 인간 생명의 존엄과 가치, 간호 대상자의 최선의 이익을 위해 행동해야 한다.
② 간호사는 간호 대상자의 알 권리와 자기결정권을 존중하고, 간호 대상자에게 충분한 정보를 제공하여 최선의 결정을 할 수 있도록 도와야 한다.
③ 간호사는 어떠한 경우라도 간호 대상자에게 해를 끼치는 행위를 해서는 안 된다.
④ 간호사는 선의를 가지고 성실하게 간호 대상자에게 최선의 간호를 제공하도록 노력해야 한다.
⑤ 간호사는 간호 대상자에게 공정하고 공평하게 간호를 수행해야 한다.

[출처] 병원간호사회 홈페이지

의료관련 전문직 윤리강령에서 의료직종에 관련 없이 중요한 것은 환자의 존엄성 증진, 안전과 복지이다. 즉, 환자의 인격과 자기결정권 및 알 권리를 존중하고 사생활 보호 및 의료 또는 간호를 통해 알게 된 비밀유지가 중요하다. 이를 위해 개별적인 환자의 치료과정에서 각종 환자동의 절차 및 제도적 장치가 필요할 것이다. 또한 개인정보 보호법을 준수해야 한다.

함께 사례 읽고 생각하기

다음의 기사를 읽고 의료인이 환자의 개인정보 보호를 지키지 않게 되는 상황이 어떠한 경우가 있는지, 그 경우 문제되는 점은 무엇인지, 이를 예방하기 위한 방법 등은 어떠한 것이 있을지 생각을 나누는 시간을 가져 봅시다.

- **환자와 싸우던 중 개인정보 누설한 의사 선고유예**

환자들을 모욕, 명예훼손 혐의로 고소하면서 진료 과정에서 알게 된 환자 개인정보를 고소장에 적어 노출시킨 의사가 1심에서 선고유예 판결을 받았습니다. 오늘(30일) 법조계에 따르면 서울동부지법 형사12단독 정은영 판사는 개인정보보호법 위반 혐의로 기소된 의사 A씨에 대해 벌금 20만 원의 선고를 유예했습니다. A씨는 2018년 6월과 2019년 8월 환자 2명을 각각 모욕과 명예훼손 혐의 등으로 서울동부지검에 고소하면서 진료 목적으로 확보한 이름과 주민등록번호, 주소 등 개인정보를 고소장에 적어 개인정보를 누설한 혐의로 재판에 넘겨졌습니다. 정 판사는 "개인정보 누설의 상대방에는 수사기관도 포함되고 수사기관이 A씨에게 환자들의 인적 사항을 요구하지도 않았다"며 혐의 자체는 유죄로 인정했습니다.

[출처] MBN뉴스 인터넷 기사

토의내용

4) 정신건강 전문직 윤리강령

정신건강 전문직 윤리강령은 정신건강 분야에서 활동하는 전문가들이 준수해야 하는 윤리적 원칙과 가이드라인을 담은 문서이다. 정신건강에 문제가 있는 대상자들의 경우 특히 대상자가 겪을 수 있는 윤리적 문제는 여러 가지가 있을 수 있다. 이러한 문제들은 환자의 취약성과 의사결정 능력의 제한으로 인해 발생할 수 있다.

정신건강에 문제가 있는 대상자들이 직면하는 윤리적 문제는 무엇이 있을까?

- 자기결정권의 제한
- 의사소통의 어려움
- 폭력 및 자해 위험
- 개인정보 보호와 프라이버시
- 사회적 배타와 차별
- 기타문제

즉, 정신건강에 문제가 있는 대상자들에게 발생할 수 있는 윤리적 문제를 예방하고 보호하기 위해 정신건강 분야에서 활동하는 전문가들은 반드시 윤리적 문제들을 고려하고 이해하며 대응해야 한다. 이를 위해 정신건강 전문직 윤리강령의 구체적 내용을 살펴볼 필요가 있다. 여기에는 일반적으로 볼 수 있는 몇 가지 정신건강 전문직의 윤리강령 예시를 제시할 것이다.

대한신경정신의학회에서 제시한 정신건강의학과 윤리강령은 다음과 같다.

정신건강의학과 윤리강령

1. 정신건강의학은 국민의 정신건강을 증진하고, 정신질환의 예방, 치료 및 재활에 이바지하는 의학이다. 정신건강의학과 의사는 과학적 지식과 윤리적 원칙에 따라 가능한 최선의 의료를 시행한다.
2. 환자의 인권과 존엄을 존중하며 동반자적 환자-의사 관계를 만들기 위해 노력한다. 치료 과정에서 환자의 자율성을 존중하고, 환자가 자신의 가치관과 선호에 따라 합리적인 치료를 선택할 수 있도록 필요한 정보를 제공한다.
3. 전문직업성(Professionalism)의 기준을 지키고 정직하여야 하며 동료 정신건강의학과 의사들을 존경과 신의로 대하여야 한다.
4. 전문가로서의 자기계발에 힘쓰고 평생학습과 자기주도학습을 통해 근거에 기반한 최신의 의학지식을 습득하며, 정신의학의 과학적 진보를 위해 노력한다.
5. 정신질환에 의하여 환자가 합리적 의사결정을 할 수 없는 경우, 환자의 인간적 존엄성과 법적 권리를 보호하기 위해 가족 및 후견인과 의논하며, 가능하다면 법률적 자문을 구한다. 치료는 항상 환자의 이익을 위한 것이어야 한다.
6. 치료 과정에서 알게 된 환자의 비밀을 보장하고, 치료 외의 목적으로 동의 없이 환자의 정보를 사용하지 않는다. 다만 법률에 특별한 규정이 있는 경우에는 그러하지 아니한다.
7. 정신감정 등 평가를 의뢰 받을 경우, 평가의 목적, 결과의 활용, 그리고 이를 통해 초래될 수 있는 불이익에 대하여 피평가자에게 알려준다.
8. 정신건강의학과 의사는 공익의 목적으로 자신의 전문지식을 공유할 수 있다. 다만, 개인의 추정을 사실인 것처럼 제공하지 않도록 하고, 사익을 추구할 목적으로 하지 않도록 한다.
9. 정신질환으로 고통 받는 사람에 대한 사회적 편견과 차별, 소외를 없애기 위해 노력한다.
10. 모든 연구는 과학의 규범에 따라 시행한다. 연구수행에 있어 국가적, 국제적 규정을 준수하고 적법한 연구심의위원회의 승인을 받는다. 특히 정신질환이 있는 환자는 연구의 피험자로서 취약한 대상이기 때문에 그들의 권리, 안전, 복지를 보호하기 위해 각별히 주의하여야 한다.

[출처] 대한신경정신의학회 홈페이지

한국정신건강관리협회에서 제시한 대한정신건강의사회 윤리강령은 다음과 같다.

핵심 가치 및 윤리 원칙

1. 존중과 존엄성: 구성원은 모든 개인을 존중하고 존엄하며 세심하게 대하여 개인의 자율성과 고유성을 중요하게 생각합니다.
2. 청렴과 정직: 회원은 청렴, 정직, 투명성을 가지고 행동하며 전문적인 행동에 있어서 최고의 윤리적 기준을 유지해야 합니다.
3. 역량 및 전문성: 구성원은 윤리적 기준을 준수하면서 전문 역량을 지속적으로 개발하고 유지하면서 우수성을 위해 노력해야 합니다.
4. 기밀 유지 및 사생활 보호: 회원은 법률에 의해 요구되거나 명시적인 동의가 없는 한 개인 정보의 보안을 보장하여 고객의 기밀 및 사생활을 보호해야 합니다.
5. 문화적 감수성 및 포괄성: 회원은 다양성을 포용하고 문화적 감수성을 보여야 하여 모든 개인과 커뮤니티에 포용적이고 공평한 지원을 제공해야 합니다.
6. 협력 및 다학제적 접근: 회원은 협력, 팀워크 및 다학제적 접근을 촉진하고 다른 전문가의 전문성을 존중하여 고객을 위한 포괄적인 치료를 보장해야 합니다.
7. 윤리적 연구 및 혁신: 회원을 윤리적 방식으로 연구 및 혁신을 수행하고 과학적 무결성을 유지하여 참가자의 권리와 복지를 존중해야 합니다.

윤리적 기준

고객에 대한 책임

1. 내담자 중심 접근법: 회원을 치료 과정 전반에 걸쳐 내담자의 필요, 가치 및 선호도가 존중되도록 보장하면서 내담다의 복지와 최선의 이익을 우선시해야 합니다.
2. 권한 부여 및 자율성: 회원은 클라이언트에게 권한을 부여하여 자신의 정신 건강 치료에 관한 의사 결정에 대한 클라이언트의 자율성과 적극적인 참여를 촉진해야 합니다.
3. 기밀 유지 및 개인 정보 보호: 회원은 고객 정보를 보호하고 법률에서 허용하거나 명시적인 동의가 있는 경우에만 공개하는 등 엄격한 기밀 유지 및 개인 정보 보호 기준을 준수해야 합니다.
4. 정보에 입각한 동의: 회원은 고객으로부터 정보에 입각한 동의를 얻어 제공되는 서비스의 목적, 성격, 위험 및 이점을 명확하게 이해해야 합니다.
5. 비차별 및 평등: 회원은 인종, 민족, 성별, 성적 성향, 종교, 연령 또는 사회경제적 지위와 같은 요인에 관계없이 모든 고객에게 차별 없이 서비스를 제공하고 동등한 접근과 대우를 보장해야 합니다.
6. 내담다 복지 및 안전: 회원은 치료 관계 전반에 걸쳐 내담자의 복지와 안전을 우선시하고 피해를 방지하고 권리를 보호하기 위한 적절한 조치를 취해야 합니다.

실행 및 성과에 대한 책임

1. 전문적 영향: 회원은 해당 분야의 연구, 모범 사례 및 관련 개발에 뒤처지지 않고 전문적 역량을 유지하고 향상시켜야 합니다.
2. 윤리적 의사 결정: 구성원은 고객의 최선의 이익을 고려하고 이 강령에 요약된 원칙과 가치를 준수하면서 윤리적 의사 결정 과정에 참여해야 합니다.

3. 경계 및 이중 관계: 회원은 치료 관계를 손상시킬 수 있는 이해 충돌 및 이중 관계를 피하면서 적절한 직업적 경계를 설정하고 유지해야 합니다.
4. 지속적인 개선: 회원은 고객의 요구에 더 잘 부응할 수 있도록 개인적 및 직업적 성장의 기회를 모색하면서 지속적인 자기 성찰에 참여해야 합니다.
5. 윤리적 마케팅 및 광고: 회원은 기만적이거나 오해의 소지가 있는 주장을 피하면서 서비스에 대한 정확하고 진실된 정보를 제공하는 윤리적 마케팅 및 광고 관행에 참여해야 합니다.

전문성에 대한 책임

1. 청렴성 및 정직성: 구성원은 청렴성, 정직성 및 투명성을 바탕으로 업무 수행 시 최고의 윤리적 기준을 유지해야 합니다.
2. 전문적 행위: 회원은 협회 및 정신 건강 치료 전문직의 명성을 유지하는 방식으로 전문적 행위를 유지해야 합니다.
3. 협력 및 다학제적 접근: 회원은 협력, 팀워크 및 다학제적 접근을 장려하고 다른 전문가의 전문성을 존중하여 고객을 위한 포괄적인 치료를 보장해야 합니다.
4. 문화적 역량: 회원은 문화적 역량을 개발하고 고객의 문화적 배경과 신념을 존중하며 문화적으로 민감한 치료를 제공하기 위해 노력해야 합니다.

사회에 대한 책임

1. 윤리적 연구 및 혁신: 회원은 윤리적 방식으로 연구 및 혁신을 수행하고 과학적 무결성을 유지하며 참가자의 권리와 복지를 존중해야 합니다.
2. 사회적 책임: 회원은 정신 건강에 대한 인식을 고취하고 정신 건강 문제가 있는 개인의 권리를 옹호하며 지역사회 봉사프로그램에 참여함으로써 사회의 복지와 발전에 기여해야 합니다.
3. 보고 및 보호 의무: 회원은 고객과 사회 전체의 복지와 안전을 보호하기 위해 필요한 조치를 취하면서 의심되는 남용, 피해 또는 위험을 보고할 의무를 다해야 합니다.

[출처] 한국정신건강관리협회 홈페이지

한국정신건강사회복지사협회에서는 정신건강전문요원 윤리선언과 윤리강령을 제시하고 있다.

정신건강전문요원 윤리선언

우리 정신건강전문요원은 정신건강전문가로서의 사회적 책무를 인식하고, 정신장애를 가진 당사자를 포함한 모든 사람의 존엄함과인권을 보장하기 위해 끊임없이 노력하며, 정신장애에 대한 부당한 차별과 편견이 없는 사회를 만들기 위해 헌신한다.
우리 정신건강전문요원은 개인과 사회의 마음을 돌보고, 지키는 사람으로서 개인의 자기결정권과 비밀을 보호하며, 이를 위해 전문가로서의자율성과 독립성을 존중받는다.
우리 정신건강전문요원은 여러 다양한 직역의 전문가로 구성된 유기적집단으로서 서로의 역할에 대한 신뢰와 존중을 바탕으로 상호 협력한다.

[출처] 한국정신건강사회복지사협회 윤리지침서

정신건강전문요원 윤리강령

I. 정신건강전문요원의 기본적인 윤리

1. 정신건강전문요원의 역할

정신건강전문요원은 과학적 지식과 윤리적 원칙에 따라 국민의 정신건강을 증진하고 정신질환의 예방, 치료 및 재활과 회복에 이바지한다.

2. 인권과 존엄, 알권리 및 자기결정권

서비스 이용자의 인권과 존엄을 존중하며 동반자적 서비스 이용자 – 제공자 관계를 만들기 위해 노력한다. 서비스 제공 과정에서 서비스 이용자의 자율성을 존중하고, 서비스 이용자가 자신의 가치관과 선호에 따라 합리적인 서비스를 선택할 수 있도록 필요한 정보를 제공한다.

3. 안전하고 차별 없는 서비스 제공

정신건강전문요원은 서비스이용자의 국적, 인종, 종교, 연령, 성별, 정치적 · 사회적 · 경제적 지위, 성적 지향, 질병과 장애의 종류와 정도, 문화적 차이를 불문하고 누구에게나 차별 없는 적절한 서비스를 제때에 제공자와 이용자 모두 신체적 심리적으로 안전한 환경에서 제공한다.

4. 서비스 이용자의 권익옹호

정신질환에 의하여 서비스 이용자가 의사결정능력의 손상이 있는 경우에도, 이용자의 인간적 존엄성과 법적 권리뿐만 아니라 기호나 가치관을 보호하고 정신질환 및 장애로 고통을 받는 사람에 대한 사회적 편견과 차별, 소외를 없애기 위해 노력하며, 서비스는 항상 서비스 이용자의 이익을 위한 것이어야 한다.

5. 사생활 보호 및 비밀 보장

서비스 이용자의 사생활을 존중하고 보호하며 서비스 제공 과정에서 알게 된 서비스 이용자의 비밀을 보장하고, 서비스 외의 목적으로 동의 없이 서비스 이용자의 정보를 사용하지 않는다. 다만 법률에 특별한 규정이 있는 경우에는 그러하지 아니한다.

[출처] 한국정신건강사회복지사협회 윤리지침서

위와 같은 윤리강령은 정신건강 전문가들이 환자의 안전과 존엄성을 보호하면서 윤리적으로 행동하고 전문성을 유지하는 데 도움을 준다. 정신건강 분야에서 활동하는 전문가들은 윤리강령을 이해하고 적용할 수 있도록 적절한 교육과 훈련이 필요하다.

함께 사례 읽고 생각하기

■ 정신건강 문제가 있는 대상자의 존엄성과 공공의 이익을 위한 강제입원에 대해 토의하기

사례1: 음악경연프로그램 그룹 출신 한 가수는 최근 방송 프로그램에서 본인의 의사에 반해 가족에 의해 조울증으로 정신병원에 강제 입원을 했던 사실을 고백했다.

반면, 길거리에서 '묻지마 살인'을 자행한 20대 남성이 조현병을 앓았다는 기사와 함께 비슷한 기사들이 심심치 않게 나오고 있다.

상반된 두 개의 사례를 통해 정신건강 문제가 있는 대상자의 존엄성이 중요하다는 입장과 일반인의 안전을 위해 정신건강 문제가 있는 대상자에게 상황에 따라 자기결정권보다 공공의 이익이 중요하므로 강제입원이 필요하다는 입장의 차이로 인한 윤리적 딜레마가 있을 수 있다. 이에 대해 서로 생각을 나누는 시간을 가져 봅시다.

지난해 9월 한 가수는 유튜브 채널 '근황 올림픽'에 출연해 조울증으로 인해 정신병원에 입원한 적이 있다고 밝힌 바 있다. 그는 "2012년이었을 거다. 당시 난 완전 정신 나간 사람이었다. 그때 나를 진짜 아끼는 누나랑 형한테 연락받고 어느 장소에서 만났는데 강제로 택시에 타게 됐다. 그 택시 안에 엄마가 있었다"고 말하며 정신병원에 입원한 과정을 설명했다.

출처 : 허프포스트코리아 인터넷 기사

사례2: 대전 길거리에서 거리를 가던 행인에 흉기를 휘둘러 숨지게 한 이른바 '묻지마 살인'을 한 20대 피의자가 조현병을 앓고 있던 것으로 나타났다.

4일 대전 동부경찰서에 따르면 전날 오전 10시 30분쯤 대전 동구 판암동 거리에서 70대 남성이 A(26)씨가 휘두른 흉기에 찔려 병원으로 옮겨졌으나 숨졌다.

A씨와 피해자는 일면식이 없는 사이인 것으로 알려졌다. 당시 A씨는 주변에 있던 행인들의 만류에 흉기를 내려놓고 순순히 체포됐다.

경찰은 A씨 가족으로부터 그가 조현병을 앓아왔다는 진술을 확보해 관련 의료 기록을 확인하고 있다.

[출처] 세계일보 인터넷 기사

토의내용

02 취약집단을 보호하기 위한 생명윤리

취약집단은 사회적으로나 경제적으로 다른 사람들보다 위험에 노출되거나 불리한 상황에 처해 있는 그룹을 가리킨다. 이러한 그룹은 특정한 이유로 인해 자기 자신을 보호하고 자신의 권리를 지키는 데 어려움을 겪을 수 있다. 주로 취약집단에는 아동, 노인, 장애인 등이 포함된다. 이들을 보호하기 위한 생명윤리는 중요한데 취약집단을 보호하기 위한 생명윤리는 주로 각국의 법률과 규정, 의료 및 사회서비스 분야의 윤리강령 등 다양한 문서에 포함되어 있다. 구체적으로 국가적으로 취약집단을 보호하기 위한 법률과 규정을 제정하고 있다. 그리고 많은 의료 및 사회서비스 분야의 전문가들은 취약집단을 보호하기 위한 직업적 윤리강령을 제시하고 있다. 일부 기관이나 단체는 취약집단을 보호하기 위한 윤리적 지침을 제공하는 윤리위원회를 설립하고 있다. 또한 국제적인 기구나 조직들도 취약집단을 보호하기 위한 지침을 제공한다.

1) 아동

아동은 미성숙한 발달과 사회적 지위 때문에 취약성을 가질 수 있다. 가정 내 폭력, 학대, 혐오 범죄, 학교 내 괴롭힘 등에 노출될 위험이 있다. 또한 의료서비스를 받는 과정에서도 다양한 생명윤리 관련 문제가 발생할 수 있다. 특히 아동에게 발생할 수 있는 생명윤리 관련 문제와 예방 전략을 제시한 다음의 예시들이 있다.

즉 아동을 보호하기 위한 생명윤리에 있어 중요한 원칙과 가치는 다음과 같다. 첫째, 아동의 인권을 보호하고 존엄성을 존중하는 것이 중요하다. 둘째, 아동의 안전과 복지는 최우선 고려사항이어야 한다. 아동을 위험에서 보호하고, 그들의 필요를 충족시키는 것이 중요하다. 셋째, 아동에 대한 의료적인 결정은 그들의 최선의 이익을 위해 이루어져야 한다. 이는 아동의 특정한 상황과 발달 수준, 그리고 가족과 사회적 맥락을 고려하여 결정되어야 한다. 넷째, 아동과의 의사소통은 그들의 발달 수준에 맞게 이루어져야 한다. 의료진은 아동과의 상호작용에서 신중하고 민감하게 행동해야 하며, 그들의 의견과 욕구를 존중해야 한다. 다섯째, 아동의 개인정보는 법적인 규정에 따라 보호되어야 한다. 의료진은 아동의 개인정보를 안전하게 보호하고, 다른 사람들에게 무단으로 공개되지 않도록 해야 한다. 여섯째, 아동의 가족과의 협력은 아동의 치료 및 복지에 있어 중요한 역할을 한다. 의료진은 아동의 가족과 협력하여 아동의 이익을 위해 최선의 결정을 내리는 데 기여해야 한다.

아동복지법

제15조(보호조치) ① 시 · 도지사 또는 시장 · 군수 · 구청장은 그 관할 구역에서 보호대상아동을 발견하거나 보호자의 의뢰를 받은 때에는 아동의 최상의 이익을 위하여 대통령령으로 정하는 바에 따라 다음 각 호에 해당하는 보호조치를 하여야 한다

5. 약물 및 알콜 중독, 정서 · 행동 · 발달 장애, 성폭력 · 아동학대 피해 등으로 조치하는 것

제15조의2(아동통합 정보시스템의 구축 · 운영) ① 보건복지부장관은 아동복지 관련 자료 또는 정보의 효율적 처리 및 통합관리를 위하여 「사회보장기본법」 제37조제2항에 따라 설치된 사회보장정보시스템 및 「사회보장급여의 이용 · 제공 및 수급권자 발굴에 관한 법률」 제24조의2에 따라 설치된 사회서비스 정보시스템을 연계 · 활용하여 아동통합정보시스템(이하 "아동정보시스템"이라 한다)을 구축 · 운영하여야 한다.

② 보건복지부장관은 아동정보시스템을 구축 · 운영하는 데 필요한 정보로서 다음 각 호의 어느 하나에 해당하는 정보를 수집 · 관리 · 보유할 수 있으며 중앙행정기관의 장, 지방자치단체의 장, 관계 기관 및 단체의 장 등에게 필요한 정보의 제공을 요청할 수 있다. 이 경우 요청을 받은 기관의 장은 정당한 사유가 없으면 요청에 따라야 한다. 〈개정 2023. 7. 18.〉

1. 제3조제10호에 따른 아동복지시설이 보유한 정보
2. 제15조, 제16조 및 제16조의2에 따른 보호대상아동의 보호조치, 퇴소조치 및 사후관리에 관한 정보
3. 제28조의2에 따른 아동학대 관련 정보
4. 제37조에 따른 취약계층 아동에 대한 통합서비스지원에 관한 정보
9. 「국내입양에 관한 특별법」 및 「국제입양에 관한 법률」에 따른 입양아동에 관한 정보
10. 「사회보장급여의 이용 · 제공 및 수급권자 발굴에 관한 법률」 제2조제1호의 사회보장급여 중 아동 관련 정보
13. 아동학대행위자의 「형의 집행 및 수용자의 처우에 관한 법률」, 「치료감호 등에 관한 법률」에 따른 시설 입소 및 퇴소에 관한 자료 또는 정보(아동학대관련범죄로 인한 시설 입소 및 퇴소에 관한 자료 또는 정보로 한정한다)

제15조의4(아동보호 사각지대 발굴 및 실태조사) ① 보건복지부장관은 보호가 필요한 아동을 발견하고 양육환경을 개선할 수 있도록 지원하기 위하여 「사회보장기본법」 제37조에 따른 사회보장정보시스템(이하 "사회보장정보시스템"이라 한다)을 통하여 다음 각 호의 자료 또는 정보를 처리할 수 있으며, 해당 자료를 토대로 아동보호를 위한 실태조사 대상 아동을 선정할 수 있다.

1. 「국민건강보험법」 제41조제1항 각 호에 따른 요양급여 실시 기록
2. 「국민건강보험법」 제52조에 따른 영유아건강검진 실시 기록
3. 「초 · 중등교육법」 제25조에 따른 학교생활기록 정보
4. 「사회보장급여의 이용 · 제공 및 수급권자 발굴에 관한 법률」 제12조제1항 각 호에 따른 정보

④ 보건복지부장관, 시 · 도지사 및 시장 · 군수 · 구청장은 제3항에 따른 조사 결과 필요하다고 인정하는 경우에는 복지서비스의 제공, 제15조에 따른 보호조치, 수사기관 또는 아동보호전문기관과의 연계 등 적절한 조치를 하여야 한다.

제17조(금지행위) 누구든지 다음 각 호의 어느 하나에 해당하는 행위를 하여서는 아니 된다. 〈개정 2014. 1. 28., 2021. 12. 21., 2024. 1. 2.〉

1. 아동을 매매하는 행위
2. 아동에게 음란한 행위를 시키거나 이를 매개하는 행위 또는 아동을 대상으로 하는 성희롱 등의 성적 학대행위
3. 아동의 신체에 손상을 주거나 신체의 건강 및 발달을 해치는 신체적 학대행위
5. 아동의 정신건강 및 발달에 해를 끼치는 정서적 학대행위(「가정폭력범죄의 처벌 등에 관한 특례법」 제2조제1호에 따른 가정폭력에 아동을 노출시키는 행위로 인한 경우를 포함한다)
6. 자신의 보호 · 감독을 받는 아동을 유기하거나 의식주를 포함한 기본적 보호 · 양육 · 치료 및 교육을 소홀히 하는 방임행위
7. 장애를 가진 아동을 공중에 관람시키는 행위
8. 아동에게 구걸을 시키거나 아동을 이용하여 구걸하는 행위
9. 공중의 오락 또는 흥행을 목적으로 아동의 건강 또는 안전에 유해한 곡예를 시키는 행위 또는 이를 위하여 아동을 제3자에게 인도하는 행위

UN 아동권리협약

보급, 인식제고 및 훈련

13. 위원회는 학교 교육과정에 인권교육이 포함된 것을 환영한다. 그러나 협약에 대한 인식도가 특히 아동들에게 낮다는 점에 주목하며, 위원회는 인권교육 제공을 위한 법적 근거 마련 및 적절한 자원 할당을 포함하여 전국적으로 아동권리교육 및 인권교육을 보장하고, 아동을 위해, 그리고 아동과 함께 일하는 직업에 종사하는 전문가들에게 의무적 훈련을 제공하도록 당사국에 권고한다.

16. 위원회는 취약한 상황에 있는 아동을 위한 지원 조치를 환영하나, 2007년 이후 차별금지법안 채택이 여전히 이루어지지 않았다는 것에 우려를 표한다. 또한 다음과 같은 사항을 우려한다.
    (a) 농어촌지역 아동, 경제적으로 취약한 아동, 장애 아동, 이주 아동, 다문화가정 아동, 탈북 아동이 출생신고, 보육시설(childcare facilities) 이용, 교육, 보건의료서비스, 복지, 여가 및 국가가 제공하는 보호체계 접근에 차별을 경험하는 것

생명, 생존 및 발달의 권리

19. 위원회는 '자살예방 국가 행동계획' 수립에 주목하는 한편, 대한민국 아동 사망의 주요 원인인 높은 아동 자살률, 특히 가정 문제, 우울증, 학업 부담, 집단 괴롭힘 등으로 인한 자살에 심각한 우려를 표한다. 이러한 현상 및 그 근본원인 해결을 위한 체계적인 접근과 예산이 부재하다는 점과 함께, 위원회는 다음 사항들을 우려한다.
    (a) 가습기 살균제가 초래한 건강상 피해에 대한 불충분한 지식
    (b) 학교 및 보육환경(childcare settings)의 미세먼지 및 석면에 대한 불충분한 모니터링
    (c) 가습기 살균제로 인한 수많은 건강 피해 및 피해자들에 대한 불충분한 구제와 배상.

정체성에 대한 권리

23. 위원회는 종교단체가 운영하면서 익명으로 아동유기를 허용하는 "베이비박스"를 금지하고, 익명으로 병원에서 출산할 수 있는 가능성을 허용하는 제도의 도입을 최후의 수단으로 고려할 것을 당사국에 촉구한다.

성적 착취(Sexual exploitation) 및 학대

28. 위원회는 아동에 대한 성범죄의 범위를 확대하고 처벌을 강화하는 법 개정, 성폭력 방지 및 근절을 위한 정책적 조치, 그리고 재범 감소를 환영한다. 그러나 위원회는 다음의 사항에 대해 심각한 우려를 표한다.
 (a) 성폭력 및 학대가 여전히 만연해 있으며, 온라인 아동 성매매 및 그루밍과 교사에 의한 성희롱이 급증하였다는 점
 (b) 만 13세 이상인 아동은 동의능력 있다고 간주되어, 성적 착취 및 성적 학대로부터 보호받지 못하는 점
 (c) 성매매를 자발적으로 했다고 고려되는 아동("대상아동")이 범죄자로 취급되며, 법적 조력 및 지원 서비스 대상에서 제외되고 구금과 같은 "보호처분"의 대상이 되어 성적 착취를 당해도 신고를 단념하게 된다는 점
 (d) 아동에 대한 성적 착취 및 성적 학대로 유죄 판결을 받은 성인 범죄자에게 보호관찰을 포함한 관대한 형이 내려지고 있다는 점

건강 및 보건 서비스

37. 위원회는 미등록 아동에 대한 예방접종 확대를 환영한다. 달성 가능한 최고 수준의 건강을 향유할 수 있는 아동의 권리에 관한 위원회의 일반논평 제15호(2013) 및 재정위험보호, 양질의 필수 보건서비스에 대한 접근, 양질의 안전하고 효과적이며 적정가격의 필수 약품 및 백신에 대한 접근 등 모두를 위한 보편적 의료보험에 관한 지속가능발전목표(SDGs) 세부목표 3.8를 참고하여, 위원회는 보건예산을 늘리고 지역 병원을 강화하라는 이전의 권고를 상기시키며, 다음의 사항을 당사국에 권고한다.
 (a) 특히 경제적 취약계층 아동 및 이주아동의 국민건강보험에 대한 보편적 접근권을 보장할 것
 (b) 이주 아동의 예방접종 접근성을 개선할 것
 (c) 당뇨 및 비만 아동 등을 위한 어린이집 및 학교의 보건의료 지원을 강화할 것

정신 건강

38. 당사국이 아동 자살에 대응하기 위한 조치에 주목하며, 위원회는 정신 건강과 웰빙(well-being) 증진에 관한 지속가능발전목표(SDGs) 세부목표 3.4를 감안하여 자살예방과 그것의 근본원인에 집중하는 것을 포함하여 아동의 정신적 웰빙(well-being) 향상을 위한 노력을 지속적으로 강화할 것을 당사국에 반복하여 권고한다.

[출처] 한국아동권리학회 홈페이지

이러한 생명윤리 원칙은 아동을 보호하고 그들의 안전과 복지를 증진하기 위해 의료 및 사회서비스 분야에서 적용되어야 한다. 아동의 발달과 안전을 보장하기 위해서는 이러한 원칙을 준수하는 것이 중요하다.

2) 장애인

장애인을 보호하기 위한 생명윤리는 장애인의 권리와 존엄성을 존중하고, 그들의 안전과 복지를 최우선으로 고려하는데 중점을 둔다. 장애인이 겪을 수 있는 생명윤리 관련

문제의 원인은 다양하며, 주로 사회적, 경제적, 구조적인 요인과 관련이 있다. 구체적으로 사회적 차별과 배제, 의료 접근성 부족, 의사소통의 어려움, 가까운 지인으로부터의 폭력과 학대, 자기결정권의 제한 및 금전적 어려움 등이 있다. 이러한 원인들은 장애인이 생명윤리 관련 문제를 경험하게 만들 수 있다. 따라서 이를 해결하기 위해서는 사회적인 구조와 시스템에 대한 개선이 필요하다. 장애인에게 발생할 수 있는 생명윤리 관련 문제와 예방 전략을 제시한 다음의 예시들이 있다.

장애인을 보호하기 위한 생명윤리의 주요 원칙과 가치는 다음과 같다. 첫째, 장애인은 모든 사람과 마찬가지로 인간으로서의 존엄성과 권리를 가지고 있다. 따라서, 장애인의 인권을 보호하고 그들의 존엄성을 존중하는 것이 중요하다. 이는 의료 및 사회서비스 제공자들에게 장애인을 평등하게 대우하고, 그들의 의사를 존중하는 것을 의미한다. 둘째, 장애인의 안전과 복지는 최우선 고려사항이어야 한다. 장애인은 보다 취약한 위치에 있을 수 있으며, 그들의 안전을 보장하고 필요에 따라 적절한 지원을 제공하는 것이 중요하다. 셋째, 장애인은 본인의 상태에 따라 특별한 의료 서비스가 필요할 수 있다. 이러한 의료 서비스는 장애의 종류와 정도에 따라 다르게 제공되어야 하며, 장애인에게 평등한 의료 서비스 접근성을 보장해야 한다. 넷째, 장애인은 의사소통에 어려움을 겪을 수 있다. 의료 및 사회서비스 제공자들은 장애인과의 의사소통을 원활하게 하기 위한 방법을 모색하고, 필요에 따라 보조기구나 도구를 제공하여 의사소통의 장벽을 극복해야 한다. 다섯째, 장애인은 각자의 개별적인 상황과 필요에 맞는 서비스를 제공받아야 한다. 의료 및 사회서비스 제공자들은 장애인의 다양한 제한점을 고려하여 개인화된 서비스를 제공해야 한다. 여섯째, 장애인은 사회적 차별과 배제에 노출될 위험이 있다. 생명윤리의 관점에서, 장애인에 대한 차별을 금지하고 사회적 포용을 촉진하는 것이 중요하다.

이러한 생명윤리 원칙은 장애인을 보호하고 그들의 권리를 존중하며, 삶의 질을 향상시키기 위해 의료 및 사회서비스 분야에서 적용되어야 한다.

함께 사례 읽고 생각하기

2005년 생명윤리법으로 배아 및 태아 상태에서 유전검사를 할 수 없도록 하고 있다. 하지만 희귀난치성질환자나 장애인, 고령 임산부 등은 태어날 아이의 유전질환에 대한 우려로 인해 출산 전 "유전질환 예방"을 위한 유전검사를 할 수 없어 불안해한다. 다음의 기사를 읽고 아동의 생명윤리적 관점에서 유전검사에 대한 윤리적 쟁점에 대해 생각을 나누는 시간을 가져 봅시다.

■ **생명윤리법 때문에 아이낳기 두렵다·········세상에 이런일이·····**

"저출산"을 국가적으로 심각하게 걱정하고 있는 이 시대에.

과거에는 산모가 아이를 임신 중에 기초적인 유전검사를 하여 건강한 아이인지 미리 알아보고 안심하고 출산할 수 있었으나, 2005년 1월 1일 부터는 생명윤리법으로 배아 및 태아 상태에서 유전검사를 할 수 없도록 법으로 강력하게 제제하여 전국병원 산부인과 어디를 가든 필요한 "유전질환 예방"을 위한 유전자검사를 일체 할 수 없다. 이를 위반하면 2년 이하의 징역이나 3천만 원 이하의 벌금형에 처하는 무시무시한 처벌을 받아야 한다. 이러고도 국가는 아이를 많이 낳으라고 한다.

문제의 심각성은, 요즘 증가하고 있는 고령 임산부(35세 이상)나, 유전질환이 있는 가계의 출산 시, 태어날 아이가 유전질환에 노출될 확률이 높아, 기초적인 유전검사를 해서 "안심하고 출산을 해야 하는데", "유전질환 예방" 검사를 할 수 없어, 태어날 아이의 건강상태를 알 수 없으므로 심히 "불안"하고, 아이 낳기가 참으로 두렵다. 아이가 유전질환을 갖고 태어날 경우, 유전질환의 특징은 한번 발병하면 대체적으로 고칠 수 없는 난치성 질환으로 평생 치료를 받아야 하는 질환이다. 한 세대에 유전병이 발병하면 위 아래로 3대가 정신적, 육체적으로 수십 년 동안 고통받아야 함은 물론 한 가계의 "몰락"을 가져올 수도 있다. 그래서 두렵고 겁이 난다. 국가 저출산 대책에 역행하는 문제의 법은 생명윤리법 제25조 2항, 관련 동법시행령 14조[별표1]에 있는 63종의 유전질환 외에는 유전검사를 할 수 없도록 하였는데, 학계에 알려진 유전질환이 약 6000~8000종이며, 위 63종보다 더 심각한 질환이 수 없이 많고, 전체 유전질환의 1%도 안 되는 63종만 허락하고, 99%는 유전검사를 할 수 없도록 봉쇄하여, 건강한 아이의 출산에 발목을 잡고 있다. 뿐만 아니라 보건 복지부 생명윤리정책과에 알아본 내용은 더 기가 막힌다. 위에 허락되는 63종도 가족 중에 환자가 있어야만 유전검사를 할 수 있고, 예방차원의 유전검사는 할 수 없다는 답변이다. 다시 말하면 " 유전질환 예방"을 목적으로 하는 유전검사는 아무것도 할 수 없는, 국가적으로 재앙에 가까운 강력한 법이다.

[출처] 한국장애인단체총연맹 정책뉴스

토의내용

생명윤리 및 안전에 관한 법률

제24조(배아의 생성 등에 관한 동의) ① 배아생성의료기관은 배아를 생성하기 위하여 난자 또는 정자를 채취할 때에는 다음 각 호의 사항에 대하여 난자 기증자, 정자 기증자, 체외수정 시술대상자 및 해당 기증자 · 시술대상자의 배우자가 있는 경우 그 배우자(이하 "동의권자"라 한다)의 서면동의를 받아야 한다. 다만, 장애인의 경우는 그 특성에 맞게 동의를 구하여야 한다.

제51조(유전자검사의 동의) ① 유전자검사기관이 유전자검사에 쓰일 검사대상물을 직접 채취하거나 채취를 의뢰할 때에는 검사대상물을 채취하기 전에 검사대상자로부터 다음 각 호의 사항에 대하여 서면동의를 받아야 한다. 다만, 장애인의 경우는 그 특성에 맞게 동의를 구하여야 한다.

국내외 윤리지침의 취약한 연구대상자 보호내용

연구와 관련된 국외의 윤리지침에서는 다음과 같이 취약한 연구대상자 보호를 규정하고 있다. 취약한 연구대상자 보호는 모든 윤리지침이 중요하게 다루어지는 이슈 중 하나이다. 각 연구윤리지침에서 언급하는 취약한 연구대상자의 정의와 그 종류는 조금씩 다르다. 하지만 국내 · 외 연구윤리지침을 종합하면 일반적으로 취약한 연구대상자에 정신장애인이 포함이 된다.

[출처] 국가생명윤리정책원, 취약한연구대상자 보호지침

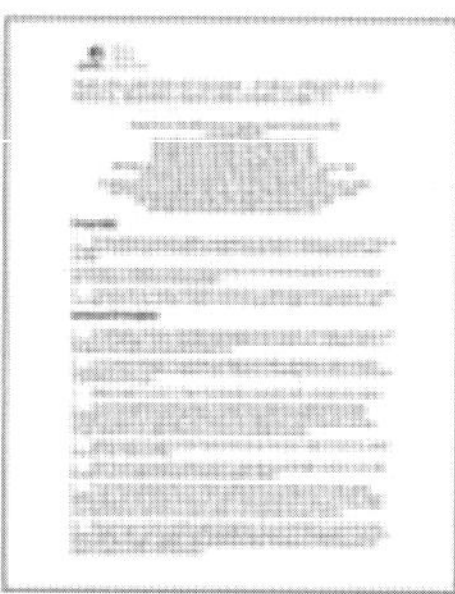

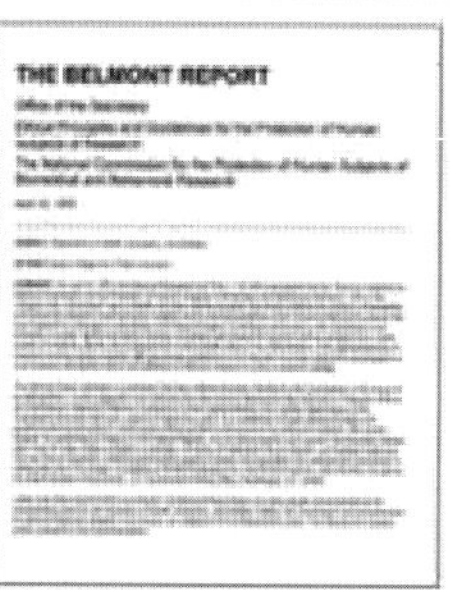

THE BELMONT REPORT

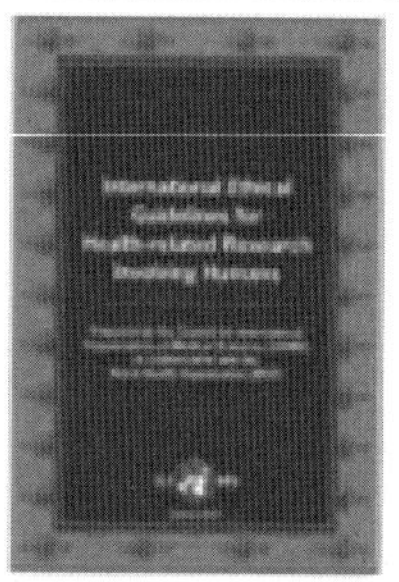

헬싱키 선언 (Declaration of Helsinki, 2013)	벨몬트 리포트 (Belmont Report, 1979)	CIOMS 가이드라인 (International Ethical Guideline for Health-related Research Involving Humans, 2016)
"모든 취약한 집단과 개인에게는 특별히 강구된 보호책을 제공해야 한다."	"취약한 인구 집단을 대상으로 연구할 때에는 그것이 적절한지 입증할 수 있어야 한다. 위험의 특징과 수준, 선정된 인구 집단의 상황 기대되는 이익의 특징과 수준 등의 요소를 고려하여 판단한다."	"취약한 개인과 집단을 연구에 모집하려고 한다면 연구윤리심의 위원회는 개인과 집단의 권리와 복지를 보호할 수 있는 특별한 보호책이 있는지 확인해야 한다."

장애인재활상담사 윤리강령

[부록]에 전문 제시

1. 의무와 권리

(1) 장애인재활상담사는 성별, 연령, 장애, 종교 등의 이유로 개인이나 집단에 대해 차별대우를 하지 않는다.

(2) 장애인재활상담사는 이용자가 독톡한 신체적 · 정신적 · 사회적 · 문화적 배경을 가지고 있다는 것을 고려하여 개인별 맞춤형 서비스를 제공한다.

(3) 장애인재활상담사는 이용자와 가족들의 의견을 최대한 반영하여 스스로 결정하고 선택할 수 있는 권리를 존중한다.

(4) 장애인재활상담사는 이용자의 권익옹호를 위해 활동하며 이용자 혹은 타인에게 해가 될 수 있는 행동이나 결정을 하지 않아야 한다.

(5) 장애인재활상담사는 서비스의 중복성을 피하고, 서비스 분배가 공정하게 이루어질 수 있도록 노력해야 한다.

(6) 장애인재활상담사는 전문가로서 신의를 지켜야 하며 진실하게 행동해야 한다.

(7) 장애인재활상담사는 전문적 가치와 판단에 따라 자율적으로 업무를 수행할 권리를 보장받아야 한다.

2. 전문적 책임

(1) 장애인재활상담사는 전문가 윤리강령에 명시된 윤리적 기준을 이행하고 준수할 책임이 있다.

(2) 장애인재활상담사는 전문가로서 자신이 맡고 있는 업무에 대해 최선을 다하고 책임감 있게 행동한다.

(3) 장애인재활상담사는 전문가로서 성실하고 공정하게 업무를 수행하며 전문가 윤리와 규정을 저해하는 어떠한 부당한 압력에도 타협하지 않는다.

(4) 장애인재활상담사는 사회의 윤리와 도덕적 기준을 준수하며, 사회의 공익적 발전과 전문가로서의 사명을 다한다.

(5) 장애인재활상담사는 전문성 향상을 위하여 전문가 교육, 연수 및 사회적 공헌 활동에 적극 참여해야 한다.

함께 사례 읽고 생각하기

임상시험을 포함한 인간 대상 연구를 수행하기 위해서는 잠재적 연구대상자로부터 "충분한 정보에 의한 동의"를 사전에 받아야 한다는 것은 국제적으로 잘 확립된 윤리적 표준이며, 『생명윤리 및 안전에 관한 법률』 등을 통해서 우리나라에서도 법적으로 의무화되어 있다. 하지만 잠재적 연구대상자가 장애가 있을 경우 연구 대상자가 충분한 정보를 받아들이고 동의를 받는 것이 가능할지, 그것이 불가능하다면 어떠한 방법을 취할 수 있을지, 윤리적 쟁점에 대해 다음의 연구를 읽고 생각을 나누는 시간을 가져 봅시다.

- **[인간대상연구에서 장애인으로부터 "충분한 정보에 의한 동의"받기의 윤리적 쟁점: 청각 및 시각 장애인을 중심으로] 연구**

2018년 「약사법」이 일부 개정된 이후로는 우리나라에서도 「전자서명법」에 따른 전자서명이 기재된 전자문서를 사용해서 이 동의 과정을 갈음할 수 있게 되었다. 이를 "전자동의(electronic consent)"라 하는데, 이 전자동의 역시 시스템을 통해 원래 동의서 양식을 통해 제공되는 정보를 제공하고, 전자서명을 받는 형태로 되어 있어 기본적인 프로세스는 문서동의와 유사하다. 단, 문서 동의를 받을 때는 동의를 받는 사람(연구자)이 충분한 설명을 해 주어야 하기 때문에, 전자동의 시스템에도 이 와 유사한 절차가 가능하도록 대상자의 이해도 평가를 위한 선택적 질문(optional question) 등의 관련 기능을 구비해야 한다.

그런데 잠재적 연구대상자가 시각장애 혹은 청각장애가 있을 경우에는 이와 같은 문서동의나 전자동의와 같은 방법을 적용하기 어렵다. 시각장애인은 통상적인 동의서 설명문을 읽기 어려우며, 청각장애인은 동의서는 읽을 수 있다 해도 그에 대해 질문을 하기 어렵고, 동의를 받는 사람의 말을 이해하기 어려울 수 있다. 그런데 고령 인구가 증가함에 따라 각종 질병의 합병증으로 인해 시각장애와 청각장애 는 증가하고 있다. 우리나라의 시각장애인은 2000년 약 9만1천 명에서 2020년 25만2천 명으로, 청각 및 언어장애인은 8만7천 명에서 41만8천 명으로 증가하였다. 그러나 적지 아니한 임상시험 등 인간 대상 연구가 이들을 대상으로 이루어지기 때문에 이들에 대한 동의 획득 절차를 제대로 구축하는 것은 윤리적으로 합당한 연구 수행을 위해 꼭 필요한 일이다. 임상시험 혹은 인간 대상 연구 중에는 청각장애나 시각장애를 대상으로 하는 연구도 있고, 혹은 일반적인 질환과 관련된 연구이지만 잠재적 대상 중에 청각장애인이나 시각장애인이 있는 연구도 있다. 하지만 그들이 시각, 혹은 청각장애가 있다는 이유만으로 그들이 혜택을 입을 수도 있는 인간 대상 연구에서 제외되는 것은 불공정하다.

[출처] 권복규(2022) 연구 중

토의내용

생명을 존중하고 보호하는 것은 우리의 도덕적 책임이다

– 제인 구든베르크 –

모든 생명은 연결되어 있으며, 우리는 이를 인식하고 존중해야 한다.

– 데일 러마 (Dale Rumpel) –

모든 생명은 공평하게 존중 받을 권리가 있다.

– 넬슨 만델라 –

참고문헌

김병숙, 최병훈, & 김소영. (2007). 재직 근로자의 직업윤리 의식조사. 진로교육연구, 20(1), 55-73.

김성한. (2008). 지역주의와 다자동맹: 동아시아에서의 공존 가능성에 대한 시론 (試論): 동아시아에서의 공존 가능성에 대한 시론 (試論). 국제정치논총, 48(4), 7-34.

곤도 히로시, 강신익 편역 환자와 의사의 인간학, 장락출판사, 1995

공병혜. (2017). 돌봄의 학문과 해석학. 인문학연구, 54, 329-351.

권복규 (2022). 인간대상연구에서 장애인으로부터 "충분한 정보에 의한 동의" 받기의 윤리적 쟁점: 청각 및 시각 장애인을 중심으로. Asia Pacific Journal of Health Law & Ethics, 15(2).

박화춘, & 문승태. (2018). 한국인의 직업윤리의 현황: 학력, 직업유형, 고용형태별 비교 분석: 학력, 직업유형, 고용형태별 비교 분석. 진로교육연구, 31(1), 175-202.

병원간호사회 홈페이지. 한국간호사 윤리강령 (https://khna.or.kr/home/about/pledge.php)

이상철. (2000). 한국 전문직 직업윤리의 위기와 극복. 倫理硏究, 45, 131-155.

이장형. (2002). 생명공학과 사회윤리; 생명위기시대의 전문직 직업윤리. 기독교사회윤리, 5, 59-84.

이화진. (2020). 저자키워드 네트워크 분석을 활용한 직업윤리 연구 동향. 직업과 자격 연구, 9(3), 81-105.

이화진, & 한지영. (2015). NCS 기반 비서교육 프로그램 개발 및 운영을 위한 직업기초능력 중요도 분석. 여성연구, 89(2), 119-154.

취약한연구대상자 보호지침. (2019). 국가생명윤리정책원, p12-14

Gorovitz, S. (1976). Moral problems in medicine.

대한의사협회 홈페이지. 의사윤리강령 (https://www.kma.org/)

대한신경정신의학회 홈페이지. 정신건강의학과 윤리강령 (https://www.knpa.or.kr)

'묻지마 살인' 대전서 70대 행인 흉기로 찌른 20대 남성 조현병 앓아. 세계일보 보도자료(2023.12.04.) (https://post.naver.com/viewer/postView.naver?volumeNo=36984564&memberNo=15305315&vType=VERTICAL)

병원간호사회 홈페이지. 한국간호사 윤리강령 (https://khna.or.kr/home/about/pledge.php)

생명윤리법 때문에 아이낳기 두렵다..세상에 이런일이...한국장애인단체총연맹 정책뉴스 (http://kodaf.or.kr/bbs/board.php?bo_table=B11_2&wr_id=951&sfl=wr_subject%7C%7Cwr_content%7C%7Ctags&stx=%EC%9E%A5%EC%95%A0%EC%9D%B8&sst=wr_hit&sod=desc&sop=and&spt=-9815&page=11)

세계의사회 보도자료. 네이버 검색 (https://ko.wikipedia.org/wiki%EC%84%B8%EA%B3%84%EC%9D%98%EC%82%AC%ED%9A%8C)

슈퍼스타K3 '투개월 ' 출신 도대윤을 강제로 정신병원에 입원. 보도자료. 허프포스트코리아 (https://www.huffington-post.kr/news/articleView.html?idxno=216967)

장애인재활상담사 윤리강령. 한국장애인재활상담사협회 홈페이지 (https://www.karc.kr/bbs/page.php?hid=kar_024)

한국정신건강관리협회 홈페이지. 대한정신건강의사회 윤리강령 (https://www.kamhm.or.kr/policy)

한국정신건강사회복지사협회 윤리지침서 (https://kamhsw.or.kr/data_2)

환자와 싸우던 중 개인정보 누설한 의사 선고유예, MBN뉴스(2024.03.30.), 네이버 검색

UN 아동권리협약, 한국아동권리학회 홈페이지 (http://www.kccr.or.kr/bbs/board.php?bo_table=info&page=1)

윤리이론

학습성과

1 공리주의 윤리이론을 이해하고 필요성을 제시할 수 있다.

2 의무론적 윤리이론을 이해하고 설명할 수 있다.

3 덕윤리적 접근이론을 이해하고 적용방법을 제시할 수 있다.

4 여성주의 윤리이론을 이해하고 필요성을 제시할 수 있다.

5 배려윤리이론을 이해하고 실천방안을 제시할 수 있다.

6 인간복지의 생명윤리를 이해하고 실천방법을 설명할 수 있다.

01 윤리이론

바람직한 윤리교육은 무엇이며, 우리가 지향해야 하는 윤리교육은 무엇인가? 윤리교육의 목적은 인간의 도덕성을 계발하여 선한 사람을 육성하는 것이고 윤리나 도덕성을 어떻게 정의하느냐에 따라 교육의 목적, 내용, 방법 등이 달라진다. 따라서 윤리와 도덕성을 어떻게 규정하느냐의 문제야말로 윤리교육의 핵심적인 주제라고 할 수 있다. 따라서 윤리와 도덕성의 바탕이 되는 윤리이론에 대해 인지적 지식 전달과 함께, 실천을 수반하는 방법에 대해 고찰해보는 것이 중요할 것이다. 대표적인 6인의 윤리이론으로는 공리주의 윤리이론, 의무론적 윤리이론, 덕윤리적 접근이론, 여성주의 윤리이론, 배려윤리이론, 동물윤리이론 등이 있다.

1) 공리주의 윤리이론

철학은 그 실천적이고 윤리적인 차원에서 적극적으로 사회에 참여하여야 한다. 무엇보다도 신자유주의 시장경제원리에 입각한 자본주의와 사회적 재분배를 통한 사회정의의 실현에서 소유와 분배의 갈등은 첨예화된 단계에 이르렀다. 인간다운 삶을 살기 위한 사회복지와 의료윤리의 실천 역시 현실적인 상황이나 정치적 논리를 넘어서 보다 윤리적이고 철학적 차원에서 다양한 원리와 이론을 찾아야 한다. 그리고 이를 이념적 배경으로 삼고 사회공동체에 적용하여 이상적이고 균리적인 공통체의 실현으로 나아가야 할 때이다. 따라서 이러한 시대적인 상황과 요구에 부응하고 윤리적 이념을 제시할 수 있는 사상이나 윤리가 필요하다. 이러한 시대적 요구에 따라서 복지사회의 실천을 위한 이념으로서 적절한 철학을 공리주의의 사상에서 찾을 수 있다.

다음과 같은 사례 시 공리주의 윤리 관점에서 어떠한 의사결정을 해야 할까요?
- 의료 자원이 제한되어 있는 상황에서, 의료 전문가들은 어떤 환자에게 치료를 우선으로 제공해야 할지 결정해야 할까?
- 치명적인 질병을 예방하거나 치료하기 위한 의료 기술의 발전과, 이러한 기술이 과다하게 사용될 때 발생할 수 있는 윤리적 문제 사이에서 어떻게 해야 할까?

공리주의 윤리이론은 행동의 올바름이나 옳음을 결정할 때 일반적으로 고려되는 원리나 규범에 기반하지 않고, 대신 일부 '공리' 또는 '원칙'에 의해 결정된다는 이론이다. 이러한 공리나 원칙은 일반적으로 추상적이고 절대적이며, 모든 상황에서 동일하게 적용될 수 있는 것으로 여겨진다. 공리주의 윤리이론은 대체로 인간의 본성이나 인간의 이익을 중시하는데, 이를 통해 인간 행동의 옳고 그름을 결정하려고 한다. 이러한 이론은 종종 인간의 합리적 판단이나 이성을 강조하며, 어떤 행동이 인간의 합리적 목적을 달성하는 데 도움이 되는지를 중시한다. 즉 행위의 결과에 따라서 가치를 판단하는 결과론에 근거를 둔다.

공리주의에 따르면, 행동의 옳고 그름은 일부 공리나 원칙에 의해 결정된다. 이러한 원리들은 다양한 방식으로 해석될 수 있지만, 일반적으로 세 가지 원리가 주목된다. 첫째, 결과의 원리(Principle of Consequences), 결과의 원리는 어떤 행동이 그 결과에 따라 판단되어야 함을 의미한다. 즉, 행동이 어떤 결과를 초래하느냐에 따라 그 행동이 옳은지 그름인지가 결정된다. 이 원리는 행동의 결과가 가능한 한 최대의 행복이나 이익을 가져다 주어야 한다고 주장하는 유용주의(Utilitarianism)와 연관되어 있다. 둘째, 유용성의 원리(Principle of Utility), 유용성의 원리는 행동의 옳고 그름을 행동이 결과적으로 얼마나 많은 행복이나 이익을 가져다 주는지에 따라 판단해야 한다는 원리이다. 즉, 어떤 행동이 최대한 많은 사람에게 행복을 가져다 준다면 그 행동은 옳다고 여겨진다. 셋째, 공평성의 원리(Principle of Fairness), 공평성의 원리는 모든 개인이 동등하게 존중되고 대우받아야 한다는 원리를 강조한다. 이는 어떤 행동이 모든 사람에게 공평하게 적용될 수 있는 법칙에 따른다면 그 행동이 옳다고 여겨진다는 것을 의미한다. 이러한 원리들은 공리주의의 틀 안에서 행동의 옳고 그름을 결정하는 데 사용될 수 있으며, 실제 윤리적 판단에 적용될 때 각각의 상황과 맥락에 따라 해석될 수 있다.

공리주의의 분류는 벤담(Benthen)의 양적 공리주의와 밀의 질적 공리주의로 크게 분류할 수 있다.

벤담의 양적 공리주의 (Quantitative Utilitarianism)

- 행동의 옳고 그름을 그 행동이 초래하는 행복의 양에 따라 판단해야 한다고 주장한다.
- 이는 행동이 가져다주는 총 행복의 양이 많을수록 해당 행동이 옳다고 여겨진다는 것을 의미한다. 따라서 그의 윤리 이론은 "최대다수의 최대행복"을 추구하는 데 중점을 둔다.
- 양적 공리주의는 결과의 원리에 주안점을 두고 있으며, 행동의 옳고 그름을 그 결과로써 평가한다. 벤담은 이를 위해 행복을 '측정'하고, 가능한 한 많은 행복을 초래하는 행동이 다고 간주한다.

밀의 질적 공리주의 (Qualitative Utilitarianism)

- 밀은 양적 공리주의에 반발하며, 양적 측면보다는 행복의 질에 주목한다.
- 질적 공리주의는 행복의 질을 높이는 것이 중요하며, 행복의 양보다는 더 중요하다고 주장한다.
- 밀은 특정한 유형의 행복이 더 가치 있으며, 이러한 행복의 종류에 따라 행동을 평가하는 것이 더 중요하다고 생각다.
- 이것은 결과의 원리보다는 공평성의 원리에 더 가깝다. 밀은 모든 개인의 행복이 동등하게 중요하다고 믿었으며, 따라서 행동의 결과가 모든 개인의 행복을 증진시키는지 여부를 고려한다.

이 두 가지 공리주의는 유용성의 원리에 기반하여 행동의 옳고 그름을 평가하지만, 그들은 결과의 양적 가치에 중점을 둔 벤담의 시각과 결과의 질적 가치에 중점을 둔 밀의 시각 사이에서 차이가 있다.

이러한 공리주의 윤리이론은 많은 비판을 받아왔다. 몇 가지 주요한 비판점은 다음과 같다. 첫째, 상황적 윤리 결정의 어려움이다. 즉, 공리주의는 추상적이고 절대적인 원리나 공리에 기초하여 윤리적 판단을 내리려고 한다. 그러나 실제로는 각각의 상황이 복잡하고 다양하기 때문에, 추상적인 원리를 실제 상황에 적용하기가 어렵다. 이러한 상황에서는 다양한 가치관과 이해 관계자들의 관점을 고려해야 한다. 둘째, 결과의 예측 어려움이다. 공리주의는 행동의 결과에 따라 행동을 판단하려고 한다. 그러나 행동의 결과를 정확하게 예측하는 것은 종종 어렵거나 불가능하다. 특히 복잡한 사회적 상황에서는 행동이 초래하는 결과를 사전에 예측하기가 어려울 수 있다. 셋째, 소수의 희생이다. 공리주의가 주로 다수의 행복이나 이익을 최우선시하는 경향이 있기 때문에, 소수의 이익이나 행복을 희생할 수 있다. 예를 들어, 다수의 이익을 위해 소수의 권리나 이익을 무시하는 것이 공리주의적인 결정으로 간주될 수 있다. 넷째, 공정성 문제이다. 공리주의는 종종 모든 개인을 동등하게 대우하고 존중해야 한다는 원리를 강조하지만, 어떤 상황에서는 이를 실현하는 것이 어려울 수 있다. 특히 공리주의의 원리가 모든 상황에서 적용되기 어려운 경우에는 공정성 문제가 발생할 수 있다. 다섯째, 도덕적 감정 무시이다. 공리주의는 행동의 옳고 그름을 추상적인 원리에 따라 판단하려고 한다. 그러나 이러한 추상적인 접근은 종종 도덕적인 감정이나 감정적인 요인을 무시할 수 있다. 따라서 공리주의는 도덕적 직관이나 감정적 요소를 무시하는 경향이 있을 수 있다. 이러한 비판들은 공리주의가 윤리적 판단을 내리는 데 있어서 어려움을 겪을 수 있다는 것을 시사한다. 따라서 다양한 윤리 이론과 관점을 고려하여 상황에 맞는 윤리적 판단을 내리는 것이 중요하다.

의료윤리는 의료 분야에서 윤리적인 문제와 결정에 대해 다루는 분야이다. 이와 관련하여 공리주의 윤리이론은 많은 영향을 미칠 수 있다. 의료 분야에서 공리주의 윤리이론은 의사나 의료 전문가가 환자의 이익을 최우선으로 고려해야 한다는 주장과 연결된다. 이는 의료에 관련된 의사 결정이나 행동이 일반적으로 범용적이고 절대적인 공리나 원칙에 따라야 함을 시사한다. 예를 들어, 의사나 의료 전문가가 특정한 의료 상황에서 어떤 행동을 할지 결정할 때, 그 행동이 모든 환자에게 범용적으로 적용될 법칙에 따르는지 고려해야 한다. 이를 통해 의료 전문가들은 환자의 이익을 최대화하고, 모든 환자를 공평하게 대우하는 것을 목표로 할 수 있다. 또한, 의료 분야에서는 환자의 자기 결정권과 관련된 윤리적 문제도 중요하다. 공리주의 윤리이론은 개인의 자유와 자기 결정권을 존중해야 한다는 원칙을 강조하는데, 이는 환자가 의료 결정에 참여하고 자신의 가치관과 목표를 고려할 수 있어야 함을 시사한다.

함께 사례 읽고 생각하기

▪ 공리주의 윤리 사례에 대한 생각 나누기

다음은 공리주의 윤리와 관련된 대표적인 사례의 예시입니다. 두 개의 사례를 읽고 서로 생각을 나누는 시간을 가져 봅시다.

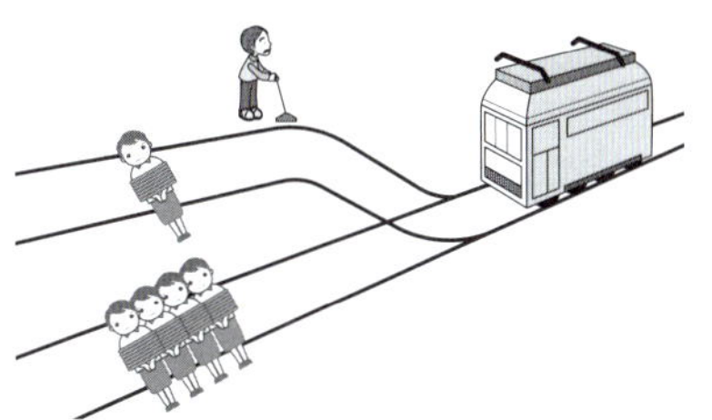

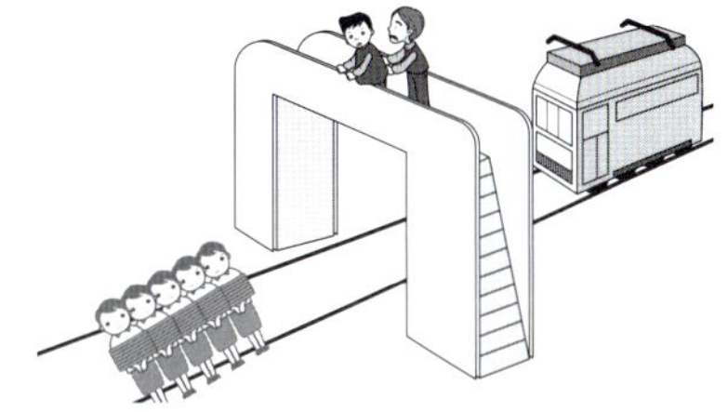

A. 선로변경 문제

브레이크가 고장 난 전차가 달리고 있는 것을 목격한다. 그대로 달리면 5명이 사망한다. 전차의 방향을 변경하면 5명은 살리고 1명은 사망한다. 당신은 전차의 방향을 변경할 것인가?

B. 육교 문제

철로위의 육교에서 뚱뚱한 사람과 함께 아래 상황을 목격한다. 고장난 전차가 달려오고 있고, 뚱뚱한 사람을 강제로 밀어서 전차를 미리 정지시키면 5명은 살리고 1명은 사망한다. 당신은 순간 어떠한 판단을 할 것인가?

토의내용

따라서 의료윤리에서 공리주의 윤리이론은 의료 전문가들이 환자의 이익과 자유를 존중하며 의료 결정을 하는 데 도움이 될 수 있다. 그러나 실제 상황에서는 여러 가치관과 관련 이해 관계자들의 의견을 고려하는 복잡한 윤리적 판단이 요구될 수 있다.

2) 의무론적 윤리이론

의무론적 윤리이론은 우리가 마땅히 지켜야 할 도덕 법칙이나 의무적 원리에 의해 행위의 옳고 그름이 결정된다는 이론이다. 이러한 윤리이론은 특정한 행동이나 상황의 결과가 아니라, 행동의 본질적인 특성에 중점을 둔다. 또한 목적이 수단을 정당화할 수 없다. 의무론적 윤리이론은 종종 행동의 윤리적 옳고 그름을 결정하는 데 일반적으로 적용되는 원칙이나 규범을 제시한다. 이러한 원칙이나 규범은 모든 상황에서 동일하게 적용되어야 한다고 강조된다.

대표적인 의무론적 윤리이론 중 하나는 칸트(Kant)의 의무론적 윤리이론이다. 이 이론은 모든 행동이 일반적으로 적용될 수 있는 법칙에 따라야 한다고 주장한다. 칸트는 인간이 인간으로서의 가치를 가지고 있으며, 이에 따라 인간은 항상 자유롭고 독립적인 의지를 행사하여 동등하게 대우받아야 한다고 믿었다. 따라서 칸트는 모든 개인의 인간성을 존중하고, 다른 개인을 다룰 때에도 이러한 존중을 유지해야 한다고 주장했다. 의무론적 윤리이론은 종종 개인의 의무나 책임을 강조하며, 행동의 결과보다는 행동의 본질적인 특성에 중점을 둔다. 이러한 이유로, 의무론적 윤리이론은 상황에 따라 변하는 결과나 상황보다는 일반적인 의무나 원칙에 따라 행동을 판단하는 데 사용될 수 있다. 즉, 의무론적 윤리이론은 행위의 결과와 관계없이 적어도 어떤 행위는 옳고 다른 어떤 행위는 그르다는 것을 주장해야 하며 의무론적 체계에서 옳음을 만드는 특성에는 약속이나 계약에 대한 신의, 받은 은혜에 대한 보은, 신뢰, 정의 등이 포함된다.

의무론적 윤리이론은 다음과 같은 특성이 있다. 첫째, 객관성이다. 의무론적 윤리이론은 행동의 옳고 그름을 행동의 의무나 의무적 원리에 기반하여 결정하므로, 주관적인 감정이나 선호도에 의존하지 않는다. 이는 윤리적 판단을 더 객관적이고 일관성 있게 만들어준다. 둘째, 일반적 적용 가능성이다. 의무론적 윤리이론은 특정 상황이나 환경에 관계없이 일반적으로 적용될 수 있는 원리나 의무에 기초하여 윤리적 판단을 내린다. 따라서 이는 다양한 상황에서 윤리적으로 일관된 행동을 할 수 있도록 도와준다. 셋째, 의무의 강조이다. 이 이론은 행동의 의무나 책임을 강조하므로, 개인이나 전문가들이 자신의 의무를 이행하고 타인에 대한 책임을 인식하는 데 도움이 된다. 이는 사회적 관계에서 상호 존중과 책임감을 강화하는 데 중요한 역할을 한다. 넷째, 윤리적 통일성이다. 의무론적 윤리이론은 모든 사람에게 동일하게 적용되는 일반적인 원리나 의무에 근거하여 윤리적 판단을 내리므로, 이는 사회적 통일성과 공정성을 증진시킨다. 다섯째, 윤리적 갈등 해결이다. 의무론적 윤리이론은 윤리적 갈등 상황에서 유용하게 적용될 수 있다. 갈등이 발생할 때 행동의 의무나 의무적 원리를 기준으로 판단함으로써, 개인이나 전문가들은 갈등을 해결하고 윤리적으로 옳은 선택을 할 수 있다. 이러한 장점들은 의무론적 윤리이론이 윤리적 판단을 일관되고 객관적으로 내리는 데 도움이 되며, 사회적 상호 작용과 인간관계에서 의무와 책임을 강조하여 공동체의 안녕과 복지를 증진시킬 수 있다는 것을 보여준다.

반면, 의무론적 윤리이론의 몇 가지 한계점을 지적할 수 있다. 첫째, 상황에 따른 윤리적 판단의 한계이다. 의무론적 윤리이론은 특정한 원리나 의무에 따라 행동을 결정하려고 한다. 그러나 실제 상황에서는 경우에 따라 다양한 윤리적 상황이 발생할 수 있으며, 각 상황에 맞는 적절한 윤리적 판단을 내리기가 어려울 수 있다. 둘째, 충돌하는 의무들이다. 때로는 서로 충돌하는 의무나 의무적 원리가 존재할 수 있다. 이러한 경우에는 어떤 의무를 우선시해야 할지 결정하기가 어려울 수 있다. 예를 들어, 환자의 개인적인 이익과 전체 사회의 이익이 충돌하는 경우에는 의무론적 윤리이론이 어려움을 겪을 수 있다. 셋째, 유연성의 부족이다. 의무론적 윤리이론은 특정한 의무나 의무적 원리에 따라 행동을 결정하려고 하기 때문에, 종종 상황에 따른 유연성이 부족할 수 있다. 이는 실제 상황에 적합한 윤리적 선택을 내리는 데 어려움을 줄 수 있다. 넷째, 개인적 가치와 우선순위 무시이다. 의무론적 윤리이론은 종종 개인의 가치관이나 우선순위를 무시하거나 배제할 수 있다. 특정한 의무나 의무적 원리를 따르는 것이 개인의 가치관이나 이해관계와 충돌하는 경우에는 개인의 이익이나 욕구를 무시할 수 있다. 다섯째, 결과의 무시이다. 의무론적 윤리이론은 종종 행동의 결과나 결과에 따른 영향을 고려하지 않는다. 따라서 어떤 행동이 실제로 최선의 결과를 초래할지 고려하지 않고, 특정한 의무나 원리에만 집중할 수 있다. 이러한 단점들은 의무론적 윤리이론이 실제 상황에서 유연하고 적응력 있는 윤리적 판단을 내리는 데 어려움을 겪을 수 있음을 보여준다. 따라서 실제 상황에서는 다양한 윤리 이론과 접근 방식을 고려하여 윤리적 판단을 내리는 것이 중요하다.

의무론적 윤리이론은 행동의 옳고 그름을 행동이 가지고 있는 의무나 의무적 원리에 따라 결정하는 이론으로 보건의료분야에서 흔히 적용하는 이론이다. 즉, 의료윤리에서 의무론적 윤리이론은 중요한 개념을 제공하고 의료인들이 의료분야에서 윤리적인 결정을 내리는 데 도움이 될 수 있다. 의료분야에서 의무론적 윤리이론을 바탕으로 한 중요한 원칙은 다음과 같다.

- 의무와 책임: 의료 전문가들은 환자의 안녕과 복지를 최우선으로 고려해야 한다. 의무론적 윤리이론은 이러한 의무와 책임을 강조하며, 의료 전문가들이 환자의 이익을 위해 행동해야 한다는 원칙을 강조한다.
- 직업적 의무: 의사나 간호사와 같은 의료 전문가들은 직업적 의무를 가지고 있다. 이는 환자의 안녕과 복지를 증진시키는 것을 목표로 하며, 의료 서비스를 제공하는 과정에서 의료 윤리 원칙을 준수해야 한다는 것을 의미한다.
- 환자의 권리와 존중: 의무론적 윤리이론은 모든 개인의 인간성과 존엄성을 존중하고, 다른 개인을 존중하는 의무를 강조한다. 의료 분야에서는 환자의 자기 결정권과 자유를 존중하고, 환자의 의견을 듣고 그에 따라 행동해야 한다는 원칙이 중요하다.
- 법과 윤리: 의무론적 윤리이론은 종종 법적 의무와 윤리적 의무를 구분하지만, 둘 사이에는 상호 작용이 있을 수 있다. 의료 분야에서는 법과 의료 윤리 규범이 서로 교차하며, 의료 전문가들은 이러한 규범을 모두 준수해야 한다.

이러한 이유로 의무론적 윤리이론은 의료윤리의 기반을 형성하고, 의료 전문가들이 환자의 이익을 최우선으로 고려하며 윤리적으로 행동할 수 있도록 도와준다.

공리주의 윤리이론과 의무론적 윤리이론을 비교해봅시다.

	공리주의 윤리이론	**의무론적 윤리이론**
주요개념		
장점		
한계점		

함께 사례 읽고 생각하기

■ 의무론적 윤리이론에 따른 행위 지침은 무엇일까요?

다음 두 개의 사례 중 의무론적 윤리이론에 따른 행위 지침은 무엇일까요? 만약 우리가 이러한 상황에 처했다면 어떻게 행동하는 것이 옳은지 생각을 나누는 시간을 가져 봅시다.

저는 곧 죽는거지요?
그렇지 않습니다. 당신은 가벼운 병이니까 오래 살 수 있습니다
제가 큰 병에 걸렸나요?
당신은 무서운 암에 걸렸습니다. 분명히 알고 치료하기를 권합니다.
그래, 이돈을 탐관오리에게 갚는 대신 다른 곳에 가서 많은 사람을 도우면서 좋은 일에 쓰겠어.
약속보다 굶주리고 있는 사람들에게 이 돈을 쓰는게 훨씬 나아.
나쁜 사람과의 약속도 약속인거야. 다른 생각을 해서는 안돼.
돈을 갚기로 약속 했으니까 무조건 갚아야해.

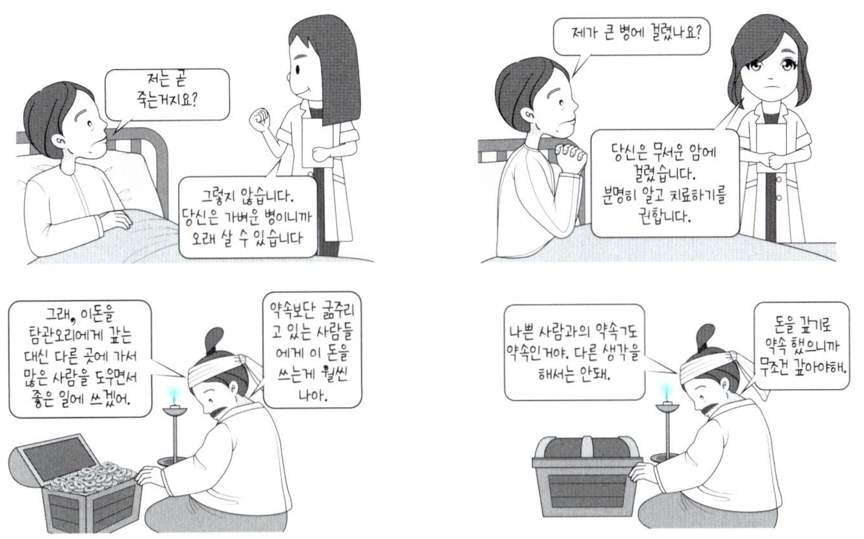

[출처] 고등학교 윤리와 사상 '지학사' 2013 교육부 검정

토의내용

____

____

____

____

3) 덕윤리적 접근 이론

덕윤리적 접근이론은 행동의 옳고 그름을 그 행동이 갖고 있는 덕(美德)이나 덕목(美德)에 따라 판단하는 윤리적 이론이다. 이 접근 방식은 주로 행동의 성질이나 특성에 중점을 두며, 어떤 행동이 좋은 덕을 가진 사람의 특성을 증진시키는지에 초점을 둔다. 덕윤리적 접근이론은 주로 고대 그리스 철학자인 아리스토텔레스의 윤리학에서 비롯되었다. 아리스토텔레스는 행동의 옳고 그름을 '행복의 최선의 삶'을 추구하는 것으로 정의했는데, 이를 위해서는 좋은 덕을 가진 인격적인 특성을 발전시키는 것이 중요하다고

주장했다.

- 덕윤리적 접근이론은 보통 세 가지 요소에 집중한다.
- 덕(美德) 또는 덕목(美德): 덕윤리적 접근이론은 특정한 행동이나 특성이 가지고 있는 덕(美德)을 중요시한다. 이러한 덕은 덕을 갖춘 사람이 갖추고 있는 특성이나 덕목을 나타낸다. 예를 들어, 용기, 정의, 자제력 등이 덕의 예시일 수 있다.
- 행동의 목적: 덕윤리적 접근이론은 행동의 목적이나 의도를 고려한다. 어떤 행동이 좋은 덕을 증진시키는지에 따라 그 행동의 옳고 그름을 결정한다. 따라서 행동의 의도나 목적이 매우 중요하다.
- 행동의 결과: 덕윤리적 접근이론은 종종 행동의 결과도 고려하지만, 결과보다는 행동이 갖고 있는 덕의 특성에 더 중점을 둔다. 즉, 행동의 결과가 아니라 행동이 증진시키는 덕이나 덕목이 중요하다고 강조한다.

덕윤리적 접근이론은 행동의 옳고 그름을 개인의 성품과 특성에 중점을 두어 판단하며, 보통 사람들이 가장 높은 도덕적 삶을 추구하는 것으로 간주한다. 이 접근 방식은 특히 인격적인 발전과 성숙, 그리고 사회적 관계에서의 상호존중과 공정성을 강조하는 데 중요한 역할을 한다.

덕윤리적 접근이론에서 매킨타이어(MacIntyre)는 주요한 학자 중 하나이다. 그의 주요 이론은 "덕의 집단체" 또는 "덕적 가치의 집단체"라고 알려져 있다. 매킨타이어의 덕윤리적 이론은 개인의 도덕적 발전과 사회적 윤리적 질서 사이의 상호 의존성을 강조한다. 그는 도덕적 특성과 행동을 개발하고 유지하는 것이 사회적 커뮤니티의 문화와 상호 작용에 의해 결정된다고 주장한다. 매킨타이어는 덕의 집단체가 각각의 역할과 기능을 가진 여러 가지 사회적 그룹의 네트워크로서, 인간의 도덕적 특성을 형성하는 데 중요한 역할을 한다고 보았다. 이러한 그룹은 가족, 직장, 학교, 종교 단체 등 다양한 형태를 가질 수 있다. 그의 이론은 개인의 도덕적 특성이 사회적 관계와 상호 작용을 통해 형성되며, 사회적 커뮤니티의 문화와 가치관에 뿌리를 둔다고 제안한다. 따라서 매킨타이어는 개인의 도덕적 특성과 사회적 질서 간의 긴밀한 관계를 강조하며, 사회적 윤리적 규범이 개인의 도덕적 발전과 행동에 큰 영향을 미친다고 주장한다. 덕윤리적 접근이론에서 매킨타이어의 이론은 개인과 사회적 질서 간의 관계를 탐구하는 데 중요한 역할을 하며, 사회적 윤리적 질서를 유지하고 발전시키는 데 도움이 된다. 그의 작품은 도덕적 공동체의 의미와 중요성을 강조하며, 도덕적 인격 형성과 윤리적 선택에 영감을 주는 데 사용된다.

덕윤리적 접근이론은 다양한 장점이 있다. 첫째, 덕윤리적 접근은 인간의 도덕적 발전과 인격적인 특성을 존중하고 강조한다. 이는 인간의 내재적 가치를 인정하고 그것을 키워 나가는 데 중요한 역할을 한다. 둘째, 개인의 도덕적 특성이 사회적 관계와 상호작용을 통해 형성되는 것을 강조한다. 따라서 사회적 커뮤니티와의 상호 작용은 도덕적 성장과 발전에 중요한 영향을 미칠 수 있다. 셋째, 사회적 집단체와 그 가치를 강조함으로써 개인의 도덕적 특성과 사회적 연대감을 강화한다. 이는 공동체의 이익과 발전을 증진시킬 수 있다.

반면, 일부 한계점도 존재한다. 첫째, 덕윤리적 접근은 특정한 도덕적 가치나 덕목을 강조하므로 다양한 도덕적 시각을 무시할 수 있다. 이는 문화적, 종교적 차원에서의 다양성을 고려하지 않을 수 있음을 의미한다. 둘째, 이 이론은 주로 사회적 집단체와 관련하여 개인의 도덕적 특성을 강조하므로, 급격한 사회적 변화나 문화적 변화에 대응하기 어려울 수 있다. 셋째, 덕윤리적 접근은 종종 과거의 관행이나 전통에 뿌리를 두어 과거의 관행에 집착할 수 있다. 이는 새로운 도덕적 가치나 사회적 변화를 수용하기 어려울 수 있음을 의미한다. 넷째, 이 이론은 종종 개인의 도덕적 발전을 위해 개인의 행동을 제약하는데, 이는 개인의 자유와 자기결정권을 제한할 수 있다. 이러한 장점과 한계점을 고려할 때, 덕윤리적 접근은 도덕적 발전과 사회적 윤리적 질서를 이해하고 향상시키는 데 중요한 역할을 한다. 그러나 이러한 한계를 인식하고 다양한 윤리적 이론과 관점을 고려하는 것이 중요하다.

덕윤리적 접근이론은 의료 윤리학에서 중요한 개념과 연관이 있다. 의료분야에서는 의사, 간호사, 의료 전문가 등이 환자의 건강과 복지를 증진시키는 데 중요한 역할을 한다. 이에 따라 덕윤리적 접근은 다음과 같은 관련성을 갖는다.

- 의료 전문가의 덕: 의료 전문가들은 높은 윤리적 표준을 준수하고 의료 윤리적 가치를 증진시켜야 한다. 이는 의료 전문가들이 의료 윤리적 원칙을 준수하고 환자 중심의 의료를 실천할 수 있도록 돕는다.
- 환자 중심의 의료: 덕윤리적 접근은 환자의 이익과 안녕을 최우선으로 고려하는 환자 중심의 의료를 촉진한다. 이는 의료 전문가들이 환사의 자율성, 자기결정권, 존엄성을 존중하고 환자와의 상호작용에서 높은 도덕적 가치를 유지하는 데 중요한다.

- 의료 윤리 교육: 의료 전문가들은 덕윤리적 가치와 의료 윤리적 원칙에 대한 교육을 받고 이를 실천해야 한다. 의료 윤리 교육은 의료 전문가들이 높은 도덕적 표준을 준수하고 환자 중심의 의료 실천을 돕는 데 중요한 역할을 한다.
- 의료 윤리위원회 활동: 의료 윤리 위원회는 의료 윤리적 문제를 조사하고 해결하는 데 중요한 역할을 한다. 덕윤리적 접근은 의료 윤리 위원회가 환자의 이익과 존엄성을 보장하며 의료 전문가들의 도덕적 행동을 지원하는 데 도움이 된다.
- 의료 윤리적 결정: 의료 분야에서는 종종 윤리적 갈등이 발생할 수 있다. 덕윤리적 접근은 의료 전문가들이 의료 윤리적 원칙과 가치를 기반으로 윤리적으로 적절한 결정을 내릴 수 있도록 돕는다.

이러한 관련성을 바탕으로 덕윤리적 접근은 의료 분야에서 의료 윤리적 원칙과 가치를 강화하고 환자 중심의 의료 실천을 촉진하는 데 중요한 역할을 한다.

읽을거리 **기사로 생각해 보는 '윤리적 접근'**

손쌤은 좋은 친구일까요?

여러분이 지병으로 인해 병원에 요양 중이라고 가정해 보겠습니다. 따분하고 초조하던 차에 친구인 손쌤이 방문하자 너무 기뻤습니다. 손쌤과 이런저런 대화를 나누니 활력도 생기고 기분이 좋아졌습니다. 그래서 당신은 손쌤에게 '너는 진짜 멋진 사람이야. 먼 거리를 달려와줘서 너무 고맙고, 너는 정말 좋은 친구야'라고 말했습니다. 그런데 손쌤은 매우 정직하고 겸손한 표정으로 말합니다. "병문안을 온 건 그렇게 하고 싶어서도 아니고, 너를 좋아해서도 아니야. 단지 옳은 일을 하는 것이 의무라고 생각했기 때문에 온 거야"

[출처] joityson, Unsplash

4) 여성주의 윤리이론

여성주의 윤리 또는 페미니스트 윤리이론은 여성주의 관점에서 윤리적 문제와 도덕적 가치를 탐구하는 이론이다. 주요 목표는 성별에 기초한 불평등과 편견에 대한 인식과 대응이다. 즉, 여성에 대한 관심과 여성의 목소리를 존중하며, 성별에 기반한 사회적, 경제적, 정치적 불평등과 편견에 대한 대응을 중요시하는 윤리적 이론으로, 이는 사회적 정의와 평등을 추구하는 데 중요한 역할을 한다.

대표적인 학자는 울스턴크래프트(M. Wollstonecraft)이다. 울스턴크래프트의 리스크 사회이론은 개인과 사회가 직면하는 다양한 리스크에 주목한다. 이는 환경 오염, 기술

발전, 경제 불안정 등 다양한 측면을 다룬다. 여성주의 윤리이론과 연결하여 생각해보면, 여성들은 종종 가족에서의 돌봄과 관련된 리스크, 경제적 불안정에 대해 특히 민감할 수 있다. 예를 들어, 여성이 가족의 돌봄 역할을 맡는 경우, 이는 여성이 가족의 복지와 안녕에 대한 책임을 뜻한다. 그러나 이것은 종종 여성이 경제적으로 취약하고 사회적으로 고립되어 있을 수 있음을 의미한다. 이는 울스턴크래프트가 강조하는 '리스크 사회'의 측면과 관련이 있다.

여성주의 윤리이론은 다음과 같은 주요 특징을 갖는다. 첫째, 여성주의 윤리이론은 여성의 경험과 목소리를 중요하게 여기고 여성들이 직면한 도덕적 문제와 윤리적 고충을 탐구한다. 이는 여성이 경험하는 성차별, 성폭력, 가부장적 구조 등과 같은 문제에 대해 특별한 관심을 가진다. 둘째, 사회적인 성별에 기반한 편견과 불평등에 대한 인식과 대응을 강조한다. 이를 통해 사회적으로 소외되거나 제한되는 여성들의 이익을 보호하고 사회적 정의를 실현하기 위한 노력을 기울인다. 셋째, 돌봄과 관련된 윤리적 가치를 강조한다. 이는 가족, 사회, 직장에서의 돌봄과 책임에 대한 인식과 그 가치를 존중하며, 이를 통해 불평등을 완화하고 사회적 정의를 증진시키는 것을 목표로 한다. 넷째, 연대와 상호 도움의 가치를 강조한다. 여성들은 서로의 경험을 공유하고 서로를 지원함으로써 힘을 모아야 한다고 주장한다. 이는 개인주의적인 시각이 아닌 사회적 상호의존성을 강조하는 것이다. 다섯째, 여성주의 윤리이론은 사회적 정의와 평등을 추구하는 데 중요한 역할을 한다. 여성들의 권리와 자유, 경제적 자립성, 사회적 참여 등에 대한 논의와 실천을 촉진한다. 여섯째, 여성의 다양성을 인정하고 포용하는 데 중요한 역할을 한다. 이는 여성들의 다양한 배경과 신념을 존중하고 그들의 목소리를 듣는 것을 의미한다. 일곱째, 사회적인 힘의 구조를 검토하고 재분배할 필요성을 강조한다. 이는 여성들이 사회적으로 더 많은 권리와 기회를 가질 수 있도록 노력함으로써 사회적인 균형과 정의를 실현하려는 것을 의미한다.

여성주의 윤리이론에는 몇 가지 한계점이 있을 수 있다. 첫째, 여성주의 윤리이론은 종종 여성의 관점과 경험을 중심에 두고 있기 때문에 다양한 시각을 포용하지 못할 수 있다. 이로 인해 남성이나 다른 성별의 경험과 관점을 충분히 이해하지 못할 수 있다. 둘째, 종종 여성들의 공통된 경험을 가정하고 일반화하는 경향이 있다. 하지만 모든 여성이 동일한 경험을 하지 않으며, 다양한 배경과 경험을 가지고 있기 때문에 이러한 일반화는 과도할 수 있다. 셋째, 여성들의 다양성을 강조하지만, 이러한 다양성 간에 갈등이 발생할 수 있다. 예를 들어, 인종, 성적 지향, 경제적 상황 등에 따라 여성들의 경험과 관점이 다를 수 있으며, 이로 인해 갈등이 발생할 수 있다. 넷째, 일부 사람들은 여성주의 윤리이론이 남성을 중심으로 한 사고를 반발하는 것으로 오해할 수 있다. 이로 인해 이해당사자들 간에 갈등이 발생할 수 있고, 협력과 이해가 어려워질 수 있다. 다섯째, 여성주의 윤리이론은 종종 이론적인 수준에서만 머물러 있을 수 있으며, 현실적인 실천적 적용에 어려움을 겪을 수 있다. 이는 정책 수립이나 사회적 변화를 위한 구체적인 가이드라인을 제공하기 어렵게 만들 수 있다. 이러한 한계점들은 여성주의 윤리이론을 이해하고 발전시키는 데 도움이 될 수 있으며, 다양한 관점과 경험을 고려하여 더 효과적인 윤리적 접근을 구축하는 데 중요한 역할을 한다.

여성주의 윤리이론을 바탕으로 의료 분야에서 고려할 점은 다음과 같다.

- 의료 접근성과 공정성: 여성주의 윤리이론은 사회적 불평등과 편견에 대한 인식과 대응을 강조한다. 의료 분야에서는 여성들이 의료 서비스에 접근하는 데 어려움을 겪는 경우가 많다. 여성주의 윤리이론은 의료 서비스의 접근성을 증진하고, 사회적 경제적으로 취약한 여성들에게 공정한 의료 서비스를 제공하는 것을 강조한다.
- 여성 건강 및 복지: 여성주의 윤리이론은 여성의 건강과 복지를 존중하고 보호하는 데 중요한 역할을 한다. 의료 분야에서는 여성의 고유한 건강 문제와 관련된 주제를 다루는 데 이론적 지원을 제공한다. 이는 여성의 생식 건강, 정신 건강, 성적 및 생식적 자율성 등을 보호하고 증진하는 것을 포함한다.
- 의료 결정권과 자기결정권 강화: 여성주의 윤리이론은 개인의 의료 결정권과 자기결정권을 강화하는 것을 강조한다. 의료 분야에서는 여성들이 자신의 의료 결정에 관여할 수 있도록 지원하고, 그들의 목소리를 존중하고 듣는 것이 중요하다. 이는 의사-환자 간의 의사소통과 공감을 촉진하고, 의료 결정에 대한 자기결정권을 보장하는 것을 의미한다.
- 성차별적 건강 정책과 연구: 여성주의 윤리이론은 성차별적 건강 정책과 연구에 대한 중요성을 강조한다. 의료 분야에서는 여성들의 건강에 대한 성차별적 접근을 인식하고, 성별에 기반한 건강 정책과 프로그램을 개발하고 평가하는 것이 중요하다.

이와 같이 여성주의 윤리이론은 의료분야에서 여성들의 건강과 복지를 증진시키고, 사회적인 불평등과 편견에 대한 인식과 대응을 강화하는 데 중요한 역할을 한다.

읽을거리 **저서를 읽고 생각해보는 '여성주의 윤리이론'**

성차별주의는 전쟁을 불러온다.

저자의 정의에 따르면 성차별주의는 "성별에 따라 정체성을 부여하고 이를 통해 결정된 인간 속성의 집합, 그리고 성별에 따라 미리 규정된 사회적 역할"(58쪽)이고, 전쟁 체제는 "경쟁적인 사회질서"로, "인간의 불평등을 전제로 하고, 권위주의적 원칙을 기반으로 하며, 강제적 힘에 의해 그 지위를 유지"(40쪽)하는 것이다.

전쟁 체제의 뿌리에 가부장제가 있음을 설명하면서 감옥이나 기숙학교에서보다 군대에서 동성애에 대한 공포와 차별이 심하다고 한다. 무엇 때문일까? "이성애 관계처럼 동성애 관계도 자기 스스로를 사랑하는 것만큼 혹은 그 이상으로 사랑하는 이를 돌보고 종종 그의 안녕을 위해 위험을 무릅쓰며 희생하는 것과 같은 지극히 여성적인 특성을 키워낼 위험"(77쪽)이 있기 때문이다. 군대를 비롯한 권위주의적 사회에는 "인간의 돌봄 역량에 대한 깊은 공포"(77쪽)가 있다. 이 돌봄 역량은 상대방을 자기 중심에 비추어 타자화할 수 없게 하기 때문이다.

성차별주의와 전쟁 체제는 가부장제에 기반하고 있고, 이 가부장제의 핵심은 타자화다. 가부장제는 남성적 특징과 여성적 특징을 이원론적으로 구분할 뿐 아니라, "각 항의 부정적 측면을 여성과 연결"(94쪽)해 대상화한다. 남성은 "전통적으로 성별 간의 거리와 균열을 유지하기 위해 성별을 대상화하고 탈개인화하도록 길들여져왔다. 이로 인해 대부분의 남성은 사회가 특별한 책임을 부여한 이들, 주로 여성 친족을 제외하고는 사실상 모든 여성을 대상화할 수 있는 것이다."(119쪽)

[출처]『성차별주의는 전쟁을 불러온다』 베티 리어든 나무연필(2020) 중

5) 배려윤리이론

길리건에 의해 처음 주장된 배려윤리는 여성적 관점에서 출발한 윤리의식이지만 현재 우리가 직면하고 있는 윤리적 위기 상황에 적극 논의되어야 할 도덕성이다. 현대사회에서 우리가 겪는 도덕적인 문제는 복잡한 갈등 상황에서 일어나는 것이며 이것의 해결방안으로 서로 간의 합의뿐 아니라 제반 상황을 신중하게 고려하여야 하는 배려의 문제로 귀착되기 때문이다. 그렇다면 배려의 구체적인 의미는 무엇이며, 배려윤리의 특징은 무엇인가? 배려윤리가 탄생하게 된 배경은 무엇인가? 이러한 관점에서 배려윤리이론을 살펴보고자 한다.

다음과 같은 사례 시 배려윤리이론의 관점에서 진정한 배려인지 논하시오.

- 죄를 지은 자식을 숨겨주는 어머니의 행동
- 군것질을 해서 식욕이 별로 없는 아이에게 식사시간이 되어 먹이려는 어머니의 행동
- 아버지가 딸을 강간하는 경우나 부모들에 의한 아동 학대, 남성에 의한 여성의 지배 행동

1950~1970년대 서구에서는 자유주의 윤리학의 영향을 받은 자율론적 접근을 윤리교육으로 표방해 왔다. 즉, 기존의 윤리교육 과정은 콜버그(Lawrence Kohlberg)를 중심으로 하는 자유주의적 전통에 의존하고 있다. 그러나 이는 도덕적 영역을 지나치게 협소하게 정의하고 있고, 인격 특성이나 덕에 대해 정상한 관심을 기울이지 못하였다. 결국 합리적인 도덕적 추론능력만을 지나치게 강조함으로써 자기 권리를 주장하고 확보하는 데에는 능숙하지만 도덕적 감성이 부족하고 타인을 배려하고 보살펴 주는 데에는 미숙한 사람을 낳게 되었다. 그리고 현대 사회는 극도의 개인주의와 기만적 인간관계로 인간소외와 공동체 의식의 와해라는 문제에 직면하였다. 자율론적 접근의 한계에 대한 지적과 새로운 대안의 모색은 전혀 다른 관점과 이론적 배경을 토대로 제기되었다. 이는 종래의 자율론적 관점이 대표하는 전통적인 윤리학과 그것에 토대를 둔 윤리교육 이론은 근본적으로 남성 지향적인 것이라는 점을 비판하면서 윤리교육에서 여성적인 관점의 도입이 요청된다는 주장이다.

길리건(Carol Gilligan)은 남성들은 사회적 관계들을 위계적 질서로 해석하는 경향이 있으며, 권리의 도덕성에 비중을 두는 반면에, 여성들은 인간관계적인 연관성, 따뜻한 배려, 민감성, 그리고 다른 사람에 대한 책임을 더 소중하게 여기므로 남성과 여성은 근본적으로 상이한 도덕 이론과 도덕적 언어를 사용하고 있다고 보았다. 즉, 여성들은 인간관계의 맥락 안에서 그들 자신들을 정의할 뿐만 아니라 따뜻하게 배려할 수 있는 그들의 능력이라는 견지에서 그들 자신을 판단한다고 한다. 길리건에 의하면, 도덕성은 정의(justice)와 따듯한 배려(care)라는 두 가지 상호 의존적인 요소들로 이루어져 있다고 한다. 길리건은 콜버그가 그의 발달이론에서 배타적으로 정의에 대한 관심만을 기울인 것을 비판하였다. 그러므로 따뜻한 배려를 무시하고 있으며, 성적 편견이라는 중대한 잘못을 저지르게 되었다는 것이다.

배려, 보살핌(care)의 개념을 철학적으로 최초로 정의한 메이어욥(Milton Mayeroff)은 "다른 사람이 스스로 행동할 수 있도록 성장시키는 일"이라고 정의하였고, 하이데거(Martin Heidegger)는 배려라는 말을 윤리적 의미보다는 더욱 존재론적으로 부각하였다. 즉, 배려란 인간의 현존재가 자신의 존재 가능 때문에 또는 그러한 존재 가능을 위하여 세계 내부적 존재자들과 관계를 맺는 것이다. 또한 동양에서 'care'와 유사한 의미로 유교에서의 인(仁), 불교에서의 자비(慈悲) 등도 그 근원적 배경이나 설명하려는 의도는 같다고 볼 수 있다. 자비와 인 등은 한결 같이 남들과 함께 느끼는 마음씨에 바탕을 두고 있다. 배려를 최초로 윤리 영역으로 가져온 길리건은 보살핌의 개념을 여성이 도덕적 사유모형으로 규정지었으며, 남성과는 다르게 여성은 보살핌에 의거한 도덕이나 도덕적 조망을 나타낸다고 주장하였다.

배려윤리이론은 배려(care)라는 말의 본질적 의미를 통해 드러난다고 할 수 있다. 일반적으로 배려라는 말을 통해 전달하고자 하는 의미는 타인에 대한 관심, 걱정, 보살핌, 애태움 등이다. 사전적 개념으로 볼 때 배려란 병든 사람이나 연로한 노인을 돌보거나 관심을 기울이는 것이며, 어려운 문제에 직면한 사람을 돌보거나 보호하는 책임을 말한다. 배려윤리이론은 다른 이들에 대한 배려와 책임을 강조하는 윤리적 접근 방식이다. 이 이론은 다른 사람들을 이해하고 존중하며 그들의 이익과 복지를 책임지는 데 중점을 둔다.

길리건은 남녀 모두에게 정의와 배려의 도덕성이 함께 요청되기 때문에 학교교육을 통해서 함께 균형적으로 발달시켜야 하고 기존의 정의공동체 접근으로는 정의만을 발달시킬 수 있기 때문에 기존의 교육내용과 교육방법을 개편해야 한다고 주장하였다. 배려윤리를 발달시키기 위한 교육방법으로 대상자들에게 자신들의 실제 삶에서 겪은 도덕적 경험에 관한 이야기 할 수 있는 기회를 제공해 줄 것을 제안하고 있다. 이러한 이야기를 통해 자신의 도덕적 경험의 인지적, 정의적, 행동적 자원을 표현해 봄으로써 학생들은 스스로 도덕적 관점에서 자신의 경험을 반성해 볼 수 있도록 고무될 수 있다는 것이다. 이러한 방법이 성공하기 위해서는 보살핌과 민감성을 지닌 교사가 있어야 한다. 따라서 교사들은 개방적, 관용적 자세로 학생들의 이야기를 경청해야 하고, 이야기 속에 내재된 교훈을 이해하고 음미할 수 있도록 학생들과 반드시 협력해야 한다는 것이다.

이러한 길리건의 이론이 지닌 문제점으로 첫째, 배려윤리를 성과 연관시킨 부분이다. 콜버그의 정의 윤리 발달론이 남성 연구자들에 의해 남성 피험자들을 대상으로 행해졌던 것과 마찬가지로 길리건의 배려윤리 발달론 또한 여성 연구자들에 의해 여성들을 대상으로 행해짐으로써 객관성과 보편성을 결여했다고 보인다. 둘째, 도덕적으로 선한 따뜻한 배려와 도덕적으로 문제시되거나 또는 부도덕한 따뜻한 배려들을 우리가 어떻게 구별할 수 있는지의 문제이다. 셋째, 모든 사회적 현상이 구체적인 정의적 유대에 근거해야 한다는 주장은 도덕적 문제와 관련지어 생각해 볼 때, 매우 비현실적인 것이다. 도와준다거나 따뜻한 배려를 해주어야 한다는 원리는 한 행위자를 돕는 것이 다른 사람을 해치는 것이 되는 상황에서는 제대로 작동할 수 없기 때문이다. 마지막으로, 따뜻한 배려의 윤리는 윤리적 상대주의로 이끌릴 위험성이 내재해 있다. 우리가 구체적인 특수한 상황에서의 특수한 관계의 윤리만을 중요시 여긴다면, 그것은 상대주의로 흐를 가능성이 매우 높기 때문이다. 이와 같이 다양한 비판이 있음에도 불구하고 길리건의 이론적 기여는 도덕적 추론에 있어서 여성에게만 독특한 이론을 발견하였다는 사실에 있는 것이 아니라 도덕적 인간의 모습에 대한 이해와 연구의 기본 가정들을 폭넓게 검토해 볼 수 있는 새로운 기회를 부여해 주었다는 점에 있다.

한편, 배려윤리는 서구의 지배적인 도덕 이론들, 특히 칸트의 윤리학에서 일반적으로 강조되지 않았던 도덕적 추론의 측면들을 강조하고 있다. 그 가운데서도 나딩스는 가장 독보적인 배려 윤리의 옹호자라고 할 수 있다. 나딩스는 칸트, 니체, 제임스 등의 윤리학에서 나타난 남성 편견적인 특징을 지적함으로써 전통윤리학이 보편윤리학이 아니라 남성 윤리학에 불과하다고 주장한다. 나딩스는 기존의 윤리학이 성적으로 편향되었다는 한계를 드러냄으로써 보편성을 결여하고 있다는 비판을 통해서 여성의 경험과 특성을 반영하는 새로운 윤리학, 즉, 배려윤리학의 필요성을 제기했다.

나딩스는 배려윤리의 토대가 되고 있는 여러 유형의 관계들 중에서 특히 배려 관계에 관심을 보였다. 나딩스는 배려, 보살핌(care)을 이렇게 정의한다. 첫째, 보살핌이란 정신적 고통이나 전념의 상태에서 있는 것이다. 보살핌은 자신에게 쏠려 있는 관심을 타인에게 돌려서 그들을 위해 걱정해 주는 것이다. 즉, 보살핌은 부담감이라 정의한다. 둘째, 어떤 대상이나 누군가에게 관심(regard)을 갖는 것이다. 보살핀다는 것은 욕구나 끌림을 느끼는 것으로 즉, 보살핌은 관심이라고 정의한다. 셋째, 연로하신 친지에 대해 책임을 떠맡는 것을 의미한다. 때로는 부담스럽지만 우리는 부모를 부양하며 보살피지 않을 수 없다. 즉 보살핌은 책임을 지는 것이다.

나딩스에 있어서 배려 관계의 주체는 배려하는 사람과 받는 사람 모두가 된다. 배려받는 사람이 배려를 인지하고 이에 대해서 응답할 때 비로소 배려는 완성될 수 있다고 한다. 또한 배려가 다른 사람 안에서 완성될 가능성이 없을 경우에 내가 반드시 배려해 주어야 한다는 의무를 느낄 필요가 없다고 주장한다. 그 예로 멀리 떨어져 있는 아프리카에서 굶어 죽어가는 소년에 대한 배려를 들고 있다. 이 경우 우리는 이 소년을 보살필 필요가 없다는 것이다. 왜냐하면 배려가 다른 사람 안에서 완성될 방법이 없기 때문이다. 또한 우리가 관계를 형성하지 않은 채 갑자기 배려하려고 할 때, 우리는 반드시 추상적인 지식의 형태에 의존해야만 한다는 것이다. 이러한 나딩스의 입장에서의 배려의 의무를 배려의 완성 가능성에서 찾고 있기 때문에 동식물을 배려해야 할 의무가 없다. 왜냐하면 동물과 식물은 인간이 행한 배려에 대해서 응답할 수 없으므로 그 배려는 완성될 수 없기 때문이다. 그러나 배려의 원과 배려의 사슬이라는 개념을 사용해서 배려가 더 많은 사람들에게까지 확대될 수 있다고 주장하고 있다. 나딩스에 따르면 배려하는 사람으로서 나는 동심원의 중심에 있다. 그리고 동심원의 중심에서 가까이 위치한 원 안에 있을수록 친밀함과 배려의 정도가 높다. 또한 거기에는 원들을 넘어서서 내가 전혀 만나보지도 못했고 배려해 주지 않았던 다른 사람들이 있다. 이들과는 사슬을 통해서 나와 연결된다. 즉 우리가 처음에 배려해 주었던 사람은 필연적으로 처음에 우리가 배려하지 못했던 다른 사람을 배려함으로써 우리는 이 사람과 배려의 사슬을 통해서 연결된다는 것이다. 이렇듯 배려의 사슬을 통해서 우리는 우리와 멀리 떨어져 있고 친밀하지 않은 사람도 배려할 수 있게 되기 때문에, 배려의 원과 사슬을 통해서 배려의 대상이 확대될 수 있다고 주장하고 있다.

나딩스의 배려윤리이론에 대한 문제점은 다음과 같다. 첫째, 배려윤리는 위험한 자기 정당화를 범할 수 있는 문제점을 지니고 있다. 즉, 자신들의 관점에서 타인의 욕구나 사고를 주관적으로 해석하여 타인의 욕구와 상반되는 배려를 하면서도 타인을 배려한다고 인식하는 위험한 자기 정당화를 쉽게 범하고 있다는 것이다. 둘째, 배려윤리는 사람의 수용, 반응에 의해 완성될 수 있다는 대상의 편협성에 관한 문제점을 들 수 있다. 즉, 응답을 기대할 수 없는 대상(예: 아프리카의 굶주린 소년)에게는 배려해 줄 필요가 없다는 논리로 낯선 타인에 대한 배려의 의무를 배재함으로써 배려의 의무를 너무 협소하게 규정하고 있는 것이다. 셋째, 불평등한 관계에 근거를 둔 배려윤리의 문제점이다. 이는 배려하는 사람만 부담이 되고, 배려받는 사람의 능력이나 자율성을 침해할 뿐만 아니라 배려의 관계를 왜곡시킬 수 있는 위험성을 가지고 있다. 이러한 문제점은 배려하는 사람은 지배자로 배려받는 사람은 피지배자로 그 역할이 영속화 될 수 있을 뿐만 아니라 배려하는 사람이 자신의 권력과 힘을 남용하여 배려받는 사람을 학대하거나 억압할 수 있다는 것이다. 넷째, 도덕성 및 도덕교육의 개념화에 대한 나딩스의 논리는 지나치게 정의적 측면만을 강조함으로써 도덕성의 인지적 측면을 상대적으로 무시하고 있다. 도덕적이라는 것은 아는 것, 믿고 느끼는 것, 그리고 행동하는 모든 것을 포함해야 하지만 나딩스의 논리는 배타적으로 듣고 느끼는 것에만 중점을 두고 있다.

윤리이론의 큰 축이 되고 있는 콜버그의 정의론적 윤리이론과 길리건, 나딩스로 이어지는 배려윤리론적 이론들을 살펴본 결과, 길리건과 나딩스 등이 제기했던 윤리는 전통적인 남성 중심주의적 사고의 틀에 문제를 제기하고 여성 중심적인 새로운 해석이 가능하다는 점을 일깨워 준 것이다. 그동안 윤리교육에서 제대로 대처하지 못했던 많은 도덕적 문제 즉, 무관심, 이기주의, 소외, 인정의 상실 등의 문제들을 배려윤리로 극복할 수 있을 뿐만 아니라 인간에 대한 사랑과 동정심을 가지며, 타인에 대한 희생과 헌신 그리고 정의로운 보살핌을 실천하는 도덕적 인간을 함께 기대할 수 있게 되었다. 결국 중요한 것은 성차가 있는가 없는가의 문제보다 윤리교육에서 무시되어 온 배려의 도덕성도 필요하고 가치 있는 것이라는 것이다. 또한, 사람들은 편리하고 즐거움을 주는 것만을 추구하게 되고 육체적인 쾌락과 물질적인 만족을 끊임없이 쫓고 있지만 폭력, 자살, 살인 등 생명을 너무 쉽게 포기하거나 해치는 사건들이 하루에도 수차례에 걸쳐 발생하고 있다. 특히 가정의 해체와 가정교육의 부재는 학생들의 도덕의식을 피폐하게 만들어 같은 학생들 간에 왕따나 성폭력 등이 위험수위에 이르렀다고 할 수 있다. 어린 학생들의 이러한 범죄의식은 자신들의 잘못을 전혀 깨닫지 못하는 것에 성인들의 범죄행위보다 위험하다. 이런 병폐를 조금이나마 줄이기 위해 배려의식이 필요하다. 또한 배려윤리는 모든 지향적인 정서 생활과 이성 생활을 연결시켜 준다. 그러므로 배려윤리는 정의의 윤리에 기초한 모든 행위의 부정적인 결과를 완화시키고 정화하는 기능을 한다. 배려윤리는 인간의 이성과 의지와 감정을 통일시켜 준다. 배려윤리가 없다면 인간의 이성과 의지와 감정은 대립상태가 지속될 것이다. 따라서 정의의 윤리와 배려의 윤리는 조화를 이루어야 한다.

의료 분야에서는 배려윤리이론이 환자의 측면에서 의사와 의료 전문가들의 행동과 의사 결정에 영향을 미친다. 이러한 이론과 의료 분야 간의 관련성은 다음과 같다.

- 환자 중심의 의료: 배려윤리이론은 의료 서비스를 제공할 때 환자의 요구와 가치를 중시하는 환자 중심의 접근을 촉진한다. 의사와 의료 전문가들은 환자의 신체적, 정서적, 사회적 요구를 고려하고 그들의 복지와 안녕을 최우선으로 생각해야 한다.
- 의료 인간성: 배려윤리이론은 의료 분야에서 인간성과 품위를 강조한다. 의료 전문가들은 환자를 존중하고 배려하며, 그들의 존엄성과 프라이버시를 보호해야 한다. 이는 의사-환자 간의 신뢰와 의료 서비스의 질을 향상시키는 데 도움이 된다.
- 의료 커뮤니케이션: 배려윤리이론은 의료 커뮤니케이션의 중요성을 강조한다. 의사와 의료 전문가들은 환자와의 소통을 위해 적절한 의사소통 기술을 사용하고, 환자

의 이해 수준과 문제를 존중해야 한다.

- 공감과 이해: 배려윤리이론은 의료 전문가들이 환자의 입장에서 생각하고 그들의 감정과 경험을 이해하는 것을 강조한다. 이는 의사와 의료 전문가들이 환자의 상황을 심층적으로 이해하고 적절한 지원과 치료를 제공하는 데 도움이 된다.
- 진료 결정과 공동 의사 결정: 배려윤리이론은 환자와 의사 간의 공동 의사 결정을 촉진한다. 의사는 환자의 욕구와 가치를 고려하고, 환자와 함께 진료 결정을 내릴 때 환자의 의사 결정에 존중과 지원을 제공해야 한다.

이러한 관련성을 통해 배려윤리이론은 의료 분야에서 의료 전문가들의 행동과 의사 결정에 윤리적인 지침을 제공하고, 환자의 복지와 안녕을 증진시키는 데 중요한 역할을 한다.

02 인간복지의 생명윤리

인간복지의 생명윤리는 인간 생명과 관련된 윤리적 문제를 다루는 분야이다(표3-1). 이는 의료 윤리, 생명 윤리, 임상 윤리 등과 깊은 관련이 있다. 주요한 주제로는 유전자 조작, 인공 생명 유지, 안락사, 윤관윤리, 난자 기증, 인공수정 등이 있다. 이러한 문제들은 기술적, 의학적, 사회적 측면에서 다양한 윤리적 고민을 초래한다.

표 3-1 인간복지의 생명윤리의 원칙

원칙	내용
존엄성과 존엄성의 존중	• 모든 인간은 존엄하게 대우받아야 하며, 이는 그들의 생명과 의지를 존중하는 것을 의미 • 인간 복지의 생명윤리는 개인의 존엄성을 보장하고 존중하는 것을 중요시함
자기결정권	• 개인의 자기결정권은 중요한 윤리적 원칙 • 이는 환자가 자신의 의료 및 생명 결정에 대한 권한을 가지고 있어야 한다는 것을 의미
공정성과 정의	• 인간복지의 생명윤리는 모든 인간에게 공정한 대우와 기회를 제공하는 것을 강조 • 이는 사회적, 경제적, 문화적으로 취약한 그룹을 보호하고 그들의 복지를 증진시키는 것을 의미
책임과 도덕성	• 의료 및 생명 결정에 관련된 모든 당사자들은 책임감 있고 도덕적으로 행동해야 함 • 의료 전문가들이 환자의 이익을 최우선으로 고려하고, 환자들도 자신의 행동이 다른 사람들에게 미치는 영향을 고려해야 한다는 것을 의미

인간복지의 생명윤리는 기술과 의학의 발전에 따라 계속해서 발전하고 변화한다. 이는 새로운 윤리적 고민을 다루고, 개인과 사회의 복지를 증진시키기 위한 새로운 방법을 모색하는 것을 의미한다.

인간복지의 생명윤리의 특징은 다음과 같다. 첫째, 모든 인간의 존엄성을 존중하는 것을 강조한다. 이는 모든 인간이 동등하게 존중받아야 하며, 그들의 생명과 의지를 보호해야 한다는 원칙을 내포하고 있다. 둘째, 이 윤리적 접근법은 개인의 자기결정권을 존중하고 강화한다. 환자는 자신의 의료 결정에 관여하고, 자신의 가치관과 선호를 반영한 선택을 할 수 있도록 지원받아야 한다. 셋째, 인간복지의 생명윤리는 모든 사람에게 공정하고 정의로운 대우를 제공해야 한다는 데 중점을 둔다. 이는 사회적 불평등과 인간의 취약성을 고려하여 보다 공정한 의료 서비스와 결정을 추구하는 것을 의미한다. 넷째, 의료 및 생명 결정에 관련된 다양한 윤리적 고민에 대한 방향을 제공한다. 이는 의료 전문가들과 환자들이 도덕적으로 책임감 있게 행동하고 의사 결정을 할 수 있도록 도와준다.

하지만 인간복지의 생명윤리는 다음의 한계점도 가지고 있다. 첫째, 인간복지의 생명윤리에 대한 의견은 다양하고 갈등이 많을 수 있다. 이는 인간의 가치관, 종교적 신념, 문화적 배경 등에 따라 다를 수 있으며, 때로는 의견 충돌을 초래할 수 있다. 둘째, 의료 및 생명 결정에 관련된 윤리적 문제는 종종 복잡하고 모호할 수 있다. 각 상황은 다양한 요인과 가치관을 고려해야 하며, 명확한 해결책을 찾기 어려울 수 있다. 셋째, 인간복지의 생명윤리는 이론적으로는 중요하지만, 현실적인 구현이 어려울 수 있다. 의료 시스템의 제한적인 자원, 법적 제약, 문화적인 차이 등이 구현을 어렵게 만들 수 있다. 넷째, 환자의 개인적인 가치관이 의료 결정에 영향을 미치는 경우가 있다. 이는 의료 전문가들이 환자의 이익과 가치관을 존중하는 동시에, 의학적으로 최선의 선택을 하는 데 어려움을 초래할 수 있다.

이러한 장점과 한계점을 고려하여 인간복지의 생명윤리는 계속해서 발전하고 진화하며, 의료 및 생명 결정에 관련된 도덕적 고민을 다루는 데 도움을 준다.

인간복지의 생명윤리와 의료는 밀접하게 관련되어 있으며, 다음과 같은 점을 고려해야 한다.

- 환자의 자기결정권: 의료 분야에서 인간복지의 생명윤리는 환자의 자기결정권을 존중하는 것이 중요하다. 환자는 자신의 의료 및 생명 결정에 대한 권한을 가지고 있으며, 이에 대한 존중과 지원이 필요하다.
- 의료 결정의 공정성과 정의: 의료 분야에서는 인간복지의 생명윤리가 의료 결정의 공정

함께 사례 읽고 생각하기

〈아나토미〉 영화는 청소년관람불가 등급이다. 하이델베르크의 의과대학 해부실습실이 주 배경으로 해부 실습 장면과 인체 표본의 피부를 벗겨낸 근육, 인체 내부의 골격, 표본병에 담긴 여러 장기 등 보기 힘든 장면들이 수없이 나온다. 이 영화를 통해 인체실험과 생명윤리 생명의 존엄성에 대해 서로 생각을 나누는 시간을 가져 봅시다.

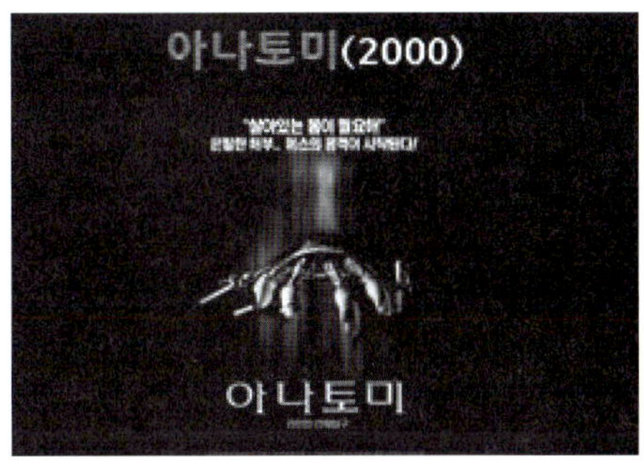

▪ 영화 '아나토미'를 통한 인체실험과 생명윤리 생명 존엄성에 대한 생각나누기

인체 실험과 관련된 영화 〈아나토미〉는 명문 의사 가문의 딸인 파울라가 주인공이다. 의대 학생인 파울라는 하이델베르크에서 저명한 교수의 해부학 강의를 들을 수 있는 기회를 얻게 되어 기차를 타고 하이델베르크로 이동한다. 기차에서 심장에 문제가 있는 청년의 목숨을 구해주고 이야기를 나눈다. 하이델베르크에 도착해서 해부실습을 하는데 테이블에 누워 있는 카데바(해부용 시케)가 기차에서 만난 그 청년이다. 자세히 보니 몸에 AAA라는 문자가 각인되어 있다. 파울라는 뭔가 이상함을 느낀다. 청년의 죽음과 하이델베르크 의과대학이 관련있다는 의문을 품고 정확한 사인을 밝히려고 애를 쓴다. AAA는 '아게 악타빌레 안티히포크라테스'라는 조직의 이름이라는 것을 밝혀내는데 성공하지만 파울라도 위험해진다. AAA는 인간을 돕고 치유한다는 히포크라테스적 이상을 품은 의사들과는 달리 과학 연구에 몰두하며 인간의 생명과 복지보다는 의학/과학의 발전을 더 가치있게 생각하는 의사들의 조직이다.

[출처] 아나토미. 네이버 검색

암튼 AAA는 '아게 악타빌레 안티히포크라테스'의 약자였어. 비밀 조직이지만 특별한건 없어.
메이슨과 남학생 클럽에 의식과 친목 같은 걸 섞은 거지.
근데 인간을 돕고 치유한다는 히포크라테스적 이상을 품은 의사들과는 달리 이들은 과학 연구에 몰두해.
이걸 봐.
'다수의 생존을 높이기 위한 실험적 살해', 장난 아니지?
봐, '16세기에 창립, 마지막 활동 절정기는 제3제국'
'현재로서는 유전자 연구와 인공수정, 약리학 분야에서 간혹 활동'
파울라: '세기 초와 나치 시대 반히포크라체스 중심지는 하이델베르크'
그레트헨: 그럼 다피트가……
금지된 실험에 이상적인 피해자.
파울라: 희귀 질환을 앓는 젊은 환자가 오늘 내일하니 모형 만들기에 딱이잖아.
이곳 하이델베르크에서 의사들이 금지된 실험을 한단 말이야?
그레트헨: 말이 된다.

영화 〈아나토미〉의 한 장면

토의내용

성과 정의를 강조한다. 모든 환자는 공정하게 의료 서비스를 제공받아야 하며, 사회적, 경제적으로 취약한 그룹도 보호되어야 한다.

- 환자의 복지와 안녕: 인간복지의 생명윤리는 환자의 복지와 안녕을 최우선으로 고려해야 한다. 의료 전문가들은 환자의 신체적, 정신적, 사회적 요구를 고려하고, 그들의 이익을 최대화하기 위해 노력해야 한다.
- 도덕적 책임과 의료 전문가의 역할: 의료 분야에서는 의료 전문가들이 도덕적 책임을 가지고 환자의 이익을 위해 행동해야 한다. 이는 의사-환자 간의 신뢰를 구축하고, 환자의 복지를 증진시키는 데 중요한 역할을 한다.
- 윤리적 갈등 해결: 인간복지의 생명윤리는 의료 분야에서 발생하는 윤리적 갈등을 해결하기 위한 가이드라인을 제공한다. 의료 전문가들은 윤리적인 고민이 발생할 때 환자의 이익을 최우선으로 고려하고, 의료 윤리적 원칙을 준수해야 한다.

이를 통해 의료 분야에서는 인간복지의 생명윤리를 존중하고 실천함으로써 환자들의 복지와 안녕을 증진시키는 데 기여할 수 있다.

깊이 생각하면 할수록 새로운 놀라움과 경건함을 주는 것이 두 가지가 있으니, 하나는 내 위에서 항상 반짝이는 별은 보여주는 하늘이며, 다른 하나는 나를 항상 지켜주는 마음 속의 도덕 법칙이다

– 칸트 –

삶을 사는 것이 문제가 아니라 어떻게 사는가가 중요하다.

– 스마일즈 –

윤리적으로 사는 것은 세계를 보다 총괄적인 관점에서 바라보고 그에 따라 행동하는 것이다.

– 피터 싱어 –

참고문헌

강혜경. (2008). 여성주의 윤리 시각에서 본 여성의 모성. 여성학논집, 25(2), 81-116.

고등학교 윤리와 사상. (2013). 지학사, 교육부 검정

권오영. (2020). 흄의 도덕론에 대한 덕 윤리적 접근. 윤리연구, 1(129), 81-108.

공병혜. (2004). 여성주의 윤리와 생명윤리. 범한철학, 32(1), 113-142.

공병혜, 구인회, 김상득, 김종국, 엄영란 (2021). 생명윤리 제3판. 현문사.

김민영. (2022). 배려 윤리의 비판적 고찰. 철학연구, 49-70.

김완순. (2008). 배려윤리의 이론적 배경. 윤리문화연구, 4, 47-89.

노영란. (2012). 응용윤리에 대한 덕윤리적 접근의 비판적 고찰. 철학, 113, 349-380.

남궁달화 (1995). 콜버그의 도덕교육론, 서울: 철학과 현실사

문태현. (1995). 정책윤리의 논거: 공리주의, 의무론, 의사소통적 접근. 한국정책학회보, 4(1), 87-110.

박미랑. (2013). 여성주의적 배려윤리의 도덕교육적 의미와 가능성. 교육철학연구, 35(4), 51-75.

변순용. (2012). 도덕교육의 서양윤리학적 접근. 도덕윤리과교육, (37), 99-116.

배티 리어든. (2020). 성차별주의는 전쟁을 불러온다. 나무연필. 정희진 기획, 황미요조 옮김

배용준. (2011). 공리주의에 관한 연구-복지사회 실천 윤리로서 가능성에 관하여. 인문학연구, 82, 273-308.

이나현. (2008). 배려윤리의 교사양성교육 적용을 위한 탐색적 연구. 교육과정연구, 26(1), 127-150.

조용진. (2019). 도덕과 법의 관계에 대한 선결 과제: 도덕적이라는 것은 무엇인가?—동서양의 의무론적 윤리이론과 목적론적 윤리이론에 대한 논의를 중심으로—. 연세 공공거버넌스와 법, 10(2), 1-16.

최숙희. (2013). 의학 전문직업성의 덕 윤리적 접근. 인격주의 생명윤리, 3(1), 53-81.

최현철, 변순용, & 신현주. (2016). 인공적 도덕행위자 (AMA) 개발을 위한 윤리적 원칙 개발-하향식 접근 (공리주의와 의무론) 을 중심으로. 윤리연구, 1(111), 31-53.

Gilligan, C. (1977). In a different voice: Women's conceptions of self and of morality. Harvard educational review, 47(4), 481-517.

Evans, C. S. (1982). Moral stage development and knowledge of Kohlberg's theory. The Journal of Experimental Education, 51(1), 14-17.

joityson, Unsplash(https://unsplash.com/

생명윤리의 원칙과 규칙

학습성과

1 생명윤리의 개념을 이해할 수 있다.

2 생명윤리의 필요성을 설명할 수 있다.

3 생명윤리의 원칙과 규칙을 이해하고 제시할 수 있다.

4 생명윤리에 대해 숙고하고 윤리적 민감성을 향상시킬 수 있다.

5 생명윤리의 원칙과 규칙에 위배되는 사례를 통해 실천방안을 제시할 수 있다.

01 생명윤리의 이해

생명윤리란 무엇일까? 이전 장에서 언급한 바와 같이, 생명(生命)은 넓은 범주에서 '살아 있는 것'을 의미하는 용어이다. 그리고 윤리(倫理)는 어떤 행위에 대하여 선(善)과 악(惡)을 결정할 수 있는 공동체의 규범을 뜻한다. 즉, 생명윤리는 살아 있는 모든 것과 관련하여 마땅히 지켜야 할 사회적 도리와 규범이다.

생명윤리의 정의는 생명의 의미에 대한 다의성(多義性)과 학제적 특성에 따라 다양한 견해가 있을 수 있다. 일반적으로 생명윤리(Bioethics)는 넓은 범주에서 생명과 관련하여 지켜야 할 윤리의 전반을 다루는 윤리학(Ethics)이라는 단어가 포함되어 있다. 미국 위스콘신 대학의 종양학자인 포터(Porter, V. R.)가 생명윤리라는 용어를 1970년에 처음으로 사용하였으며, 그는 생명윤리를 "생물학의 지식과 인간의 가치 체계에 관한 지식을 결합하는 새로운 학문 분야"로 정의하였다. 또한 레이(Reich, W.)는 생명윤리를 "의학 및 생물과학의 윤리적 차원에 관한 연구"라고 정의하였다.

오늘날 우리 사회는 생명 관련 의료과학기술이 고도화되고 최첨단의 연구 수준으로 비약적인 발전을 거듭하면서 한편에서는 생명윤리와 관련된 이슈들이 어떤 특정한 대상, 시대나 국가를 초월하는 중요한 문제로 대두되고 있다. 이에 생명윤리를 보장하기 위한 법을 제정 또는 개정하거나 생명윤리 관련 교육이 강화되고 각 대학교나 기관에서는 연구윤리 심의위원회(Institutional Review Board)를 개설하여 연구 대상자를 보호하는 의무를 강조하고 있다.

- 생명윤리의 원칙과 규칙은 왜 필요할까요?
- 생명윤리 측면에서 선(善)과 악(惡), 옳고 그름(right and wrong)의 정의는 무엇일까요?
- 이러한 윤리적 용어는 누구에게나 같은 의미일까요? 어떤 상황에서나 똑같이 적용될 수 있을까요?

02 생명윤리의 역사

생명윤리의 역사는 인간을 대상으로 수행되는 연구에서 생명윤리와 직접적으로 연관되는 문제들이 제기되었던 배경과 관련이 깊다. 제2차 세계대전 당시에 나치 정권 아래에서 독일의 의사와 과학자들이 유대인을 학살하고 강제수용소에서 인체실험을 했던 만행이 전쟁이 끝난 이후에 밝혀지면서 법정에 세워졌다. 이 재판을 근거로 법원은 의학 실험 시 의사

중심이 아닌 인체 실험 대상자 중심의 연구 원칙으로서 충족시켜야 할 10가지 필수 조항을 판결문에 명시하였다. 이것은 이른바 '뉘른베르크 강령(The Nuremberg Code)'으로서 오늘날 생명의료 연구뿐만 아니라 진료를 위한 국제 표준 윤리의 초석이 되었다. 뉘른베르크 강령의 내용은 다음과 같다.

뉘른베르크 강령(The Nuremberg Code)

허용되는 의료 실험: 사람에 대하여 행하는 의료 실험은 합리적으로 적절히 한정된 범위 안에서 실시할 때에만 의료 직업 윤리에 부합함을 유념해야 한다. 사람을 대상으로 하는 실험을 옹호하는 입장은 다른 연구방법이나 수단을 통해서는 얻을 수 없는 사회적 이익을 그러한 실험을 통해 얻을 수 있다는 점에 근거하고 있다. 그러나 도덕 윤리관, 법 관념에 부응하기 위해서는 다음과 같은 일정한 기본 원칙이 준수되어야 함은 물론이다.

1. 실험 대상이 되는 사람의 자발적인 동의(voluntary consent)는 절대 필수적이다.
   즉, 관련 당사자는 동의할 수 있는 법적 능력이 있어야 하고, 강압, 사기, 기망, 강박, 기만, 기타 이면의 강제나 강압의 개입 없이 자유로이 선택권을 행사할 수 있는 상황에서 관련 사안의 주된 요소를 충분히 숙지하고 이해하여 이에 근거한 사리에 합당한 결정을 할 수 있어야 한다. 마지막 요건을 만족시키기 위해서는 실험 대상자가 긍정적인 결정을 승낙하기에 앞서 그에게 당해 실험의 성격, 기간 및 목적, 당해 실험을 행하는 방법 및 수단, 예상되는 모든 불편 및 위험 사항, 그리고 실험에 참여함으로써 야기될지 모르는 건강 또는 신상의 영향에 대하여 고지받아야 한다.
   동의의 적정성을 확인할 의무와 책임은 실험을 주도, 지시, 관장하는 각 개인에게 있다. 이는 타인에게 위임할 수 없는 일신전속적 의무이며 책임이다.
2. 실험은 다른 연구방법 · 수단에 의해서는 얻을 수 없는 사회적 이익을 위해 유익한 결과를 낳을 수 있는 것이어야 하며, 성질상 무작위로 행해지거나 불필요한 것이어서는 아니 된다.
3. 실험은 그로 인하여 기대되는 결과가 당해 실험의 실행을 정당화할 수 있도록 동물 실험의 결과와 연구 대상이 되는 질병의 자연발생사 및 기타 문제에 관한 지식에 근거하여 계획해야 한다.
4. 실험을 할 때는 모든 불필요한 신체적 · 정신적 고통과 침해를 피해야 한다.
5. 사망 또는 불구의 장해가 발생할 수 있으리라고 추측할 만한 이유가 있는 경우에는 실험을 행할 수 없다. 단, 실험을 하는 의료진도 그 대상이 되는 실험의 경우는 예외로 한다.
6. 실험으로 인하여 감수해야 하는 위험의 정도나 그로 인하여 해결되는 문제의 인도주의적 중요성 정도를 초과하여서는 아니 된다.
7. 상해, 불구, 사망의 어떠한 일말의 가능성으로부터도 실험대상자를 보호하기 위하여 적절한 준비와 적당한 시설을 갖추어야 한다.
8. 실험은 과학적으로 자격을 갖춘 자에 의해서만 행해져야 한다. 실험을 시행하고 이에 참여하는 사람에게는 실험의 모든 단계를 통하여 최고도의 기술과 주의가 요구된다.
9. 실험이 진행되는 동안 실험 대상자는 실험의 계속이 불가능하다고 보이는 신체적 · 정신적 상태에 이르게 된 경우 실험을 자유로이 종료시킬 수 있어야 한다.
10. 실험이 진행되는 동안 당해 과학자는 그에게 요구되는 선의, 고도의 기술 및 주의력으로 판단해 볼 때, 실험의 계속이 실험 대상자에게 상해, 장애 또는 죽음을 야기하리라고 믿을 만한 상당한 이유가 있는 경우에는 어느 단계에서든 실험을 중지할 준비가 되어 있어야 한다.

그 이후 1964년에 핀란드 헬싱키에서 열린 세계의사협회 제18회 총회(World Medical Assembly)에서 '헬싱키 선언(Declaration of Helsinki)'이 채택되었다. 헬싱키 선언은 이후에도 꾸준히 개정되었고 인간을 대상으로 한 의학 연구에 대한 윤리적 원칙으로서 대학교 연구윤리심의위원회(IRB)에 반영되어왔다.

헬싱키 선언(Declaration of Helsinki)

1. 인간을 대상으로 하는 생명의료연구는 일반적으로 승인된 과학 원칙에 따라야 하며, 적절히 시행된 실험 · 동물실험의 근거가 있어야 한다.
2. 실험의 계획 및 시행은 국내법 규정에 따라 독립적인 위원회의 사전 심의를 거쳐야 한다.
3. 자격 있는 유능한 과학자의 책임 하에 연구를 진행해야 한다.
4. 연구 목적의 중요성은 위험과 균형을 이루어야 한다.
5. 피험자의 이익에 대한 고려를 과학 및 사회의 이익에 우선시해야 한다.
6. 신체의 완전성에 대한 권리, 프라이버시를 존중해야 한다.
7. 연구에 따른 위험이 잠재적 이익보다 크다고 판단할 때에는 연구를 중단해야 한다.
8. 연구결과를 발표할 때 의료진은 결과의 정확성을 유지하고, 이 선언에 규정된 원칙을 따라야 한다.
9. 연구 자체의 목적과 방법, 예견되는 이익과 내재하는 위험성, 그에 따르는 고통 등에 관하여 피험자에게 사전에 충분히 알려주어야 하며 또한 그들로부터 충분한 설명에 근거하여 자유로이 이루어진 동의를 받아야 한다.
10. 이때 동의는 그 연구에 참가하지 않고, 독립된 지위에 있는 의료인이 받아야 한다.
11. 법률상 무능력자에 대해서는 국내법에 따라 법적 대리인의 동의를 얻어야 한다.
12. 연구자는 모든 재정적 이해관계를 윤리심사위원회와 잠재적 연구참여자에게 밝혀야 하며, 간행되는 논문에도 이를 명시해야 한다.
13. 새로운 치료의 유효성을 지지하지 않는 반대연구의 결과도 발표되어야 한다.
14. 학술잡지는 이 선언의 원칙을 준수하지 않는 보고서를 수용해서는 안 된다.

03 생명윤리의 원칙

생명윤리로 유명한 미국의 연구기관인 해스팅스 센터의 생명의료윤리학자인 비첨(Beauchamp, T. L.)과 칠드리스(Childress, J. F.)는 1979년에 생명의료윤리에 관한 문제에 대해 네 가지 원칙인 자율성 존중의 원칙, 악행금지의 원칙, 선행의 원칙, 정의의 원칙을 제시하였다.

1) 자율성 존중의 원칙

자율성 존중의 원칙(The Principle of Respect for Autonomy)은 개인이 스스로 계획하

고 생각한 바에 따라 자신의 행동을 결정할 수 있는 권리를 가진다는 것을 뜻하며 개인적인 자유를 존중하는 의미가 담겨 있다. 즉, 인간은 타인에게 해를 끼치지 않는 한 자신이 처한 상황에서 신념과 자율적 의사에 따라 행위를 결정할 수 있다.

자율성 존중의 원칙은 생명윤리 측면에서 의사가 환자를 일방적으로 치료하는 것이 아닌 환자의 자율적 의사를 최대한 존중하여 진료행위를 행해야 한다는 것으로 적용된다. 한국간호사 윤리강령에 제시된 "간호사는 간호 대상자의 자기결정권을 존중하고, 간호 대상자 스스로 건강을 증진하는 데 필요한 지식과 정보를 획득하여 최선의 결정을 할 수 있도록 돕는다"는 내용에도 자율성 존중의 원칙이 반영되어 있다. 우리나라는 헌법 제20조 제1항에 따라 종교의 자유가 법으로 보장되어 있으며, 헌법 제10조 자기결정권에 의해 생명과 신체에 대한 자신의 선택이 존중받도록 되어 있다. 그렇다면 환자가 종교적 문제로 수혈을 거부하여 사망한 다음의 사례를 함께 생각해보자.

함께 사례 읽고 생각하기

다음의 기사를 읽고 종교적 문제로 수혈을 거부한 환자가 사망한 경우에 의사는 면책 대상일 수 있을지에 대해 생각해봅시 다. 그리고 이와 관련된 생명윤리 측면의 문제를 어떻게 해결할 수 있을지에 대해 서로 생각을 나누는 시간을 가져 봅시다.

■ **종교적 문제로 수혈을 거부한 환자가 사망한 경우 의사는 면책대상**

1974년 영국에서 18세 여성의 집에 강간범이 침입했다. 범인은 피해자를 네 차례 찌르고 도주했다. 피해자는 '여호와의 증인' 신도였다. 병원으로 옮겨진 피해자는 종교적인 신념을 이유로 수혈을 거부했고, 결국 사망했다. 사인은 과다 출혈이었다. 수혈을 받았더라면 살 수 있었다. 피고인의 변호인도 이 점을 강조하여 피해자의 수혈 거부가 직접적인 사인이며, 피고인이 그를 찌른 행위는 사망과 인과관계가 없다는 논지를 폈다.

[출처] 경향신문 기사

토의내용

(1) 사전 동의

인간은 자율적인 존재로서 인간 대상 연구나 의료행위 등 생명윤리가 적용될 수 있는 모든 분야에서 자율성이 최대한 존중되어야 한다. 예를 들면 환자는 자신에게 제공될 진료나 치료를 사전에 알고 이에 대해 자율적으로 선택 또는 거부할 수 있는 권리가 있다. 따라서 의사, 간호사 등 건강관리 제공자는 환자에게 건강 관련 정보를 이해하기 쉽게 설명하고 진료나 치료 계획에 대해 의사결정을 할 수 있도록 해주어야 한다.

이와 같은 건강관리체계에서 '사전 동의(informed consent)'는 환자의 자율성을 보장하기 위한 장치이다. 즉 의사는 환자로부터 사전에 자발적인 동의를 받아야 하는 법률적이고 윤리적인 요구 조건을 충족시켜야 한다. 앞서 제시한 '여호와의 증인' 신도인 환자의 사례에서 의사는 수술을 시행하기 전에 본인의 수혈 거부 의사를 명확히 표현할 수 있는 사전 동의서를 작성하도록 한다. 다만 의사는 의료정보가 부족한 환자에게 전문적인 지식을 충분히 제공하도록 노력해야 한다. 하지만 이러한 문제는 단순하지 않으며 실제 임상에서 많은 윤리적 고민을 낳는다.

또 다른 예시로서, 인간 대상 연구에서 연구 대상자는 연구에 참여할 것인지를 스스로 결정할 수 있는 권리가 있다. 이때 모든 연구 대상자는 연구에 참여하거나 거부하려는 자율적인 의사를 충분히 존중받아야 한다. 연구에 참여를 원하는 대상자는 연구자로부터 충분한 설명과 이해를 바탕으로 서면화된 사전 동의서를 작성하도록 한다. 이때 사전 동의란 대상자가 연구 내용을 충분히 이해하고 부당한 압력, 사기, 거짓, 위협, 강요나 억압이 없이 충분히 생각한 후에 연구에 참여할지를 자발적으로 동의하는 것을 말한다. 따라서 연구윤리심의위원회(IRB)는 연구를 진행하기 위해 대상자를 모집할 때 부당한 압력이 있는지, 금전적 보상을 내세운 유혹이나 예상되는 효과를 과장되게 표현하지 않는지 등을 심사한다. 또한 어린 아동, 죄수, 환자 등 취약한 대상자(vulnerable population)도 그들의 능력을 고려하여 연구 참여를 선택할 수 있는 기회를 제공받아야 하며 동의 과정에서 자율성이 떨어지거나 판단 능력이 부족한 대상자의 경우에는 그들을 보호할 수 있도록 대리인의 동의를 함께 구해야 한다.

〈연구 대상자용 동의서 및 설명문 작성 시 참고사항〉

연구자는 인간 대상 연구를 하기 전에 다음 사항이 포함된 서면 동의서(전자문서를 포함한다. 이하 같다) 및 설명문을 작성하여 기관위원회의 심의를 받아야 한다.

1) 연구 제목 및 목적
2) 연구자 성명, 소속기관 및 연락 담당자 관련 정보
3) 연구비 지원기관
4) 연구로 인해 연구 대상자가 해야 할 일(가능하다면, 선택 가능한 대안)
5) 연구 참여로 인한 잠재적 위험과 이익
6) 연구 대상자로부터 얻어지는 정보의 종류와 기밀성에 관한 사항
7) 연구 참여의 자발성과 참여 거부의 권리, 철회의 권리
8) 연구 참여에 대한 비용 및 보상
9) 연구 참여와 관련하여 연락 가능한 연구자 또는 기관위원회의 연락처
10) 동의권자, 법정대리인 및 연구자의 서명란, 서명 일자
11) 그 밖에 기관위원회 또는 공용위원회가 심의를 위해 요청하는 서류

〈대리동의〉

동의 능력이 없거나 불완전한 사람으로서 시행규칙 제14조에서 정하는 연구 대상자가 참여하는 연구를 하고자 하는 경우에는 다음의 대리인의 서면동의를 받을 수 있도록 동의서 및 설명문을 작성하여야 한다.

1) 법정대리인
2) 법정대리인이 없는 경우 배우자, 직계존속, 직계비속의 순으로 하되, 직계존속 또는 직계비속이 여러 사람일 경우 협의하여 정하고, 협의가 되지 아니하면 연장자가 대리인이 된다.

[출처] 기관생명윤리위원회 정보포털

(2) 선의의 간섭주의

- 약물에 중독된 환자가 더 많은 약물을 처방받기를 원한다. 의사가 약물을 처방한다면 환자의 건강이 극도로 나빠질 것이 예측되는 상황에서 환자의 자율성이 우선적으로 존중될 수 있을까?
- 자살을 시도한 무의식 환자가 구급대원에 의해 응급실로 후송되었다. 응급실 담당 의사가 환자를 살리기 위해 제공한 의료행위는 생을 마감하려 했던 환자의 의도와는 상반된다. 이때 의사의 행위는 정당성이 인정되는가?

선의의 간섭주의는 개인에게 이익을 주기 위해 개인의 선택이나 의도된 행동을 무시하는 것을 의미한다. 때로는 의사가 환자의 건강을 증진시키기 위해 환자의 자율성에 상반되는 행위를 해야 할 경우도 있다. 그렇다면 이러한 선행이 자율성 존중의 원칙과 상충할 때 어느 것이 우선이 되는가? 선의의 간섭주의가 언제나 정당화될

수 있을까?

앞서 제시한 약물 중독이나 자살의 사례와 같이, 선의의 간섭주의적 행동은 개인이 처한 위험을 예방할 수 있고 이익이 위험을 능가할 것이라고 예상될 때 선택 가능한 행동 가운데 개인의 자율성을 최소한으로 침해하는 행동을 선택함으로써 정당화될 수 있다. 다시 말해 인간이 자신의 신념과 자율적 의사에 따라 스스로 결정한 모든 선택이 반드시 존중되는 것은 아니다. 이처럼 선의의 간섭주의는 자율성 존중의 원칙에 위배되기도 한다. 즉 개인에게 이익을 주는 선(善)을 실천하기 위해서 개인의 자율성이 희생되기도 한다. 하지만 선의의 간섭주의가 의료 현장의 다양한 사례에서 일종의 '보이지 않는 손' 역할을 하고 있음에도 불구하고 이와 관련한 수많은 찬반 논쟁은 여전하다.

2) 악행금지의 원칙

악행금지의 원칙(The Principle of non-Maleficence)은 악행을 피하고 대상자에게 해를 최소화해야 하는 의무를 부과한다. 악행으로 인한 피해나 위험에는 신체적, 정서적, 법적, 경제적, 사회적 손상이 모두 포함된다. 타인에게 해악을 주지 않도록 하는 것은 근본적인 도덕 원칙이기도 하다. 따라서 생명윤리와 관련된 분야에서 악행금지의 원칙을 반영하고 있는 것을 흔히 찾아볼 수 있다. 환자의 생명을 다루는 의사들의 히포크라테스 선서에는 '우선 환자에게 해를 주지 말라(First, Do No Harm).'는 유명한 윤리 격언이 있다. 또한 간호사의 나이팅게일 선서에는 "나는 인간의 생명에 해로운 일은 어떤 상황에서도 하지 않겠습니다(I will abstain from whatever is deleterious and mischievous and will not take or knowingly administer any harmful drug)"라는 내용이 담겨 있다. 인간 대상 연구에서도 연구 대상자에게 해를 주지 않는 것은 가장 기본적인 생명윤리 원칙 중 하나이다.

악행금지의 원칙은 개인에게 이익을 가져다주거나 위험을 감소시켜줄 수 있다. 예를 들면 연구자는 악행금지의 원칙에 근거하여 연구로 인한 대상자의 위험과 이익을 고려해볼 때 위험보다 이익이 커야 한다. 물론 대상자에게 이익이 큰 연구라고 하더라도 대상자가 받게 될 위험이 정당화되는 것은 아니며, 연구윤리심의위원회(IRB)는 연구 참여로 인한 대상자의 내재된 위험을 주의 깊게 심의하고 이것이 정당화될 수 있는지 여부를 결정한다.

함께 사례 읽고 생각하기

영화 〈그 남자, 좋은 간호사(The Good Nurse)〉는 수십 명의 환자에게 약물을 과다 투입해 연쇄살인을 저지른 간호사의 실제 이야기를 다룬 영화입니다. 영화 속 간호사의 행위를 통해 어떤 생명윤리의 원칙들이 위배되고 있는지 생각해봅시다.

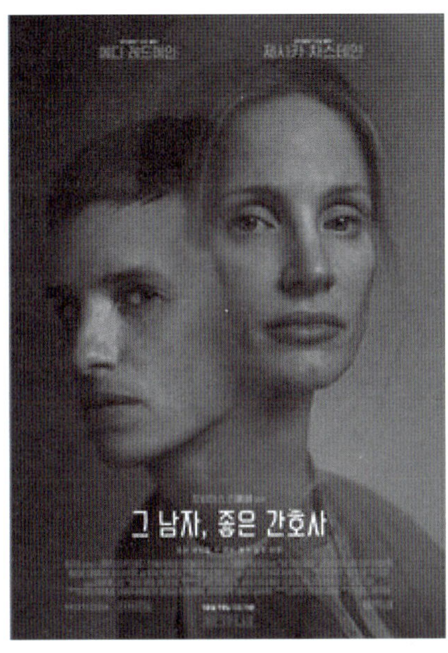

■ **영화 '그 남자, 좋은 간호사' 속 간호사의 행위를 통한 생명윤리 원칙 위배 토의하기**

영화 〈그 남자, 좋은 간호사〉에서 간호사는 수십 명의 환자에게 약물을 과다 투입해 죽인 연쇄살인범이다. 실제 인물인 간호사는 2003년 경찰에 체포되기까지 미국 뉴저지주의 몇 군데 병원에서 간호사로 일하면서 수십 명의 환자들에게 튜브를 통해 약물을 과다 투입해 죽였다. 그는 사건 이후 16년간 간호사로 일하면서 40명의 환자들을 죽였다고 고백했지만 경찰은 그로 인해 사망한 환자가 100여 명에 이를 것으로 보고 있다. 그는 재판에서 11번의 종신형을 선고받고 현재 뉴저지주의 교도소에서 형을 살고 있다.

[출처] 주간조선(http://weekly.chosun.com)
[출처] 네이버 검색. 영화 〈그 남자, 좋은 간호사〉

토의내용

3) 선행의 원칙

선행의 원칙(The Principle of Beneficence)은 생명윤리의 측면에서 자신과 타인, 더 넓게는 사회 전반에 유익을 가져다주는 것으로 해석할 수 있다. 따라서 선행은 친절이나 자선보다 강한 의미를 가지고 있다. 악행금지의 원칙이 타인에게 해악을 주는 어떤 행위를 하지 말라는 소극적인 의미가 담겨 있다면, 선행의 원칙은 피해를 최소화하고 선행을 통해 이익성을 극대화해야 한다는 보다 적극적인 의미를 갖는다고 볼 수 있다.

그렇다면 앞서 제시한 종교적 문제로 수혈을 거부한 사례처럼, 환자가 자신의 건강에 해가 되는 행위를 선택하거나 필요한 치료를 거부하는 경우에 의사가 환자의 결정에 동의하지 않고 생명을 살리기 위해 임의로 수혈을 시행한다면, 이는 선행이 될 수 있을까? 의사와 환자의 선택이 상충되는 이러한 경우에서 절대적인 선행은 무엇인가? 선행의 원칙은 자율성 존중의 원칙과 상충되기도 하며, 상황에 따라 절대적 기준이 변할 수 있음을 보여준다.

읽을거리 기사로 생각해보는 '선행의 원칙'에 관한 생명윤리

'살인' 옆 지나간 50명…충격의 CCTV, 사마리아인법 불러내다.

약 50명. 지난 11일 서울 구로구에서 한 60대 남성이 피를 흘리며 쓰러져 있는 사이 그 옆을 지나간 것으로 추정되는 행인의 숫자다. 언론 등을 통해 공개된 사건 당시 인근 CCTV에는 피해자의 모습을 뒤로하고 발걸음을 옮기는 시민들의 모습이 담겼다. 이에 일각에선 위험에 처한 사람을 구조하지 않을 경우 처벌할 수 있도록 한 '나쁜 사마리아인법' 도입의 필요성을 제기한다. 신고나 구조 등 적절한 조처를 하지 않아 범죄를 방조하는 결과를 낳는 것 아니냐는 분노에서다. 그러나 "도덕을 법으로 의무화할 수 있는가. 기본권 침해가 우려된다"는 반박의 목소리도 크다.

사마리아인법은 강도를 만나 쓰러진 유대인을 어느 사마리아인이 구해줬다는 성경에서 유래됐다. 도덕적 행동에 대한 법적 책임을 골자로 한다. 선의를 갖고 타인을 돕다 문제가 생길 경우 책임을 면하게 하는 '선한 사마리아인법'의 경우엔 현행 응급 의료에 관한 법률에 일부 반영됐다.

그러나 이른바 '나쁜 사마리아인법'은 우리나라 현행법에 없다. 국회에서 도입 논의가 있긴 했다. 지난 2016년 박성중 의원(당시 바른정당) 등은 "'묻지 마' 범죄가 급증하고 있으나 사회에 만연한 개인주의의 부작용으로 인해 각종 범죄나 위험에 처해 있는 이웃을 외면하거나 방관하고 있는 것이 현실"이라며 형법에 구조 불(不)이행죄를 도입하는 개정법률안을 발의했다. 하지만 해외의 경우 기소 사례가 많지 않고, 사회적 공감대 또한 낮다는 이유로 유보됐다.

[출처] 중앙일보 기사

4) 정의의 원칙

정의의 원칙(The Principle of Justice)은 공정과 공평의 의미를 포함한다. 다시 말해, 정의의 원칙은 이득과 부담의 공평한 분배에 초점을 두고 있다. 예컨대, 우리는 한정된 자원을 누구에게 어떻게 분배해야 공정하고 정의로운지를 결정해서 제공하려고 한다. 이와 같은 맥락으로 연구윤리심의위원회(IRB)는 연구에 참여하는 대상자가 나이, 성별, 학력, 출신 지역 등 어떤 조건에서도 차별받거나 불이익이 없이 공정하게 선정되는지를 평가해야 한다.

다만 정의의 개념은 시대나 장소, 사용하는 사람에 따라 다르게 사용되기도 한다. 따라서 정의의 원칙을 적용하기 위해 절대적으로 공정하고 공평하게 배분한다는 것은 결코 쉬운 일이 아니다. 예를 들면, 보건의료서비스나 건강에 대한 권리는 할당, 배분, 우선순위 등을 고려하는데 있어서 이론적, 실제적으로 어려움에 직면하게 된다. 그렇다면 공정한 분배의 기준은 무엇일까? 이에 대한 해답을 찾기 위해서는 정의의 원칙에 근거하여 사회적 합의를 찾으려는 다각적인 노력이 요구된다.

함께 사례 읽고 생각하기

다음의 기사를 읽고 신종 감염병의 대유행이 발생할 경우에 한정된 백신이나 치료제, 의료시설 등을 누구에게, 어떻게 배분하는 것이 가장 공정하고 효과적일지 서로 생각을 나누는 시간을 가져 봅시다.

■ [코로나19 백신] 공정한 분배가 감염병으로부터 모두를 지킨다

코로나19가 전 세계적으로 유행하자 백신, 치료제, 진단키트 등의 개발, 생산 및 공평한 분배를 목적으로 하는 국제협력체계로서 '코로나19 대응 관련 수단들에 대한 접근성 촉진 이니셔티브(ACT-A: Access to COVID-19 Tools Accelerator)'가 출범했다. 코백스(COVAX)는 바로 이 ACT-A 이니셔티브에서 백신을 담당하고 있는 축으로, 세계보건기구(WHO), 세계백신면역연합(GAVI), 감염병대비혁신연합(CEPI)이 공동으로 주도하고 있다.

먼저, 코백스 퍼실리티는 전 세계 인구의 20%까지 코로나19 백신을 균등하게 공급하는 것을 목표로 한다. 참여국들은 코백스에 일정 비용을 선입금으로 내고 그 참여 비율에 따라 백신을 공급받게 된다. 국가별로 편차가 있긴 하나 자국민의 10~50% 분량의 백신을 코백스를 통해 공급받을 예정이다. 단, 참여한 모든 국가가 전 국민의 20%를 접종할 수 있는 물량을 받기 전까지는 그 어떠한 국가도 20%를 초과하여 백신을 받을 수 없다. 중하위 또는 저소득 국가는 수혜국으로 분류되어 백신구매 비용을 선진국으로부터 원조받게 된다.

[출처] KBS 뉴스 기사

토의내용

---

04 생명윤리의 규칙

1) 정직의 규칙

정직의 규칙은 다른 사람을 존중하고 선(善)을 위해서 진실된 것만을 말해야 하는 의무를 말한다. 즉 거짓말 또는 속임수를 쓰지 말아야 한다는 것이다. 1971년에 제프리 워녹(Warnock, G. J.)은 그의 저서인『The object of morality』를 통해 선행(beneficence), 악행금지(nonmaleficence), 정의(nondiscrimination)와 함께 '진실성(nondeception)' 즉, '속이지 않음', '정직'을 중요한 덕목으로 평가하며 강조하였다.

- 말기 암을 진단받은 환자가 나이가 어린 자녀가 받을 충격과 고통을 예측하고 해당 사실을 이야기 하지 않도록 간호사인 당신에게 부탁한다면 어떤 선택을 할 것인가?
- 가족들은 환자를 위해 몇 개월 뒤 죽을 수 있다는 사실을 숨기기로 결정하고, 의사는 가족들의 결정에 따라 환자에게 예견된 죽음과 이로 인한 증상들의 개연성에 대한 설명은 하지 않은 채 수술에 관한 동의와 치료 절차만 안내하였다. 환자는 자신의 예견된 죽음에 대해서는 전혀 알지 못한 채 결국 수술을 하였고 치료를 이어가다가 두 달 뒤에 사망하였다. 의사와 가족의 행동은 정당한가?

정직의 규칙은 의사나 간호사가 환자, 동료에게 진실을 말해야 하는 책임과 덕목을 강조하고 있다. 보건의료 환경에서 정직의 규칙은 정보를 보다 포괄적이고 정교하며 객관적으로 전달해주고 대상자의 이해와 신뢰를 증진시키는 역할을 한다. 따라서 정직, 솔직함(candor), 참됨과 같은 덕목들은 의사, 간호사와 같은 의료인이나 연구자가 마땅히 갖추어야 할 성품으로 여겨져 왔다. 다시 말해 의사가 환자의 건강 정보를 의도적으로 공개하지 않는 것은 정직의 규칙에 의해 문제가 될 수 있다. 그렇다면 의료인은 환자에게 무엇을 알려야 하는가? 그리고 정직의 규칙이 다른 생명윤리의 원칙이나 규칙과 상충되는 경우에 정보를 제한적으로 공개하거나 비공개하는 것은 조건에 따라 정당화될 수 있을까? 이에 대한 견해는 때로는 문화적 관습, 관점 등 차이에 따라 다양하다.

2) 신의의 규칙

신의의 규칙은 비밀보장의 규칙이라고도 할 수 있다. 의료인은 환자 개인의 의료기밀을 보장하기 위하여 최선을 다해야 한다. 즉, 의료인은 환자의 사생활을 보호하고 유지할 의무와 환자의 비밀을 지킬 의무가 있다. 신의의 규칙은 임상에서 얻는 정보를 보호해야 한다는 의무를 담고 있으며 이는 의료윤리, 간호윤리의 근본이 되어 왔다. 다음은 간호윤리 측면에서 신의의 규칙이 반영된 내용이다.

- 『국제간호사 윤리강령』 중 발췌
  간호사는 알게 된 개인의 비밀을 은밀히 간직해야 하며 그러한 비밀을 다른 사람에게 알려야 할 때는 판단을 해야 한다.
- 『한국간호사 윤리강령』 중 '사생활 보호 및 비밀유지' 발췌
  간호사는 간호 대상자의 개인 건강 정보를 포함한 사생활을 보호하고, 비밀을 유지하며, 간호에 필요한 최소한의 정보 공유를 원칙으로 한다.
- 『나이팅게일 선서문』 중 발췌
  간호하면서 알게 된 개인이나 가족의 사정은 비밀로 한다.

함께 사례 읽고 생각하기

다음의 기사를 읽고 정신질환자의 인권 보호와 기밀유지 의무의 정당화는 어디까지 허용 가능할지에 대해 서로 생각을 나누는 시간을 가져 봅시다.

▪ 정신질환자 인권 보호하려다 의료인 안전은 어디에…강제 입원 완화 철회해야

1968년 미국 캘리포니아 주립대에 재학 중인 타티아나 타라소프라는 여대생이 교내에서 피살됐다. 범인은 같은 학교 같은 기숙사에 사는 대학원생인 프로젠짓 포다로 타티아나에게 데이트 신청을 거절당하자 13인치에 이르는 칼로 타티아나를 8번에 걸쳐 찔렀다. 당시 포다는 범행 전 교내 정신과 의사인 래리 무어를 찾아가 타티아나를 죽이겠다는 의사를 표현했다고 한다. 타티아나 부모는 캘리포니아 주립대를 상대로 소송을 제기했다. 학교가 제대로 주의 의무를 준수하지 않아 발생한 책임을 물었다. 6년간의 소송 끝에 캘리포니아 연방대법원은 정신보건서비스 의료인은 앞으로 발생할 의도적 피해자를 보호 의무를 갖는다는 취지로 원고 승소판결을 내렸다.

[출처] 메디게이트 기사

토의내용

3) 성실의 규칙

성실의 규칙은 계약관계에서 약속을 지켜야 한다는 약속 이행의 의무이다. 예컨대, 의료전문직의 경우에 보건의료시비스를 제공하는 업무를 충실히 수행하고 환자와의 관계에서 책무를 다하지 못할 경우에 발생할 수 있는 결과에 대해 도덕적, 법적 책임을 지겠다는 약속을 의미한다. 이는 전문직업성을 가진 전문직 종사자가 사회에 반드시 필요한 전문적 서비스를 제공할 수 있도록 하는 일종의 사회 계약(social contract)을 기반으로 계약관계에서 서로에게 기대하는 책무를 다할 것에 대한 약속을 지키도록 하는 것이다.

4) 이중효과의 규칙

계획한 어떤 행위가 하나는 좋은 결과를, 또 하나는 나쁜 결과를 초래하는 경우에 어떤 것이 더 선을 위한 것일까? 중세 시대의 신학자인 토마스 아퀴나스(Thomas Aquinas)는 이러한 윤리적 갈등 문제를 다루기 위해 '이중효과의 규칙'을 언급하였다. 예컨대, 의료행위로 인해 부정적 결과가 발생할 수 있음에도 불구하고 좋은 결과를 얻기 위해 시행되는 의료행위는 도덕적으로 정당하다고 판단하는 경우에 이중효과의 규칙을 적용하기도 한다. 다만, 선(善)을 위해서 악한 행동을 하게 되는 경우를 정당화하기 위해서는 다음의 조건에 적합하여야 '그 행위가 정당하다' 혹은 '윤리적으로 적합하다'고 할 수 있다.

〈선을 위해 악한 행동을 하게 되는 경우를 정당화하는 조건〉

- 기본 행위 자체가 도덕적으로 중립적이거나 선해야 한다.
- 행위의 의도, 동기가 선해야 한다.
- 나쁜 결과가 좋은 결과를 얻기 위한 수단이 되어서는 안된다.
- 좋은 결과가 나쁜 결과보다 앞서야 한다.
- 좋은 결과는 나쁜 결과 보다 효과가 동등하거나 그 이상이어야 한다.

함께 사례 읽고 생각하기

다음의 기사를 읽고 자궁암을 진단받은 산모가 자궁절제술을 시행해야 할 경우에 태아의 사망을 피할 수 없게 된다면 어떤 결정이 선(善)을 위한 것일지에 대해 서로 생각을 나누는 시간을 가져 봅시다.

▪ 자궁암 진단받은 임신부의 낙태수술

결혼한 지 1년 만에 첫 아이를 임신한 여성이 소화불량으로 병원을 찾았다가 청천벽력같은 소리를 듣게 되었다. 산전진찰로 시행한 초음파에서 태아 옆에 자궁종양이 발견되었다는 것이다. 어렵게 조직검사를 시행한 결과 자궁암으로 판명이 되었고, 즉시 자궁절제술을 하지 않으면 여성의 생명이 위태로운 지경이라고 한다.

[출처] 메디게이트 기사

토의내용

함께 사례 읽고 생각하기

영화 〈공모자들〉은 불법적으로 장기를 적출하고 밀매하는 사건을 소재로 하고 있습니다. 누군가의 생명을 살리는 데 필요한 신체 일부인 장기를 사고 파는 영화 속 범법 행위에는 어떤 생명윤리의 원칙과 규칙들이 위배되고 있는지 생각해보는 시간을 가져 봅시다.

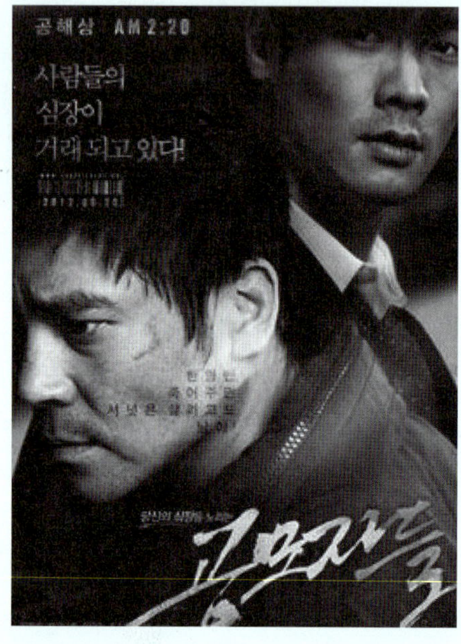

■ **영화 '공모자들'속 불법 장기매매가 어떤 생명윤리 규칙에 위배되는지 생각해보기**

여행을 떠나는 수 많은 인파 속에 중국 웨이하이행 여객선에 오른 상호와 채희는 둘만의 첫 여행으로 마냥 행복하기만 하다. 하지만 설렘도 잠시, 상호가 잠시 자리를 비운 사이 출구 없는 바다 한 가운데 위치한 여객선 안에서 아내 채희가 흔적도 없이 사라진다.

한편, 장기밀매 현장 총책임자인 영규는 여객선에서 극비리에 장기밀매를 진행하는데, 그 대상이 과거 자신이 알았던 채희였다. 웨이하이까지 남은 6시간 동안 아내를 찾아 나선 상호의 집요한 추적이 시작되고, 영규는 채희를 죽일 수도 살릴 수도 없는 딜레마에 빠진다.

이 영화는 불법적인 장기 적출과 매매를 소재로 한다. 누군가의 생명을 살리기 위한 장기를 불법적으로 적출당하는 피해자, 그리고 불법 거래의 대상자들 사이의 윤리적인 문제를 다루고 있다.

[출처] 네이버 검색. 영화 〈공모자들〉

토의내용

다른 생명체를 존중하며 살아가는 것은 우리의 미덕이다.
– 마하트마 간디 –

생명은 그 자체만으로 충분히 가치 있으며, 그것을 의미 있게 만드는 것은 우리의 태도다.
– 미켈란젤로 부오나로티 –

모든 생명체는 자신만의 독특한 아름다움을 지니고 있으며, 우리는 이를 발견하고 존중해야 한다.
– 알렉산더 폰 훔볼트 –

참고문헌

고명숙, 민순, 염영희, 윤숙희, 이미애, 이여진 외. (2017). 간호학개론. 서울: 수문사.

구미옥, 양영희, 은영, 이혜경. (2018). 간호연구개론. 서울: 현문사.

권복규, 김명철, 이선경, 구영신, 김대은, 김명희 외. (2022). 보건의료인을 위한 의료윤리의 이해. 서울: 학지사메디컬.

기관생명윤리위원회 정보포털 (2023). 연구대상자 동의서 및 설명문. Retrieved from https://irb.or.kr/UserMenu01/AgreeWrite.aspx (2023.05.24.)

김상득 (2016). 의료행위에 있어서 온정적 간섭주의의 정당화 물음. 한국의료윤리학회지, 19(4), 447-469.

나운채 기자. '살인' 옆 지나간 50명..충격의 CCTV, 사마리아인법 불러내다. 중앙일보 인터넷 보도. 2022.05.13. https://www.joongang.co.kr/article/25071006#home

백훈정 (1999). 간호사의 윤리적 책임을 주제로 한 사례분석적 연구-투옥된 정치범을 중심으로. 기본간호학회지, 6(2), 277-287.

선명수 기자. 성폭력 범죄 '모든 피해는 가해자 책임'. 경향신문 인터넷 보도. 2020.04.24. https://www.khan.co.kr/culture/book/article/202004242122015

안성희, 권영미, 박미현, 최귀순. (2018). 생명윤리에 기초한 간호전문직 윤리(2판). 서울: 대한간호협회.

유지원 기자. 정신질환자 인권 보호하려다 의료인 안전은 어디에…강제 입원 완화 철회해야. 메디게이트 인터넷 보도. 2019.02.18. https://m.medigatenews.com/news/652397257

이병숙, 김은영, 윤은경, 이종은, 정석희, 차지영 외. (2017). 간호생명윤리. 서울: 대한나래출판사.

이철우 기자. [코로나19 백신] 공정한 분배가 감염병으로부터 모두를 지킨다. KBS 인터넷 보도. 2021.03.04. https://news.kbs.co.kr/news/pc/view/view.do?ncd=5130793

장희경, 김윤수, 김혜원, 박언아, 이고운, 이윤정. (2020). 단단하게 배우는 간호연구. 서울: 계축문화사.

정유석 기자. [서바이벌 의료윤리] 자궁암 진단받은 임신부의 낙태수술…. 라포르시안 인터넷 보도, 2011.12.06. https://www.rapportian.com/news/articleView.html?idxno=2784

조백현 (2014). 뉘른베르크 강령: 생명의학, 국가, 그리고 사회적 이념. 한국의철학회, 17, 3-36.

조성환 (2021). 여호와의 증인에 대한 생명의료윤리와 환자혈액관리. Soonchunhyang Medical Science, 27(2), 49-54.

한성숙 외 (2008). 간호윤리학(3판). 서울: 대한간호협회.

Beauchamp, T. L., Childress, J. F. (1979). Principles of biomedical ethics. New York (NY): Oxford University Press.

Warnock, G. J. (1971). The object of morality. London: Methuen.

유전공학 생명윤리

학습성과

1 생명복제에 대해 이해하고 문제점을 설명할 수 있다.

2 유전자 변형에 대해 이해하고 유전자 변형의 윤리적 문제점을 설명할 수 있다.

3 유전자변형식품에 대한 문제점을 제시할 수 있다.

4 유전자 진단과 치료에 대해 알 수 있다.

5 유전공학과 관련하여 현재 우리 사회에 미치는 문제점과 영향을 제시할 수 있다.

6 유전공학과 관련된 실제 사례를 연구하고 분석하여, 윤리적으로 적절한 행동 방안을 모색할 수 있다.

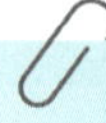

- 생명복제란 무엇인가?
- 생명복제와 관련된 윤리적 고민은 무엇인가?
- 기술 발전과 윤리적 책임은 무엇인가?
- 공공의견과 사회적 합의에 대한 고민은 무엇인가?
- 유전자 검사의 허용범위는 어디까지인가?

01 생명복제

생명복제란 인간이나 동 · 식물의 개체 또는 조직이나 세포 및 유전자 등을 동일한 복사체를 만드는 것을 의미한다. 1997년 윌멋(Ian Wilmut) 등에 의해 어른 양의 단일 세포로부터 복제된 "돌리"가 태어난 이후 세계 곳곳에서 인간배아(human embryo)의 복제나 복제의 시도가 시행되어왔다. 그러나 이보다 이전인 1993년 미국 조지워싱턴대학 메디컬센터 생명공학 연구팀이 동일한 유전자를 가진 인간을 계속 출산할 수 있는 인간의 배자(胚子)를 복제하는 연구의 성공 소식이 "인간복제 파문"이라는 제목으로 국내에 보도되면서 윤리적인 문제가 불거졌다.

인간복제란 인간의 유전적 자료를 사용하여 새로운 개인을 생산하는 과정을 가르키며, 이는 자연적인 생식과정을 거치지 않고 인위적으로 유전자를 복사하고 새로운 생명체를 창조하는 것을 의미한다. "난자와 정자의 우연한 결합(성적 번식) 아닌 의도적 또 다른 단일 개인의 유전적 구조에 대한 의도적 복제로 일어난 후손의 번식, 즉 비(非)성적 번식의 형태"인 것이다. 이러한 과정을 통해 새로운 개인을 생산하는 행위를 말한다.

생명(유전)공학 기술의 비약적 발전은 치료에 대한 많은 가능성을 주었으며, 이와 함께 윤리적, 철학적, 신학적 문제 또한 제기되었다. 생명공학은 인간 자체를 포함하여 생명체를 조작하는 일련의 기술들을 말하며, 이것은 대부분 치료를 위한 목적으로 공익을 위한 것이다. 유전자 치료와 조작, 정신 의약품, 호르몬, 장기이식, 새로운 형태의 신경이식 등을 포함하여 다양한 치료에 이르고 있다. 하지만 인간의 미래에 대한 기대와 동시에 우려를 나타내는데, 특히 유전 조작과 인간 복제에 대해서 더욱 그러하다. 전문가들은 인간 복제가 기술적으로만 가능하다면 언제든지 이루어질 수 있다고 말한다. 생명공학 기술을 활용하여 상당한 경제적 이익을 기대하는 생명공학 관련된 옹호자들과 관련 이해관계자들은 어떠한 구실이라도 내세워 인간복제나 인간 배아복제를 추진하고자 한다. 그러나 현재로서는 인간복제의 결과를 정확하게 예측할 수 없기 때문에 기대를 갖기 보다는 비판적 사고를 가지고 신중한 접근과 성찰이 요구된다. 생명공학은 윤리적 판단에 초점을 두어 연구를 수행해야 하고, 연구결과는 인간적인 질서에 반해서는 안 된다.

생명과학 기술 각각의 프로젝트가 인류의 이익을 진정으로 선도하는지, 윤리적이거나 사회적인 단점이 있는지를 파악하기 위해서는 신중한 검토가 필요하다. 이는 생명공학의 발전이 단순히 경제 논리에 의해 진행되지 않도록 하고, 생명과학기술의 상품화로 인한 잠재적인 위험을 사전에 제거할 수 있어야 한다. 또한, 생명공학 관련자들은 과학기술로 무엇이든 하려고 하는 유혹에 저항하고 타당한 이유를 제시해야 할 뿐만 아니라, 경제적 이익을 위해 인간 생명의 가치를 훼손하지 않도록 올바른 생명윤리의식을 갖기위해 노력해야 한다. 이를 위해서는 생명공학과 관련된 다양한 생명윤리 현상에 대한 정확하고 사실적인 지식을 보유하는 것이 중요하며, 이를 통해 정보를 기반으로 판단과 결정을 내릴 수 있어야 한다. 우리나라는 「생명윤리 및 안전에 관한 법률」에서 인간복제 금지와 관련하여 명시하고 있다.

생명윤리 및 안전에 관한 법률 [부록]에 전문 제시

제4장 배아 등의 생성과 연구

제1절 인간 존엄과 정체성 보호

제20조(인간복제의 금지)

① 누구든지 체세포복제배아 및 단성생식배아(이하 "체세포복제배아등"이라 한다)를 인간 또는 동물의 자궁에 착상시켜서는 아니 되며, 착상된 상태를 유지하거나 출산하여서는 아니 된다.

② 누구든지 제1항에 따른 행위를 유인하거나 알선하여서는 아니 된다.

읽을거리 논문을 읽고 생각해 보는 '인간 복제'에 대한 생명윤리

합의회의 국내 사례들 : 생명복제기술

1999년 '생명복재기술 합의회의'
"인간개체복제 및 인간배아복제 금지" 합의

1997년 영국에서 탄생한 복제양 돌리는 세계적 관심사가 되었으며, 당시 우리 나라 언론에도 대대적으로 보도되었다. 사람들은 복제양 돌리의 탄생으로부터 인간복제 가능성을 점쳤고, 공상과학영화의 소재로 여겨졌던 일이 현실로 한걸음 다가왔다며 흥분하기도 했다. 이에 비해 인간 존엄성이나 동물복제의 윤리와 안전 등 생명복제기술과 관련된 쟁점들은 부각되지 않았다.
합의회의 주제의 적정성 검토를 위해 1999년 4월 16일에 '생명복제기술에 관한 합의회의 전문가 워크숍'을 개최하였다. 황우석 당시 서울대 수의학과 교수와 진교훈 서울대 국민윤리교육과 교수가 생명복제기술의 현황과 윤리적 문제 등에 대해 발표하였고, 이자리에서 합의회의 추진 계획을 논의하였다.
시민패널의 지원자는 대학강사, 의사, 교사, 대학(원)생, 주부, 회사원, 자영업자부터 시민단체 상근자, 만화가, 시의원, 실업자 등으로 조정위원회를 거쳐 다양한 의견이 반영될 수 있도록 남녀각각 8명을 시민패널로 선정하였다(20대 3명, 30대 5명, 40대 5명, 50대 2명).

생명복제기술 합의회의
시민패널 보고서 주요 내용

(중략)

우리 시민패널 16명은 생명복제기술의 빠른 발전 속도에 비해 그에 대한 잠재적 위험의 대중적인 검토가 이뤄지지 못하고 있고, 허용한계에 대한 사회적 합의와 법적 규제가 전혀 마련되어 있지 못한 현실을 안타깝게 생각하면서 이번 합의회의에 참여했다.

우리가 이번 합의회의에서 생명복제기술의 논관과 관련된 전문가 패널의 강의를 듣고 수많은 토론과 조정의 신고를 거치면서 5번 이상의 수정과정을 통해 합의한 결론은, 현 단계에서 체세포복제기술을 이용한 인간복제 시도 및 인간배아복제 또한 엄격히 금지해야 한다는 것이다.

물론 생명복제기술에 대해 전문적인 지식을 갖지 못한 사람들이 모여 두 번의 예비모임과 3박 4일의 짧은 기간 동안 배우고 토론하면서 만들어진 이 보고서가 완벽한 것일 수 없다는 점을 인정한다. 그러나 우리는 이 보고서가 현재의 일반 사람들이 갖고 있는 건강한 시민의식과 보통의 상식에 기반하여 문제의 핵심을 비켜가지 않으면서 최선의 노력을 기울여 만들어낸 결과붙임을 강조하고자 한다. 우리는 이번 합의회의의 성과물이 생명복제기술에 대한 사회적 논의에 보탬이 되고, 정책에 적극적으로 반영되기를 기대한다.

(중략)

- 인간개체복제는 만장일치로 합의하였으나, 의료분야에서 긍정적인 효과가 기대되는 배아복제는 2명이 찬성하고 14명이 반대하여 배아복제 금지에 합의하였다(시민패널은 4/5인 13명이 동의할 경우 합의한 것으로 보았다).

- 동물복제까지 금지해야 한다는 주장도 6명이 있었다.
- 마지막으로 사회적 합의를 도출하는 데 종교계의 역할을 요청한 게 눈에 띈다.

'시민패널 보고서'는 과학기술로 무엇이든 하려고 하는 과학기술부, 보건복지부를 비롯한 후원기관에 전달되었고 정책에 반영해 줄 것을 당부하였다.

이 합의회의의 결론은 언론의 큰 주목을 받아 거의 모든 일간지에 보도되었고, 라디오와 텔레비전에도 인터뷰 및 토론 프로그램으로 다루어졌다. 합의회의 후 7년이 지난 지금까지도 배아복제 논의는 계속되고 있다. 시민패널 보고서를 다시 펼쳐 보면서 그때 시민들이 합의한 내용과 주장의 깊이에 놀라면서, 아직도 크게 달라지지 않은 사회의 분위기를 발견하게 된다. 여전히 시민들이 참여할 공간은 크지 않은 듯하다.

[출처] Kim, E. Y. (2006). 합의회의 국내사례들-② 생명복제기술." Science & Technology, (9), 6063. https://koreascience.kr/article/JAKO200641847847037.pdf

함께 사례 읽고 생각하기

〈아일랜드〉영화는 장기 추출을 위해 복제인간 생산이 본격화된 사회를 그린다. 복제인간의 탄생은 공장에서 물건을 생산하듯 작업복 차림의 노동자에 의해 다뤄진다. 생명 탄생의 공간을 도살장처럼 끔찍하게 묘사함으로써 영화는 인간 복제 시도가 윤리적으로 잘못됐음을 강력하게 고발하고자 한다. 인간복제에 대한 생각을 서로 나누는 시간을 가져 봅시다.

- **장기 이식을 위해 나의 유전자를 복제하여 복제인간을 만드는 것은 옳은 것일까요?**

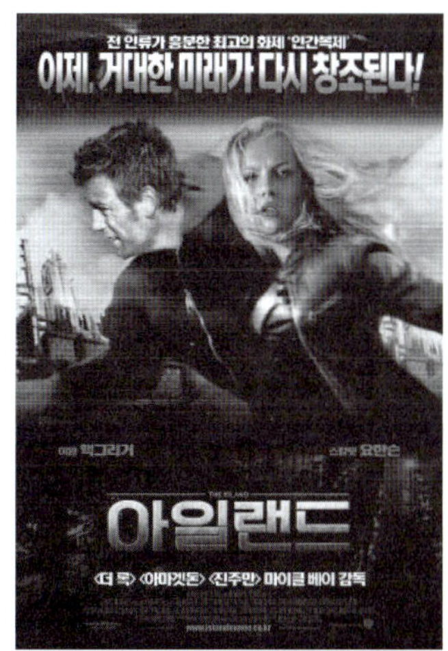

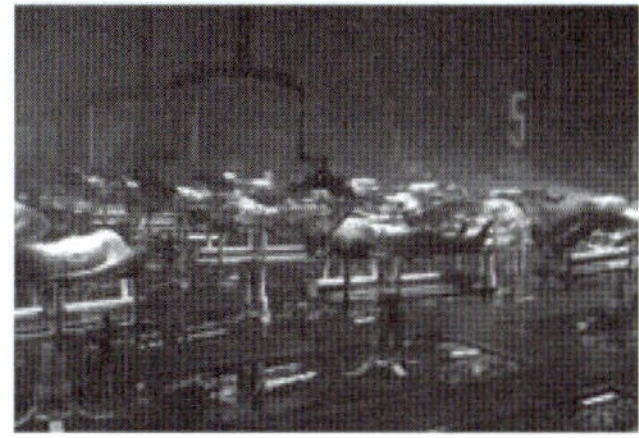

영화 〈아일랜드〉는 지구는 생태적 재앙으로 오염되어 사람들은 오염된 환경에서 살아가고 있다. 이 중에서도 일부 사람들은 모든 삶이 엄격하게 제외되는 고립된 공동체에 살고 있는데 주인공인 링컨 세이스-에코와 조던 도스-델타는 이 공동체의 일원이다.

링컨은 이해할 수 없는 악몽을 꾸며 자신의 삶에 가해진 제약에 의문을 제기하고, 이 공동체가 어떠한 목적을 위해 운영되고 있는지 궁금해진다.

주인공은 이 모든 것이 거짓이며 〈아일랜드〉가 사기임을 알게 되는데, 본인들이 장기이식을 위한 복제인간으로 만들어진 것임을 알게 된다. 그리고 〈아일랜드〉라는 낙원에 선택되어 가는 것은 곧 죽음을 의미하며, 실제로 〈아일랜드〉에 선택되어 간 사람들은 수술실에서 장기를 채취된 후 죽음을 당한다.

이 영화는 장기채취를 위한 목적으로 창조된 복제인간을 그리며, 생명의 가치와 인간복제에 대한 윤리적인 문제점을 그린다.

[출처] 영화 〈아일랜드〉 네이버 검색

토의내용

02 유전자 변형

유전자(遺傳子, 영어: gene)는 유전의 기본단위이다. 지구상의 모든 생물은 유전자를 지니고 있다. 유전자는 DNA 분자 안에 위치하며, 생물의 세포를 구성하고 유지한다. DNA는 유전자의 구성 요소이다. 유전자는 생물체의 세포 안에서 단백질 합성에 관여하거나 조절함으로써 생물체의 다양한 특성을 결정한다.

유전체(genome)는 하나의 생물체가 갖는 전체 유전자를 의미하며 이를 '지놈' 또는 '게놈'으로 일컬어진다. 유전체는 1920년 독일 식물학자 한스 빙클러(Hans Winkler)가 세포 속 유전정보의 총체를 가리키기 위하여 만든 유전자(gene)와 염색체(chromosome)의 합성어이다. 유전체는 대개 한 개체 안에서 어느 세포에서나 모두 같은 형태로써, 모든 생명체의 성장 및 개체 유지, 유전자가 자손에게 전달되도록 한다. 유전체의 크기와 유전체에 포함된 유전자 수는 생물마다 다양하며, 인간 유전체는 약 32억 개의 DNA 염기쌍이 있다. 이 안에 대략 21,000개의 유전자가 존재하며, 세포핵에 존재하는 핵 DNA뿐만 아니라 세포질에서 에너지 생산을 담당하는 미토콘드리아 내부의 독립된 미니 염색체인 미토콘드리아 DNA를 포함한다.

배우자 세포(gamete) 중 난자의 미토콘드리아 DNA는 정자와 수정된 후에도 수정란 속에 계속 남아, 후손의 미토콘드리아 DNA는 어머니로부터 물려받게 된다.

유전자 변형은 특정 효소를 사용하여 유전자를 자르거나 연결하고, 이를 세포 내에서 증가시키는 기술이다. 유전공학 실험을 수행하기 위해서는 먼저 핵산 DNA 또는 RNA를 분리하거나 정제해야 한다. 유전공학의 기본 기술은 재조합체 DNA를 생성하는 것으로 이 기술은 새로운 유전자 변형 방법을 발견하고 적용하는 데 도움이 된다.

오늘 날 유전자를 인위적으로 분리하거나 서로 다른 생물체의 유전자를 결합하여 목적에 따라 유전자를 조작, 변형하는 기술은 여러 방면에서 진행되고 있다. GMO(Genetically

Modified Organisms), GEO(Genetically Engineered Organisms), LMO(Living Modified Organisms)로 표현되는 이 기술은 우리가 말하는 유전자 조작 외에 유전자 변형, 유전자 변환, 유전자 조환, 유전자 재조합 등으로 다양하게 불리고 있다. 용어가 다양한 것처럼 유전자 조작에 대한 평가 또한 다양하며 사회적 찬반 논쟁도 치열하다.

1) 식물의 품종 개량

우수한 돌연변이를 선발해 생산량을 획기적으로 증가시키는 것이 가능해졌으나, 이미 존재하는 변이체 중에서 선발해야 하는 한계점으로 품종개량의 어려움이 있다. 대부분 작물에서 생산량 증가 추세가 둔화되었으며, 이러한 한계를 극복하고자 유전자변형작물(genetically modified organism, GMO)이 개발되었다. 유전자변형작물은 일종의 재조합 DNA 기술로 30여 년 전 최초의 형질전환식물이 개발되었다. 1994년 미국 칼젠사가 "Flavr Savr"라는 상표의 무르지 않는 토마토를 개발하여 상업적 판매를 허가받은 것이 대중에게 제공된 최초의 GMO이며, 유지의 비율이 변형된 카놀라, 제초제 저항성 옥수수, 과숙억제 멜론, 제초제 저항성 목화, 감자, 대두 등 많은 유전자변형작물이 판매승인을 받았으며, 현재 유전자변형작물이 세계 전역에서 재배되고 있다.

2) 동물의 개량

2015년 최초로 시중에 판매할 수 있도록 미국에서 승인받은 유전자변형동물은 빨리 자라는 연어인 아쿠아드밴티지이다. 여분의 성장호르몬 유전자를 삽입한 이 연어는 보통 연어보다 성장 속도가 2배 빠르며, 영양 성분은 그대로이고 연어와 연어를 먹는 사람에게 건강상의 위험도를 높이지 않았다. 하지만 미국에서는 이 연어의 재조합 DNA 구성이 의약품에 해당하는 것으로 간주하여, 미국식품의약국(U.S. Food and Drug Administration, FDA)에서 미국 연방 식품, 의약품 및 화장품법(Federal Food, Drug, and Cosmetic Act)에 의해 규제를 받고 있다. 2015년 서울대학교 김진수 연구팀과 중국 연변대 윤희준(Xi-jun Yin) 연구팀은 공동으로 탈렌 유전자 가위를 이용하여 마이오스타틴 유전자를 불활성화시킨 돼지를 만들었음을 보고하였다. 자연계에 존재하던 돌연변이를 유전자 가위를 이용해 만들었으며, 2016년 리콤비네틱스사의 과학자 스콘 파렌크루그(Scott Fahrenkrug)는 탈렌 유전자 가위를 이용해 육우(앵거스)의 POLLED 유전자를 복사함으로써 젖소(홀스타인)에서 뿔 없는 품종을 생산함을 보고하였다. 미국은 유전자변형동물을 '동물 의약품'으로 간주하며, 미국식품의약국 규제 아래 관리하고 있다.

전 세계 약 180개 국가는 GMO의 인체, 환경 피해를 방지하기 위해 공동 협약인 '카르타헤나 의정서'를 맺고 있으며, 유전자변형생물체의 개발, 생산, 수입, 수출, 유통 등에 관한 안전성 확보 및 국민의 건강과 생물다양성의 보전 등을 목적으로 유전자변형생물체의 국가 간 이동 등에 관한 법률을 제정하였다.

유전자변형생물체의 국가간 이동 등에 관한 법률 [부록]에 전문 제시

제1장 총칙

제1조(목적) 이 법은 「바이오안전성에 관한 카르타헤나 의정서」의 시행에 필요한 사항과 유전자변형생물체의 개발·생산·수입·수출·유통 등에 관한 안전성의 확보를 위하여 필요한 사항을 정함으로써 유전자변형생물체로 인한 국민의 건강과 생물다양성의 보전 및 지속적인 이용에 미치는 위해(危害)를 사전에 방지하고 국민생활의 향상 및 국제협력을 증진함을 목적으로 한다.

제2조(정의) 이 법에서 사용하는 용어의 뜻은 다음과 같다.

1. "생물체"란 유전물질을 전달 또는 복제할 수 있는 생물학적 존재(생식능력이 없는 생물체, 바이러스 및 바이로이드를 포함한다)를 말한다.
2. "유전자변형생물체"란 다음 각 목의 현대생명공학기술을 이용하여 새롭게 조합된 유전물질을 포함하고 있는 생물체를 말한다.
   가. 인위적으로 유전자를 재조합하거나 유전자를 구성하는 핵산을 세포 또는 세포 내 소기관으로 직접 주입하는 기술
   나. 분류학에 의한 과(科)의 범위를 넘는 세포융합기술

제4조(다른 법률과의 관계) 유전자변형생물체를 수출입등을 할 때에 그 취급 및 안전관리에 관하여 다른 법률에 특별한 규정이 있는 경우 외에는 이 법으로 정하는 바에 따른다.

제5조(국가 등의 책무)

① 국가와 지방자치단체는 국민의 건강과 생물다양성의 보전 및 지속적인 이용에 대하여 유전자변형생물체가 끼칠 위해를 방지하기 위하여 필요한 시책을 마련하여야 한다. 〈개정 2012. 12. 11.〉

② 유전자변형생물체의 수출입등을 하는 자는 국민 건강과 환경에 위해가 발생하지 아니하도록 유전자변형생물체를 안전하게 관리하여야 한다.

제7조(유전자변형생물체 안전관리계획의 수립·시행)

① 관계 중앙행정기관의 장은 소관별로 유전자변형생물체 안전관리계획(이하 "안전관리계획"이라 한다)을 수립·시행하여야 한다.

② 안전관리계획에는 다음 각 호의 사항이 포함되어야 한다.

1. 유전자변형생물체의 수출입등에 따른 안전관리의 기본방침에 관한 사항
2. 유전자변형생물체를 취급하는 시설 및 작업 종사자의 안전에 관한 사항
3. 유전자변형생물체에 관한 기술 개발 및 지원에 관한 사항
4. 그 밖에 유전자변형생물체의 안전관리와 관련한 중요 사항

제4장 바이오안전성위원회 등

제31조(바이오안전성위원회)

① 유전자변형생물체의 수출입등에 관한 다음 각 호의 사항을 심의하기 위하여 산업통상자원부장관 소속으로 바이오안전성위원회를 둔다.

제32조(바이오안전성정보센터)

① 국가책임기관의 장은 유전자변형생물체의 정보관리 및 정보교환에 관한 사항 등을 전문적으로 수행하는 바이오안전성정보센터(이하 "바이오안전성정보센터"라 한다)를 지정할 수 있다.

② 바이오안전성정보센터는 다음 각 호의 업무를 수행한다.

1. 유전자변형생물체의 안전성에 관한 정보 공개
2. 유전자변형생물체 및 관련 산업에 관한 정보의 수집 · 관리 · 제공 · 홍보 및 교류
3. 그 밖에 대통령령으로 정하는 업무

03 유전자변형식품

유전자변형식품은 생물의 유전 물질이 교배나 자연적 재결합을 통해 자연적으로 발생하지 않는 방식으로 변경된 제품을 의미한다. 1973년 미국 스탠퍼드 대학의 코언(S. cohen)과 보이어에 의해 시도되었으며 1970년대 말 독일 막스플랑크 연구소에서 감자와 토마토를 합쳐 "포마토(Pomato)"를 선보였다. 1994년 미국의 칼젠(Calgen)에 사는 최초로 상용화된 유전자변형식품인 토마토(Flavr Savr)를 시장에 출시하였는데 무르게 하는 PG 유전자를 억제하고 FS 유전자를 삽입하였지만 맛이 떨어져 대량 생산되지 않았다.

1996년에는 유전자 유전자가 변형된 옥수수 및 대두가 미국에서 상용화되었고, 2000년대 들어 유전자변형 식품의 사용이 전 세계적으로 확산되었다. 다양한 식물의 유전자변형버전이 개발되어 상업적으로 재배되기 시작했으며 2010년대에는 유전자변형식품에 대한 공공적인 논쟁이 더욱 심화되었다. 일부 국가 및 지역에서는 유전자변형작물의 재배 및 유전변형식품의 수입을 금지하거나 규제하는 법률이 제정되기도 하였다. 현재는 유전자변형식품은 여전히 농업 및 식품 산업에서 활발하게 사용되고 있지만, 그에 대한 논란과 논쟁은 계속되고 있다. 식물 유전자변형의 목표는 종종 해충, 질병 또는 환경적 스트레스에 대한 저항성, 작물 수확량 증가, 또는 영양 성분 향상과 같은 특성을 향상시키는 것이며 유전자변형작물의 일반적인 예로는 대두, 옥수수, 캐노라 및 면이 있다.

유전자변형식품은 농업적 도전과 식량 안보를 해결하고 개선할 수 있는 잠재력을 갖고 있지만, 유전자변형농산물의 위해성, 생태계 질서 교란의 문제, 사회 윤리적 문제 등과 같이 그들의 안전성, 환경 영향 및 윤리적 고려 사항에 대한 우려가 제기되고 있다. 많은 국가의 규제 기관은 유전자변형 식품의 안전을 평가한 후 재배 및 소비를 승인하고 있다.

1) 우리식탁을 점령한 유전자변형식품

우리가 먹는 대부분의 음식과 식품 제품 중 상당수가 유전자변형식품에서 나온 것으로 만들어졌을 가능성이 높다. 유전자가 변형된 식품은 옥수수 전분, 옥수수 시럽, 옥수수 기름, 대두 기름, 카놀라 오일 또는 흑설탕을 만드는 데 사용된다. 감자, 여름 호박, 사과, 파파야, 핑크 파인애플과 같은 신선한 과일과 채소도 유전자가 변형된 것이 있다. 종류가 있다. 미국에서 재배되는 대부분의 유전자가 변형된 작물은 동물 사료로 사용된다(그림 5-1).

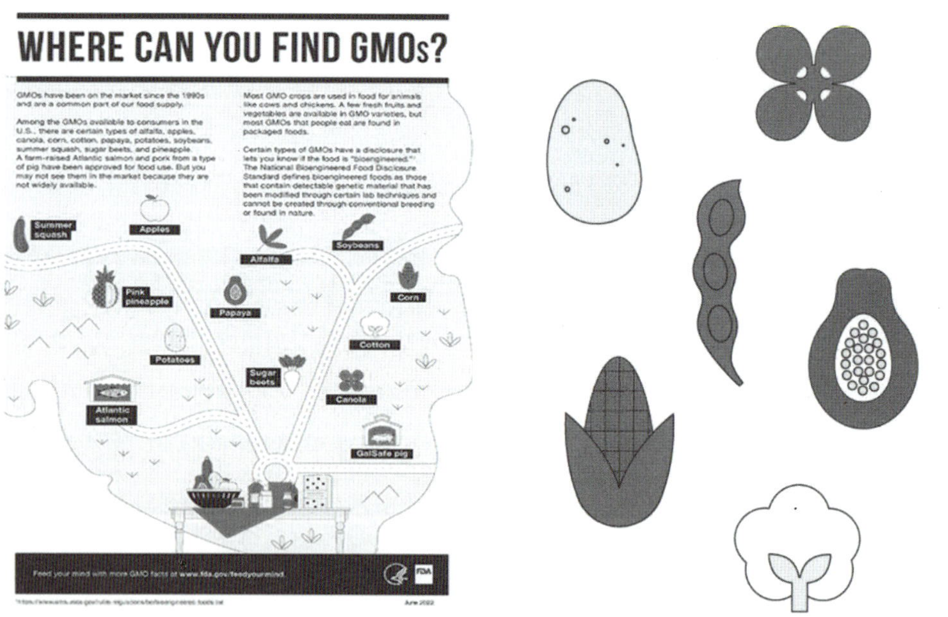

[출처] 미국국립보건당국(U.S Food & Drug Administration)

그림 5-1. GMOs 유전자변형식품

2) 유전자변형식품 표시제도

1998년 이래로 다수의 개인과 시민단체들이 유전자변형식품에 대한 문제에 강한 관심을 보이기 시작하여, 같은 해 9월 11일에 "생명공학육성법 개정 관련 시민단체 연대모임토론회"가 개최된 이후, GMO 담배 규탄대회, GMO 콩 수입 반대집회 등 여러 활동을 하였다. 이들의 이러한 움직임과 식품의약품안전청, 농림부의 노력으로 우리나라 또한 2001년 3월 1일부터 농산물에 유전자변형 여부를 표시해야 하는 제도를 실시하고 있다.

그러나 정작 우리나라 수입 농산물의 절반 이상을 생산 · 수출하는 미국에선 표시제를 실시하지 않고 있다. 이러한 상황에서 이 제도가 우리나라에서 어느 정도 정착되고 효력을 발생할 수 있을지 의문의 여지가 크다.

유전자변형식품등의 표시기준 [부록]에 전문 제시

제5조(표시방법) 유전자변형식품의 표시방법은 다음 각 호와 같다.

1. 표시는 한글로 표시하여야 한다. 다만, 소비자의 이해를 돕기 위하여 한자나 외국어를 한글과 병행하여 표시하고자 할 경우, 한자나 외국어는 한글표시 활자크기와 같거나 작은 크기의 활자로 표시하여야 한다.
2. 표시는 지워지지 아니하는 잉크 · 각인 또는 소인 등을 사용하거나, 떨어지지 아니하는 스티커 또는 라벨지 등을 사용하여 소비자가 쉽게 알아볼 수 있도록 해당 용기 · 포장 등의 바탕색과 뚜렷하게 구별되는 색상으로 12포인트 이상의 활자크기로 선명하게 표시하여야 한다.
3. 유전자변형농축수산물의 표시는 "유전자변형 ㅇㅇ(농축수산물 품목명)"로 표시하고, 유전자변형농산물로 생산한 채소의 경우에는 "유전자변형 ㅇㅇ(농산물 품목명)로 생산한 ㅇㅇㅇ(채소명)"로 표시하여야 한다.
4. 유전자변형농축수산물이 포함된 경우에는 "유전자변형 ㅇㅇ(농축수산물 품목명) 포함"으로 표시하고, 유전자변형농산물로 생산한 채소가 포함된 경우에는 "유전자변형 ㅇㅇ(농산물 품목명)로 생산한 ㅇㅇㅇ(채소명) 포함"으로 표시하여야 한다.
5. 유전자변형농축수산물이 포함되어 있을 가능성이 있는 경우에는 "유전자변형 ㅇㅇ(농축수산물 품목명) 포함가능성 있음"으로 표시하고, 유전자변형농산물로 생산한 채소가 포함되어 있을 가능성이 있는 경우에는 "유전자변형 ㅇㅇ(농산물 품목명)로 생산한 ㅇㅇㅇ(채소명) 포함가능성 있음"으로 표시할 수 있다.
6. 유전자변형식품의 표시는 소비자가 잘 알아볼 수 있도록 당해 제품의 주표시면에 "유전자변형식품", "유전자변형식품첨가물", "유전자변형건강기능식품" 또는 "유전자변형 ㅇㅇ포함 식품", "유전자변형 ㅇㅇ포함 식품첨가물", "유전자변형 ㅇㅇ포함 건강기능식품"으로 표시하거나, 당해 제품에 사용된 원재료명 바로 옆에 괄호로 "유전자변형" 또는 "유전자변형된 ㅇㅇ"로 표시하여야 한다.
7. 유전자변형 여부를 확인할 수 없는 경우에는 당해 제품의 주표시면에 "유전자변형 ㅇㅇ포함가능성 있음"으로 표시하거나, 제품에 사용된 당해 제품의 원재료명 바로 옆에 괄호로 "유전자변형 ㅇㅇ포함가능

성 있음"으로 표시할 수 있다.

8. 제3조제1항에 해당하는 표시대상 중 유전자변형식품 등을 사용하지 않은 경우로서, 표시대상 원재료 함량이 50% 이상이거나, 또는 해당 원재료 함량이 1순위로 사용한 경우에는 "비유전자변형식품, 무유전자변형식품, Non-GMO, GMO-free" 표시를 할 수 있다. 이 경우에는 비의도적 혼입치가 인정되지 아니한다.
9. 유전자변형농축수산물이 모선 또는 컨테이너 등에 선적 또는 적재되어 화물(Bulk) 상태로 수입 또는 판매되는 경우에는 표시사항을 신용장(L/C) 또는 상업송장(Invoice)에 표시하여야 하고, 화물차량 등에 적재된 상태로 국내 유통되는 경우에는 차량과 운송장 등에 표시하여야 한다.

읽을거리 기사를 읽고 생각해 보는 '유전자변형'에 대한 생명윤리

[청년발언대] 4가지 측면에서 바라본 유전자변형식품

현대 생명공학기술을 이용하여 해당 유전자가 없는 다른 생물체에 그 유전자를 삽입하고 새롭게 조합된 유전물질을 포함하고 있는 동물, 식물, 미생물을 유전자변형생물체라고 한다. 이렇게 만들어진 유전자변형생물체를 재배한 농산물을 원료로 제조 · 가공한 식품을 GMO(Genetically Modified Organism)라고 한다. 이러한 GMO 식품에 대해서는 아직까지 많은 논의가 이루어지고 있는데, 크게 4가지 부분으로 살펴볼 수 있다. 먼저 신경 & 감각적 측면이다.

신경의학계에 따르면 "자폐증을 치료하며 원인을 추적, 관찰한 결과 글리포세이트와 관련 있다"라는 논문들을 발표하였다. 감마-아미노부르티산(GABA)라는 뇌 중추신경에서 중요한 신경 전달 물질인 글라이신은 아미노산과 모양이 비슷한 부분이 있다는 것을 밝혀냈다.

이 연구는 아미노산을 만드는 과정에서 글리포세이트가 글라이신을 대신하게 되면 치매나 자폐증이 증가한다는 사실을 알려준다. 신경&감각적 측면에선 이 연구결과를 이유로 GMO 식품을 반대하는 것을 알 수 있다.

염색체 & 유전학적 관점에서 바라본 유전자변형식품은 유전자를 교정하는 기술을 사용하여 유전체에서 특정 염기 서열을 인식한 후 해당 부위의 DNA를 정교하게 잘라내는 시스템을 의미한다. 한마디로 유전자를 인위적으로 변형하는 것인데, 이는 명확한 장단점을 가진다.

먼저 장점으로 우수한 유전자를 골라 넣어 맛과 품질이 좋아지고, 병충해에 강해지고, 대량생산이 가능해진다. 또한, 유전자를 변형하고 조합하여 인간에게 발현하는 에이즈, 혈우병과 같은 유전질환을 치료할 수 있게 한다.

하지만 유전자변형식품은 염색체학적 관점에서 인간에게 무해한지에 대한 여부는 아직 검증되지 않아 안전성에서 많은 논란이 되고 있다. 보건학적 관점에서는 부작용을 우려하는데 그 예시로는 글리포세이트를 들 수 있다. 이는 전 세계에서 가장 많이 쓰이는 제초제로 원래는 잡초를 비롯한 주 경작 작물도 죽일 수 있는 "비선택성" 제초제라는 이유로 농작물에는 자주 사용하지 않았다.

하지만 1996년 이 제초제에 대한 내성을 가진 유전자변형 콩이 개발되면서 사용량이 폭발적으로 증가하였다. 이러한 글리포세이트가 인류의 건강에 뇌 발달과 성장발달 지연, 간의 해독 방해, 기형아 발생 및 불임 등의 문제를 가져오고 더불어 자폐증(autism), 알츠하이머 병(Alzheimer's disease), 당뇨병(diabetes mellitus)와 같은 질환을 일으킨다는 연구 결과가 발표되기도 하였다. 환경적인 측면에서는 유전자변형작물의 변형된 유전자가 수송 과정이나 가공 과정에서 유출되어 생태계에 영향을 미칠 수 있다는 사실에 주목한다.

만일 유출되어 새로운 형태의 유전자변형 생물이 탄생해 생태계에 퍼져 나간다면 이로 인해 생태계의 먹이 사슬이 파괴될 수 있으며 고유종의 유전적 특성을 훼손하여 생태계의 자연적인 질서가 깨질 수 있다.

미국에서는 제초제 저항성 콩과 옥수수를 심은 지역에서 제초제 내성 유전자가 다른 식물로 옮겨져 제초제에도 죽지 않는 슈퍼 잡초가 탄생하였으며, 사람의 키보다 더 크게 자라고 다른 지역으로 빠르게 확산되어 생태계에 큰 타격을 입혔다. 4가지 측면에서 바라본 유전자변형식품을 기반으로 우리 각자의 주관을 가지고 찬성과 반대를 논해야 한다.

[출처] 청년서포터즈 윤채연 청년일보 인터넷 기사

04 유전자 진단과 치료

1) 유전자 진단

(1) 유전질환

개별의 유전적 변화를 조사하여 유전적 기반에 근거한 질병을 진단하거나 예측하는데 사용된다. 이는 유전적으로 인한 질병이나 증후군을 식별하고 예방하거나 조치하는 데 도움이 된다. 예를 들어, 유전 질환인 유전자 이상을 감지하고 식별하기 위해 유전자검사가 수행될 수 있다.

① 단일유전자 질환(Single gene disorder)

한 유전자의 이상에 의해 직접적으로 발생하는 질환으로써, 병의 원인인 염기변이를 돌연변이라 부른다. 단일유전자 질환에서 검사 목적은 환자의 진단과 환자 가족에서의 예측 검사로 나눌 수 있다.

▪ 환자의 진단

확진, 감별진단, 분류에 사용되며, 적절한 치료와 예방법 개발 및 적용으로 이어지고 있다.

▪ 환자 가족에서의 예측 검사

– 환자의 가족 중 증상이 없는 자녀 또는 형제에게 질병관련 유전자를 가지고 있는지 검사하여 증상전 예측 검사가 가능하다. 질병의 치료 및 예방법이 있는 경우 적극 권장된다(그림 5–2).

단일유전자 질환에서 대표적인 진단 검사 종류

Neurologic diseases

Charcot-Maríe-Tooth neuropathy, RETT syndrome, early onset famílíal Alzheímer dísease, genetíc Parkinson dísease, CADASIL,dystonía frontotemporal dementía

Skeletal diseases

Osteogenesís ímperfecta, achondroplasía, hypochondroplasia, multíple epíphyseal dysplasia

Hematologic diseases

Wiscott Aldrích syndrome, hemophílía, von Willebrand dísease, factorV Leíden, PT20210, MTHFR, thalassemía, protein C deficiency, proteín S defícíency, antíthrombín 111 defícíency

Triplet repeat disorders

Huntington 's dísease, spínocerebellar ataxia, fragíle X syndrome, myotonic dystrophy, Fríedreich ataxia

Neuromuscular disorders

Spastíc paraplegía, Duchenne muscular dystrophy, spínal muscular atrophy, amyotrophíc lateral sclerosis, periodic paralysis

Other sensory organ disorders

Heredítary deafness, optíc neuropathy, retínítís pígmentosa, retínoschísís, Norríe dísease

Mitochondrial diseases

LHON, MELAS, MERRF. NARp, Leígh syndrome

Metabolic disorders

Wilson 's dísease, glycogen storage díseases, familíal hypercholesterolemia, orníthíne decarboxylase defícíencı hemochromatosís

Cardiac diseases

Long QT syndrome, famílíal cardíomyopathı Marfan's syndrome

Miscellaneous

Noonan syndrome, Prader-Willi syndrome, Alagí lle syndrome, androgen ín sensítívity syndrome

- 환자의 분자유전학적 이상이 진단된 후 보인자 검사 시행이 가능하며, 환자의 부모에게 다음 임신에 대비를 목적으로 시행가능 하다. 그러나 환자의 형제 또는 미성년자에 대한 검사는 윤리적 검토가 필요하다.
- 환자의 분자유전학적 이상이 진단되고 부모의 보인자 여부하 확인된 경우, 배선섞임증(germline mosaicism)이 의심되는 경우 산전진단이 가능하다. 그러나 산전검사 대상 질환은 「생명윤리 및 안전에 관한 법률」에서 정하고 있다.
- 단일유전자 질환에 대해 일반인에 대한 선별검사는 일반적으로 권장되지

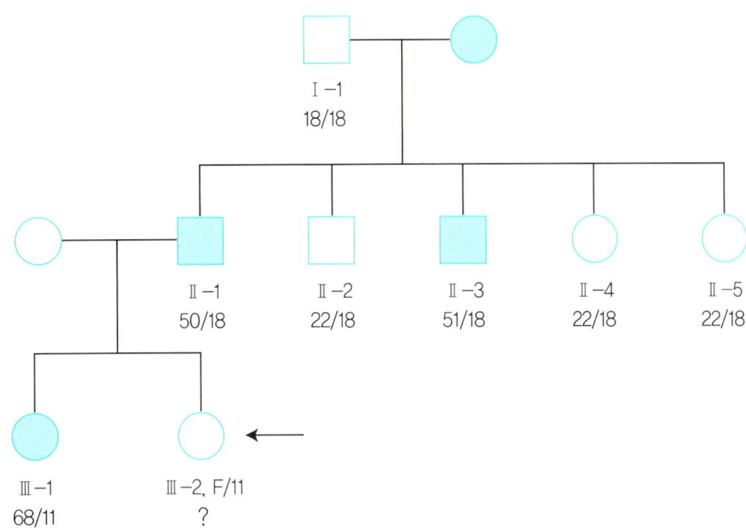

그림 5-2. 헌팅톤병 가계도

가족 구성원마다 삼염기 CAG 의 반복수가 표시되어 있다.
반복수가 하나라도 40을 넘으면 헌팅톤병 환자로 확진한다.

않으며, 질병의 위중성에 따라 고려되나 신중한 평가를 기반으로 하여야 한다.

② 복합유전자 질환(Complex gene disorder)

여러 유전자의 이상이 합쳐지고 환경적 영향이 추가되어 발생하는 질환으로써, 질병의 위험도나 감수성을 증가시키는 염기변이를 질병연관 단일염기다형성(disease associated single nucleotide polymorphism)으로 부른다.

당뇨, 고혈압, 암, 치매 등과 같은 질환은 여러 유전자가 복합적으로 질환의 발생에 관여하는 것으로 알려져 있으며, 환경과의 상호작용에 의해 발생한다. 가

복합유전자 질환에서 대표적인 질환의 예

Alzheimer disease	Hypertension
Type 1 diabetes mell itus	Gout
Osteoporosis	Congenital dislocation of the hips
Coronary heart disease	Neural tube defects
Congenital heart disease	Schizophrenia
Cleft lip or cleft palate (or both)	Hirschsprung disease
Pyloric stenosis	

족에서 무리지어 발생하는 현상(familial clustering)을 보이며, 이것은 가족 구성원들이 유전정보와 환경적 노출을 많이 공유하기 때문이라고 설명할 수 있다.

2) 종양유전

종양의 유전적 기반을 이해하고 종양의 발생, 발전 및 치료에 대한 정보를 제공하는 데 중점을 둔다. 종양 유전 진단은 종양 내부에서 발생하는 유전적 변화를 분석하여 특정 유전자 변이 또는 유전자 발현의 변화를 식별하고 종양의 종류, 침윤 정도 및 예후를 평가한다. 이를 통해 개인화된 치료 전략을 개발할 수 있다.

(1) 혈액종양

혈액종양의 진단에는 골수검사를 이용한 형태학적 관찰 및 세포화학 염색, 유세포 분석 염색체 핵형 분석 등과 함께 혈액종양의 진단, 예후 및 치료방침 결정, 치료 후 효과추적 검사를 위해 사용되고 있다.

① BCR-ABL 1

혈액종양 질환 중 검사기법이 가장 활발히 이용되고 있는 유전자 변이로 만성 골수성 백혈병(CML, Chronic Myeloid Leukemia) 진단부터 표적 치료 후 추적 검사에 이르기까지 유전자 검사방법에 의한 기준이 가장 많이 세워진 대표적인 예이다.

② PML-RARA

급성 전골수성 백혈병(APL, Acute pro-Myeloid Leukemia)에서 특이적 유전자 변이로 17번 염색체상 retinoic acid receptor alpha(RARA) 유전자와 15번 염색체상의 pro-Myeloid Leukemia(PML) 유전자간 전위에 의해 생기며 급성 전골수성 백혈병(APL) 진단에 매우 유용하다.

③ Immunoglobulin (Ig)과 T-cell receptor (TCR) 유전자 재배열

출생 시부터 가지고 있는 Ig 유전자와 TCR 유전자는 살아가면서 항원에 노출되면 유전자 재배열을 거쳐 특정 항체를 생산하기 위해 유전자를 조합하여 만들게 된다. 재배열 과정 중의 오류로 인해 악성 클론이 생길 수 있으며, 이러한 결과로 B나 T 계열의 악성 림프종, 림프구성 백혈병이 발생한다.

(2) 고형종양

① 유전성 유방-난소암 증후군

유전성 유방-난소암 증후군은 가장 흔한 유전성 암으로 BRCA 1 또는 BRCA 2 유전자 돌연변이가 원인이다. 돌연변이를 가지는 경우 생애 유방암 발생 위험은 BRCA 1은 60~80% 가량, BRCA2는 50~70 % 이고 난소암의 생애 발생 위험도도 10~60%로 높아지게 된다(표 5-1).

이 유전자 돌연변이를 가진 사람들의 정기적 검진을 통한 암 발생 감시와 예방법을 시행하였을 때, 난소암과 유방암의 발생이 현저하게 감소하는 것으로 보고되고 있어 고위험 환자의 가족에서 BRCA 1 와 BRCA 2의 돌연변이 유무를 확인하는 것이 중요하다. 예방을 위한 정기적 검진, 타목시펜 등의 약물 복용, 예방적 유방 혹은 난소 절제술을 고려할 수 있다.

② 유전성 대장암

유전성 대장암은 전체 대장암의 약 50% 정도 차지하며 크게 유전성 비용종증 대장암, 용종 증후군, 코우덴 증후군 등이 있다.

가장 대표적인 질환으로 유전성 비용종증 대장암은 다음의 특성을 갖는다(표 5-2).

표 5-1 유전성 유방 - 난소암 유전자 검사를 위한 기준

BRCA 1 / BRCA2돌연변이가 확인된 가족의 일원	
유방암의 병력이 있고 아래 중 하나 이상에 해당될 때	
진단시 연령 ≤ 45세	
진단시 연령 ≤ 50세	진단 시 동시에 두개 이상의 유방암
진단시 연령 ≤ 60세	삼중 음성 유방암
진단시 연령 관계없이	≥ 1명 이상의 친족이 ≤ 50세 유방암 진단
	≥ 1명 이상의 친족이 상피성 난소암 진단
	≥ 2명 이상의 친족이 연령 관계없이 유방암 진단
	≥ 2명 이상의 친족이 연령 관계없이 췌장암 혹은 진행성 전립선암 남성 유방암 친족
진단 시 연령 ≤ 50세	제한된 가족력
남성 유방암 병력	
췌장암 병력 또는 진행성 전립선암	≥ 2명 이상의 친족이 연령 관계없이 유방암, 난소암, 췌장암 진행성 전립선암 진단

표 5-2 유전성 비용종증 대장암 평가를 위한 개정된 암스테르담 기준(Revi sed Amsterdam Criteria))

기준
• 가족 내 3명 이상의 린치 증후군 관련 암(대장암, 자궁내막암, 소장암, 신수질 및 요관암) 발생 병력 • 한 명이 다른 2명의 일차 친족(1st degree relative) • 연속된 두 세대에서 질환 발생 • 한 명 이상에서 50세 이전에 진단 • 가족성 용종증 배제

표 5-2 유전성 비용종증 대장암 평가를 위한 개정된 암스테르담 기준(Revi sed Amsterdam Criteria))

연령	기준
〈 50세	대장암 진단받은 환자
〈 60세	미세부수체 불안정성 검사에서 MSI-H 조직학 소견이 관찰된 환자
진단 시 연령 관계없이	동시성 (synchronous) 또는 이시성 (metachronous) 대장암 또는 린치증후군 관련 암종 (대장암 자궁내막암, 위암 난소암 췌장암 신장 및 요관암 담관암, 뇌종양 소장암 피지선종 (sebaceous glaand adenoma), 각화극세포종 (kera-toacanthomas) 있는 경우 ≥ 1명 이상의 일차친족(1st degree)이 린치증후군 관련 암종을 < 50세 이전에 진단받은 경우 ≥ 2명 이상의 일차 또는 이차 친족(2nd degree)이 린치증후군 관련 암종을 연령에 상관없이 진단받은 경우

- 유전성 비용종증 대장암
  - 상염색체 우성 양식으로 유전되는 대장음으로 대장암을 유발할 수 있는 유전질환 중 가장 흔한 질환이다. 비교적 젊은 나이에 발병하며 자궁암이나 위암 등 다발성 원발성 암의 동반이 자주 보고되는 특징이 있다.
  - MMR (Mismatch repair) 유전자들의 돌연변이가 원인이며, 31%가 MSH2 유전자, 33%가 MLHI 유전자의 돌연변이로 보고되고 있다.

3) 치료

(1) 유전 상담

유전 상담은 환자 본인 혹은 고위험군 가족 등을 대상으로 이루어지며 광범위하게 가계도를 그려 이를 바탕으로 유전 양상을 파악하고 위험도를 산출하여 유전자 검사

시행 여부를 결정한다. 진행된 검사의 결과를 해석하여 환자에게 설명하고 치료에 관여하는 과정이다.

(2) 맞춤 의학의 적용

개인의 유전적 특성을 고려하여 질병 예방, 진단, 치료 및 치료 반응 예측에 맞춤형 접근법을 적용하는 것을 의미하여 이러한 접근법은 다양한 분야에서 의료 혁신을 이끌고 있다. 예를 들어, 유전 검사를 통해 개인의 유전체 정보를 분석하고 그 결과를 바탕으로 개인 맞춤형 치료 계획을 수립할 수 있다.

이를 통해 치료의 효과를 최적화하고 부작용을 최소화할 수 있다. 또한, 유전적인 위험 인자를 식별하여 질병의 발병을 예방하거나 조기 진단하여 치료의 성공률을 높일 수 있으며 이러한 맞춤형 의학의 적용은 기존의 일반적인 치료법보다 효과적인 결과를 가져올 수 있고 환자의 질병 관리에 있어서 개인 맞춤형 접근법의 중요성이 계속해서 부각되고 있다.

(3) 약물 유전학의 활용

약물유전검사는 치료 실패나 독성 발현, 약물동력학적 변화를 예측하여 적합한 약제의 선택 및 약물의 적정 투약용법 결정에 도움을 주기 위한 목적을 갖는다. 특히 임상약물유전검사는 그 과학적 근거 및 임상적 유용성이 명백히 입증되어 있으면서, 검사결과에 따른 대체약제의 선택 또는 용량조절이 가능한 방법이 있고 이에 대한 표준지침이 마련되어 있으며, 의사결정을 도와줄 수 있는 더 간편하고 비용효율성이 높은 다른 검사나 기법이 없는 경우에, 실제 환자진료에 있어서의 적용가능성 및 활용도가 높다.

4) 유전진단의 윤리적, 법적, 사회적 측면

최근 유전 연구의 놀라운 발전과 실용화는 다시 우생학적 관점에 대한 관심을 불러 일으키고 있다. 한 세기 전에 우생학적 정책은 국가가 주도하면서 강제 불임 등으로 개인적인 강제적 조치를 포함했지만 최근은 개인이 자발적으로 자신의 자녀를 개량하려는 관심으로 나타난다는 점이 과거와의 다른 점이다.

우리나라에서 「모자보건법」, 「생명 윤리 및 안전에 관한 법률(이하 생명윤리법)」 등에서 산전검사의 허용 대상을 명시하고 있으며, 명시되지 않은 검사에 대해서는 금하고 있다. 부모는 태아에 대해 그들이 태아를 소유하고 있으며 본인의 결정이 다른 사람의 자유를 침해하지 않으면 다른 사람에게 간섭 없이 결정할 수 있다고 생각할 수 있다.

하지만 우리의 후손을 부모가 낳아주었더라도 우리 공동체의 잠재적 구성원이며 부모들의 소유물이 아니다. 그러므로 산전 검사의 사회적 규제는 정당화될 수 있다. 단일유전자질환의 진단을 넘어서 암, 치매 등 복합질환에서 유전적 예측을 시도하는 것은 유전검사의 또 다른 윤리적, 법적, 사회적 측면에서 생각해 보아야 할 문제이다.

우리나라 생명윤리 및 안전에 관한 법률에서는 외모, 성격 등에 관련된 유전 검사는 금지하고 있다. 다른 검사와 달리 유전검사 결과는 한 평생 동안 지속되므로 정확도를 평가하는 것이 중요하다. 그러므로 생명윤리법에 따라 한국 유전자검사평가원이 유전검사의 정확도 평가와 검사의 적절성을 평가하고 있다.

생명윤리 및 안전에 관한 법률 [부록]에 전문 제시

제6장 유전자치료 및 검사 등

제46조(유전정보에 의한 차별 금지 등)

① 누구든지 유전정보를 이유로 교육 · 고용 · 승진 · 보험 등 사회활동에서 다른 사람을 차별하여서는 아니 된다.

② 다른 법률에 특별한 규정이 있는 경우를 제외하고는 누구든지 타인에게 유전자검사를 받도록 강요하거나 유전자검사의 결과를 제출하도록 강요하여서는 아니 된다.

③ 의료기관은 「의료법」 제21조제3항에 따라 환자 외의 자에게 제공하는 의무기록 및 진료기록 등에 유전정보를 포함시켜서는 아니 된다. 다만, 해당 환자와 동일한 질병의 진단 및 치료를 목적으로 다른 의료기관의 요청이 있고 개인정보 보호에 관한 조치를 한 경우에는 그러하지 아니하다.

제47조(유전자치료 및 연구)

① 유전자치료에 관한 연구는 다음 각 호의 어느 하나에 해당하는 경우에만 할 수 있다.

1. 유전질환, 암, 후천성면역결핍증, 그 밖에 생명을 위협하거나 심각한 장애를 불러일으키는 질병의 치료를 위한 연구
2. 현재 이용 가능한 치료법이 없거나 유전자치료의 효과가 다른 치료법과 비교하여 현저히 우수할 것으로 예측되는 치료를 위한 연구

② 제1항에 따라 유전자치료에 관한 연구를 하는 자는 연구계획서를 기관위원회에 제출하여 심의를 받아야 한다. 이 경우 기관위원회는 제출된 연구계획서가 위험성 및 신규성이 높은 연구 등 보건복지부령으로 정하는 연구에 해당하는 때에는 국가위원회에 자문을 하고, 자문 이후 심의 결과를 국가위원회에 보고하여야 한다.

③ 제2항 후단에 따른 보고를 받은 국가위원회는 기관위원회에 해당 연구의 진행과정 및 결과에 대한 자료의 제출을 요청할 수 있다.

④ 제2항 및 제3항에 따른 기관위원회의 심의 기준과 절차, 국가위원회에 대한 자문 요청 절차 등에 관하여 필요한 사항은 보건복지부령으로 정한다.

⑤ 유전자치료는 배아, 난자, 정자 및 태아에 대하여 시행하여서는 아니 된다.

제48조(유전자치료기관)

① 유전자치료를 하고자 하는 의료기관은 보건복지부장관에게 신고하여야 한다. 대통령령으로 정하는 중요한 사항을 변경하는 경우에도 또한 같다.

② 보건복지부장관은 제1항에 따른 신고 또는 변경신고를 받은 경우 그 내용을 검토하여 이 법에 적합하면 신고를 수리하여야 한다.

③ 제1항에 따라 보건복지부장관에게 신고한 의료기관(이하 "유전자치료기관"이라 한다)은 유전자치료를 하고자 하는 환자에 대하여 다음 각 호의 사항에 관하여 미리 설명한 후 서면동의를 받아야 한다.

1. 치료의 목적
2. 예측되는 치료 결과 및 그 부작용
3. 그 밖에 보건복지부령으로 정하는 사항

④ 유전자치료기관의 신고 요건 및 절차, 동의서의 서식, 그 밖에 필요한 사항은 보건복지부령으로 정한다.

제50조(유전자검사의 제한 등)

① 누구든지 과학적 증명이 불확실하여 검사대상자를 오도할 우려가 있는 신체 외관이나 성격에 관한 유전자검사 또는 그 밖에 국가위원회의 심의를 거쳐 대통령령으로 정하는 유전자검사를 하여서는 아니 된다. 〈개정 2020. 12. 29.〉

② 유전자검사기관은 근이영양증이나 그 밖에 대통령령으로 정하는 유전질환을 진단하기 위한 목적으로만 배아 또는 태아를 대상으로 유전자검사를 할 수 있다.

③ 의료기관이 아닌 유전자검사기관에서는 다음 각 호를 제외한 경우에는 질병의 예방, 진단 및 치료와 관련한 유전자검사를 할 수 없다. 〈개정 2015. 12. 29.〉

1. 의료기관의 의뢰를 받은 경우
2. 질병의 예방과 관련된 유전자검사로 보건복지부장관이 필요하다고 인정하는 경우

④ 누구든지 유전자검사에 관하여 거짓표시 또는 과대광고를 하여서는 아니 된다. 이 경우 거짓표시 또는 과대광고의 판정 기준 및 절차, 그 밖에 필요한 사항은 보건복지부령으로 정한다.

제51조(유전자검사의 동의)

① 유전자검사기관이 유전자검사에 쓰일 검사대상물을 직접 채취하거나 채취를 의뢰할 때에는 검사대상물을 채취하기 전에 검사대상자로부터 다음 각 호의 사항에 대하여 서면동의를 받아야 한다. 다만, 장애인의 경우는 그 특성에 맞게 동의를 구하여야 한다.

1. 유전자검사의 목적
2. 검사대상물의 관리에 관한 사항
3. 동의의 철회, 검사대상자의 권리 및 정보보호, 그 밖에 보건복지부령으로 정하는 사항

② 유전자검사기관이 검사대상물을 인체유래물연구자나 인체유래물은행에 제공하기 위하여는 검사대상자로부터 다음 각 호의 사항이 포함된 서면동의를 제1항에 따른 동의와 별도로 받아야 한다.

1. 개인정보의 보호 및 처리에 대한 사항
2. 검사대상물의 보존, 관리 및 폐기에 관한 사항
3. 검사대상물의 제공에 관한 사항
4. 동의의 철회, 동의 철회 시 검사대상물의 처리, 검사대상자의 권리, 그 밖에 보건복지부령으로 정하는 사항

③ 유전자검사기관 외의 자가 검사대상물을 채취하여 유전자검사기관에 유전자검사를 의뢰하는 경우에는 제1항에 따라 검사대상자로부터 서면동의를 받아 첨부하여야 하며, 보건복지부령으로 정하는 바에 따라 개인정보를 보호하기 위한 조치를 하여야 한다.

함께 사례 읽고 생각하기

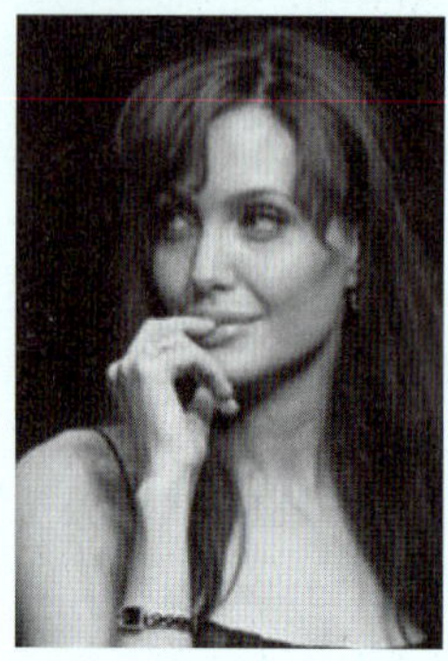

다음 사례와 같이 당신이 유전암 돌연변이가 있는 것으로 확인되었다면 어떻게 대처할 것인지 생각해보는 시간을 가져보자.

■ **안젤리나 졸리 '유방암' 아닌데 유방절제 수술, 왜?**

할리우드 스타 안젤리나 졸리는 최근 양쪽 유방 절제 수술을 받았다. 졸리는 어머니로부터 유방암 관련 유전자인 'BRCA 1'을 물려받았는데, 이로 인해 유방암에 걸릴 확률이 87%에 달했다고 한다. 유방 절제 수술을 받은 지금은 확률이 5%로 떨어졌다고 밝혔다. 예방적 절제술을 받을 경우, 유방암 유전자를 보유하고 있더라도 90% 이상 사전 예방이 가능한 것으로 알려졌다. 이후 졸리는 기존 형태를 복원하는 수술까지 총 3차례 수술을 받은 것으로 알려졌다.

가족 중 유방암 환자가 2명 이상이면 유전자검사를 하는 것이 필요하다. 이 경우 약 20%에서 유전자(BRCA1 · 2) 돌연변이가 확인되며, 이로 인해 유방암 위험이 올라간다. 캐나다 프린세스마가렛병원 연구 결과, BRCA1 · 2 돌연변이가 있는 사람의 유방암 발병률이 50~85%였다.

그래서 미국에서는 유방암 유전자 이상이 발견되면 유방암 치료제인 타목시펜을 예방 목적으로 복용하거나 유방을 미리 절제한다. 국내에선 서울아산병원 등에서 예방적 약물치료와 유방절제술을 받을 수 있다.

[출처] 헬스조선 2013년 5월 15일 안젤리나 졸리 '유방암' 아닌데 유방절제 수술, 왜?
https://m.health.chosun.com/svc/news_view.html?contid=2013051500819

토의내용

생명은 우리에게 주어진 보석이며, 그것을 대하는 태도가 우리의 본성을 반영한다.
– 레오 나르도 –

자연의 아름다움은 모든 생명체의 공통적인 유전이며, 그것을 보존하는 것이 우리의 책임이다.
– 레이첼 카슨 –

아름다움은 생명의 근본적인 부분이다.
– 랠프 월도 에머슨 –

참고문헌

김명균, 김동균. (2020). 생명복제와 인간의 정체성: 샤를로테 케르너의 블루프린트를 중심으로. 국제문화연구. 13(2), 153-171.

김윤선, 김성화, 양승욱 , 이단비. (2024). 인간 유전자 편집 규제에 관한 연구. 사법정책연구원, 1-194.

대한진단검사의학회 (2014). 진단검사의학 제5판. 범문 애듀케이션

유혜숙. (2019). 인간의 개입, 유전자 조작과 진단. 신앙인아카데미 , 71-90.

윤채연 청년 서포터즈.청년일보 보도. 2022년 01월 01일 (https://www.youthdaily.co.kr/news/article.html?no=89562)

이인재. (2003). 유전공학시대의 인간복제와 생명의료윤리. 교육과정평가연구, 6(1), 143-164.

한인권, 한기옥 (2001). 유전자 진단과 치료. 대한임상노인의학회지. 2(1), 25-29.

Ardekani, A. M. (2009). Genetic technologies and ethics. J Med Ethics Hist Med, 2(11), 1-4.

H.R. 2505. (2002). Human Cloning Prohibition Act of 2001, S.1899, 107th Cong. 2nd Sess.

Kim, E. Y. (2006). 합의회의 국내사례들-② 생명복제기술. The Science & Technology, (9), 60-63.

OpenStax, Biology. OpenStax CNX. May 27, 2016 (http://cnx.org/contents/s8Hh0oOc@9.10:Pdu1uR8Y@2/Introduction)

President's Council on Bioethics (U.S.) (2002). The President's Council on Bioethics: human cloning and human dignity: an ethical inquiry-executive summary. Issues Law ,18(2), 167-182.

미국 국립 보건 당국 U.S Food & Drug Administration (https://www.fda.gov/food/agricultural-biotechnology/gmo-crops-animal-food-and -beyond#:~:text=Many%20GMO%20crops%20are%20used,%2C%20papayas%2C%20and%20pink%20pineapples)

송복규 기자. 외면받던 연구 의학계 통념 깨고 노벨상…'헬리코박터균' 개척자의 조언. 사이언스조선 보도. 2024.03.04. (https://biz.chosun.com/science-chosun/science/2024/02/28/DXRAONEW35FJRCMV3S5A2QR2A4/?utm_source=naver&utm_medium=newsstand&utm_campaign=biz)

영화 아일랜드 네이버 검색. 2024.05.18. (https://search.naver.com/search.naver?ssc=tab.image.all&where=image&sm=tab_jum&query=%EC%98%81%ED%99%94+%EC%95%84%EC%9D%BC%EB%9E%9C%EB%93%9C)

유전자 검색. 2024.05.16. 위키백과 홈페이지 접속. (https://ko.wikipedia.org/wiki/%EC%9C%A0%EC%A0%84%EC%9E%90 h)

탈리도마이드 검색. 2024.05.18. 나무위키 홈페이지 접속. (https://namu.wiki/w/탈리도마이드)

출산 생명윤리

학습성과

1 출산의 개념을 이해하고, 생명의 시작을 설명할 수 있다.

2 출산과 관련된 생명윤리의 소중함을 알고 이에 대한 실천방안을 제시할 수 있다.

3 출산과 관련된 생명윤리 관련 법규를 알고, 필요성을 제시할 수 있다.

4 출산과 관련된 생명윤리 문제를 숙고하고 윤리적 민감성을 향상시킬 수 있다.

01 인공생식

인공생식은 난임 부부의 수정, 임신, 출산을 돕기 위한 인위적인 의료 기술이다. 「모자보건법」 제2조 제11항에 의하면, 난임은 사실상의 혼인 관계에 있는 부부가 피임을 하지 않은 상태에서 정상적인 성생활을 하고 있음에도 불구하고 1년 이상 임신이 되지 않는 경우를 의미한다. 또한 「모자보건법」 제2조 제12항에 의하면, 인공생식을 위한 의료기술인 보조생식술(ART, Assisted Reproductive Technology)은 임신을 목적으로 자연적인 생식 과정에 인위적으로 개입하는 의료행위로 정의하고 있다.

오늘날 보조생식술의 발달로 인해 직접적인 성적 교섭이 없이 수정, 임신, 출산이 가능하게 되었다. 이러한 보조생식술에는 남녀의 자연적인 생식 과정이 아닌 여성의 신체 내 인위적 수정을 시도하는 인공수정과 여성의 신체 외부에서 수정 후 여성의 자궁에 착상시키는 체외수정 방식이 있다. 이는 아이를 원하는 난임 부부에게 최선의 대안이 될 수도 있지만, 현행의 법률 규정만으로는 규율히기 어려운 다양한 생명윤리 관련 문제들을 발생시켰다.

또한 세계 여러 나라에서 비혼 여성, 동성 커플의 임신, 출산에 대한 요구가 증가하면서 기증 정자에 대한 수요가 급증하였다. 정자 기증(sperm donation)이란 타인의 임신에 사용할 수 있도록 정자를 제공하는 것을 의미하며 이는 정자은행이나 난임 클리닉을 통해 이루어지고 있다. 하지만 이와 같은 합법적인 절차를 통해 정자를 제공받기 어려운 이들이 불법적인 전자 상거래 등을 통해 정자를 거래하는 사례가 증가하고 있다. 이는 상업적인 정자 기증, 우생학적 관점에서 기증자의 조건을 선택하여 출산하는 비윤리적인 문제, 다회 · 다출생(prolific) 정자 기증으로 인한 근친결혼, 근친상간 등의 다양한 사회적 우려를 초래하고 있다. 따라서 대부분의 국가에서는 정자 기증 횟수를 제한하거나 기증자 등록 시스템을 마련하고 있으며 최근 호주에서는 다회 정자 기증으로 인한 윤리적 문제를 해결하기 위해 정자 기증자 등록 시스템 구축의 필요성이 제기되었다.

정자 기증과 비배우자 인공수정에 관한 규제는 세계 각국의 문화, 사회, 환경 등에 따라 다르게 적용되고 있다. 우리나라는 정자 기증과 관련하여 『생명윤리 및 안전에 관한 법률』과 대한산부인과학회의 「보조생식술 윤리지침」에서 다음과 같이 명시하고 있다.

읽을거리 기사로 생각해보는 '인공생식' 관련 생명윤리

전 세계 550명이 '같은 아빠'…"정자기증 멈춰라" 소송

정자기증을 통해 전 세계 550명의 생물학적 아버지가 된 네덜란드 음악가가 현지 시민단체에 피소됐다. 시민단체는 해당 남성이 자녀 수를 고의적으로 속여 무분별하게 정자를 기증했다며 "근친 출산의 위험을 높였다"고 목소리를 높였다. 29일 영국 더 타임스 · 텔레그래프 등 외신을 종합하면 최근 정자기증으로 태어난 아이들의 형제 · 자매 접선을 돕는 도너카인드 재단은 그를 상대로 정자기증을 즉시 중단하고 저장된 정자는 폐기할 것을 청구하는 민사 소송을 제기했다. 네덜란드 정부는 출생자의 심리적 충격을 줄이고 근친 출산을 예방하기 위해 기증자 1명당 25명 이하로 출산하도록 했지만 법적 구속력이 없는 권고에 불과하다. 재단은 그가 지금까지 병원 13곳에 연속적으로 정자를 기증해 총 550명을 출산한 것으로 보고 있다.

그는 2017년 네덜란드에서만 102명의 아이를 낳아 일대 병원의 블랙리스트에 올랐다. 재단 측 변호인은 소송에 앞서 그에게 정자 기증 중단을 거듭 요청했지만 받아들여지지 않아 불가피하게 법적 조치를 취했다고 밝혔다. 그는 자신의 씨를 최대한 널리 퍼뜨리기 위해 네덜란드 이외에도 덴마크, 우크라이나 소재 병원에 가명으로 정자를 기증한 것으로 확인됐다. 한 호주인 부부는 덴마크 불임클리닉에 6500달러(약 840만 원)을 주고 정자를 구입했다고 전했다. 그에게 받은 정자로 출산에 성공한 난임 부부들은 당혹감을 감추지 못했다. 피해 부부는 "내 아이에게 수백 명의 형제자매가 있다는 사실을 설명해야 한다는 게 도저히 믿기지 않는다"고 호소했다.

[출처] 서울신문 기사

생명윤리 및 안전에 관한 법률

제24조(배아의 생성 등에 관한 동의)

① 배아생성의료기관은 배아를 생성하기 위하여 난자 또는 정자를 채취할 때에는 다음 각 호의 사항에 대하여 난자 기증자, 정자 기증자, 체외수정 시술대상자 및 해당기증자 · 시술대상자의 배우자가 있는 경우 그 배우자의 서면동의를 받아야 한다. 다만, 장애인의 경우는 그 특성에 맞게 동의를 구하여야 한다.

생명윤리 및 안전에 관한 법률 시행규칙

제20조(배아의 생성 등에 관한 동의)

① 배아생성의료기관은 배아 생성을 위하여 난자 또는 정자를 채취할 때, 별지 제13호서식의 배아생성 등에 관한 동의서를 받아야 한다.

② 제1항에도 불구하고 다음 각 호에 해당하는 경우에는 다음 각 호 구분에 따른 서류를 추가로 받아야 한다.

1. 난자 또는 정자를 기증받아 배아를 생성하는 경우
   가. 생식세포 기증자 본인임을 확인할 수 있는 서류
   나. 가족관계증명서
   다. 별지 제14호 서식의 생식세포 기증 동의서
   라. 별지 제15호 서식의 생식세포 수증 동의서

대한산부인과학회 보조생식술 윤리지침(Version 9.0)

Ⅳ. 정자 공여 시술

정자 공여 시술에 관련하는 자는 공여 과정을 절차에 따라 투명하게 함으로써 정자를 무분별하게 이용하여 인간의 존엄과 가치를 침해하거나 인체에 위해를 끼치는 것을 방지하여야 한다.

1. 정자 수증자의 조건 및 기준
   가. 정자 공여 시술은 원칙적으로 부부(사실상의 혼인 관계에 있는 경우를 포함)만을 대상으로 시행한다.
   나. 정자 공여 시술은 시술 대상 부부에게 정자 공여 및 수증에 관한 본 학회 윤리지침과 관련 법률, 시술과정과 합병증을 충분히 설명한 후에 시술 대상 부부 모두가 이를 수락하고 동의한 경우 시행되어야 한다.
   다. 시술 대상 부부는 정자 공여 시술로 태어난 출생아를 정상적으로 양육할 능력이 있어야 하며 출생아는 제반 문제에 있어서 친자와 동일시되어야 한다.
   라. 정자 수증자의 조건
      1) 비가역적인 무정자증으로 판단된 남성불임
      2) 심각한 유전 질환 또는 염색체 이상을 가지고 있는 경우
      3) Rh 항원에 감작된 Rh 음성 여성에서 남편이 Rh 양성인 경우
      4) 기타 정자 공여 시술이 필요하다고 판단된 경우
2. 정자 공여자의 조건 및 기준
   가. 신체적 · 정신적으로 건강한 젊은 남성으로서 간염, 매독, 후천성 면역 결핍증 등 정액을 매개로 전염될 수 있는 질환이 없다고 판정받아야 한다.
   나. 정액검사 소견이 시술에 적절한 범위에 속해야 한다.
   다. 정자 공여자와 수증자의 배우자(아내)가 팔촌 이내의 혈족인 경우에는 공여를 승인하여서는 안된다.
   라. 정자 공여자는 어떠한 경우라도 정자 공여 시술로 태어난 출생아에 대해 친자 관계를 청구할 수 없음에 동의해야 한다.
   마. 한 공여자당 정자 공여를 출생자 10명 이하로 제한적으로 사용한다.

앞서 언급한 바와 같이, 오늘날 인공생식은 난임 부부에게만 국한되지 않고 비혼 여성의 출산과 같이 보다 폭넓고 다양한 목적으로 활용되고 있다. 일반적으로 비혼모(非婚母, single mom, choice mom)는 결혼을 하지 않고 아이를 가져서 어머니가 된 여성을 뜻한다. 즉 비혼모는 미혼모와 달리 자발적으로 정자를 기증받거나 의도적으로 자연수정을 통해 혼인 관계 외에서 자식을 가진 여성으로 정의된다. 그러나 우리나라는 현재까지 비혼 출산에 대한 제도적 · 법적 장치가 아직 마련되지 않았으며, 최근에 자발적 비혼모가 된 유명 여성 연예인의 사례에서 비혼 여성의 출산권, 다양한 가족의 형태에 대한 뜨거운 논쟁이 일기도 했다.

함께 사례 읽고 생각하기

다음의 기사를 읽고 정자를 기증받은 비혼 여성의 출산에는 어떤 윤리적 문제가 있는지에 대해 생각해 봅시다. 그리고 정자를 기증한 남성은 아이의 아버지가 될 수 있을지, 비혼 여성의 출산권과 가정의 형태는 어디까지 인정될 수 있을지에 대해 서로 생각을 나누는 시간을 가져 봅시다.

▪ **비혼 출산, 우리나라서 출산했다면 처벌**

유명 여성 연예인 A씨는 앞서 16일 본인의 인스타그램에 임신 당시 촬영한 사진을 게재하고 "2020년 11월 4일 한 아들의 엄마가 됐다"며 "모든 사람에게 감사하다고 전하고 싶다. 지금까지 내 위주로 살아왔지만, 앞으로는 아들을 위해 살겠다"고 출산 소식을 전했다. KBS에 따르면 A씨는 3.2kg의 건강한 남자아이를 지난 4일 일본에서 출산했다. 미혼인 A씨는 일본의 한 정자은행에 보관돼 있던 한 남성의 정자를 기증받아 출산에 성공했다. A씨는 지난해 10월 한국의 한 산부인과를 찾았고, 당시 난소 나이가 48세로 자연임신이 어렵다는 진단을 받은 후 '자발적 비혼모'가 되기로 결심했다. 한국에선 미혼 여성에게 정자 기증을 해주는 병원을 찾을 수 없었던 A씨는 본국인 일본으로 건너가 정자를 기증받고 남아를 출산했다.

[출처] 서울신문 기사

토의내용

02 대리모

출산(出産, birth)은 일반적으로 해산(解産), 즉 모체가 체내에서 생성된 어린 개체를 몸 밖으로 배출하여 낳는 행위를 의미한다. 따라서 출산이라는 행위 자체는 모자관계를 결정해주는 명백한 사실이 될 수 있다. 다만 우리나라의 경우에 부자관계는 민법에 따라 혼인 중의 출생자와 혼외자를 구분하는 규정을 두고 있다.

그렇다면 대리출산(surrogate birth)에서도 앞서 언급한 모자관계를 동등하게 인정할 수 있을까? 대리모(代理母, Surrogacy)는 임신 및 출산을 대신하는 제3의 여성을 말한다. 다시 말해 대리모는 대리로 아이를 임신 및 출산하여 다른 사람에게 준 여성을 의미한다. 오늘날 대리출산은 체외수정 등 보조생식술의 발전으로 난임 부부의 유전적 형질을 그대로 물려받은 아이를 임신 및 출산할 수 있는 또 하나의 대안이 될 수도 있다.

하지만 대리모는 다양한 비윤리적 · 반사회적 문제를 초래하였다. 대리출산은 여성의 출산 기능을 상품화한다는 부정적인 시각과 대리출산을 통해 태어난 아이가 거래의 대상이 된다는 윤리적 비판을 피하지 못한다. 또한 취약계층 여성이 재정적인 어려움을 해결하기 위해 금전적인 보상을 대가로 대리모 계약을 체결하거나 여성이 비자발적 동의에 의한 반인륜적 착취 대상이 되는 등의 사회적 문제가 발생하기도 하였다.

읽을거리 **기사로 생각해보는 '대리출산' 관련 생명윤리**

신생아 매매하고 대리출산한 30대 여성 등 8명 징역형

미혼모 등이 낳은 신생아 4명을 매수한 뒤 불임 부부에게 되판 30대 여성에게 실형이 선고됐다. 이 여성은 불임 부부의 아기를 대리출산한 혐의도 받고 있다. 범행에 가담한 여성의 남편과 아기를 팔아넘긴 미혼모, 아기를 매수한 불임 부부 등 7명에게도 징역형이 선고됐다.

대구지법 배관진 판사는 아동복지법 위반 등 혐의로 구속기소된 여성 강씨에게 징역 5년을 선고했다. 강씨를 도운 남편에겐 징역 1년이, 강씨 부부에게 아기를 팔아넘긴 미혼부와 미혼모, 강씨가 '대리모'로 낳은 아기를 매수한 불임 부부 등 6명에게는 징역 1~3년에 집행유예 2~4년이 각각 선고됐다.

강씨는 지난 2021년 3월부터 지난해 8월까지 신생아 4명을 매매하거나 돈을 받고 대리출산한 혐의 등을 받고 있다. 강씨는 온라인 사이트에 "아기를 키울 형편이 안 되니 도와달라"는 글을 올린 미혼부와 미혼모 등을 범행 대상으로 삼았다. 강씨는 이들에게 "불임 부부인데 아이를 잘 키우겠다"면서 접근했다. 강씨가 아기를 매매하는 대가로 건넨 돈은 산후조리비 등을 포함해 150~190만 원 정도였다.

[출처] 조선일보 기사

체외수정을 통한 대리모 출산은 영국을 비롯한 일부 유럽 국가와 미국을 포함한 세계의 많은 국가에서 합법적으로 허용되고 있으나 나라마다 법제 기준이 다르다. 특히 대리출산에서 어머니의 기준을 생각해보건대, 아이를 가지기를 원하여 대리출산을 의뢰한 사람으로 할 것인지, 유전자를 제공한 사람으로 할 것인지, 잉태하고 출산한 사람으로 할 것인지, 또는 아이를 기르고 양육하는 사람으로 할 것인지에 따라 대리출산에 대한 이해와 접근이 다양해진다. 우리나라는 아직 이에 대한 사회적 동의가 이루어지지 않았으며 대리출산에 대한 구체적인 법적 규정은 없는 상황이다. 다만 우리나라는 「생명윤리 및 안전에 관한 법률」에 다음과 같이 명시되어 있다.

「생명윤리 및 안전에 관한 법률」
제23조 (배아의 생성에 관한 준수사항)

③ 금전, 재산상의 이익 또는 그 밖의 반대급부를 조건으로 배아나 난자 또는 정자를 제공 또는 이용하거나 이를 유인하거나 알선하여서는 아니된다.

제66조(벌칙)

① 다음 각 호의 어느 하나에 해당하는 사람은 3년 이하의 징역에 처한다.

4. 제23조 제3항을 위반하여 금전, 재산상의 이익 또는 그 밖의 반대급부를 조건으로 배아나 난자 또는 정자를 제공 또는 이용하거나 이를 유인하거나 알선한 사람

우리나라에서는 대리모 자체가 불법이지만 대리모 계약 및 대리출산이 실제로 이루어지고 있고 대리출산에 대한 정확한 통계는 파악되지 않는 실정이다. 대리모의 형태 또한 매우 다양하다. 생물학적 어머니로서의 대리모의 형태를 살펴보면 첫째, 부부의 정자와 난자를 체외수정한 후 대리모의 자궁에 착상시키는 경우 둘째, 남편의 정자와 제3의 여성의 난자를 체외수정한 후 대리모의 자궁에 착상시키는 경우 셋째, 제3의 남성의 정자와 아내의 난자를 체외수정한 후 대리모의 자궁에 착상시키는 경우 넷째, 제3의 남성의 정자와 제3의 여성의 난자를 체외수정한 후 대리모의 자궁에 착상시키는 경우 등이 있다.

또한 대리모 임신과 출산을 의뢰한 의뢰인으로부터 대가를 받는지 여부에 따라 상업적 대리모(commercial surrogacy)와 이타적 대리모(altruistic surrogacy)로 나누기도 한다. 그리고 아무런 대가를 받지 않고 순수한 동기에서 아이를 출산해주는 이타적 대리모보다는 다수의 대리모가 사례비 등을 받고 대리모가 되는 상업적 형태를 보인다.

따라서 앞서 언급한 바와 같이, 대리출산은 그 자체의 비윤리적이고 반사회적인 문제는 물론이거니와 그 다양한 유형에서 기인하는 법률적 난제들이 부각되고 있다. 우선 대리모의 입장에서 생각해보면 여성의 몸을 도구화한다는 비판이나, 불법으로 자행되는 대리모 계약으로 인한 부정적 결과를 피하기가 어려운 반면에 자기결정권, 출산권, 일반적 행동의 자유 등을 통해 대리모 계약의 유효성을 주장할 수 있을 것이다. 또한 대리출산에서 객체인 아이의 입장에서 생각해보면 대리모 계약에 따른 임신 기간 동안 모성과 태아 간 유대감이 부족하고, 아이를 상품화시켜 인간의 존엄과 가치에 반한다는 비판과 자신의 유전적 기초에 대한 알 권리, 태어나지 않을 권리 등을 생각해볼 수도 있다.

대리모 계약은 대리모가 출산 이후에 아이를 인도해줘야 한다는 의무와 아이에 대한 친권을 포기하겠다는 것을 주된 내용으로 하며 대리출산을 의뢰한 부부의 아이에 대한 인수 의무 등 서로 간의 합의를 담고 있다. 하지만 대리출산은 의뢰인, 대리모, 제3의 정자 · 난자 제공자, 대리출산에 의해 태어난 아이 등 여러 법률상 논의를 필요로 하는 주체와 관계인의 개별 기본권을 중심으로 이해관계가 복잡한 부모-자식 간의 새로

운 관계가 발생되며 이와 관련한 사회적 합의가 이루어지지 않아 여전히 뜨거운 논쟁과 윤리적 비판 입장이 팽배하다. 그럼에도 불구하고 다양한 대리출산 형태와 관련한 법적 규제나 효력도 여전히 제한적이므로 우리 사회의 깊은 통찰과 대안을 마련하는 노력이 요구된다.

함께 사례 읽고 생각하기

다음의 기사를 읽고 대리출산으로 인해 발생될 수 있는 생명윤리와 관련된 다양한 문제들을 생각해봅시다. 그리고 이러한 문제들은 어떻게 해결할 수 있을지에 대해 서로 생각을 나누는 시간을 가져 봅시다.

- **타이 여성이 장애아 낳자 떠넘긴 호주인 부부, 대리모 출산시켜 놓고 윤리는 나 몰라라**

오스트레일리아(호주)의 불임 부부가 타이 여성인 대리모 A씨를 통해 낳은 쌍둥이 가운데 정상인 딸만 데려가고, 다운증후군인 아들은 두고 간 사실이 알려지면서 '대리모를 통한 출산 윤리'를 둘러싼 국제적 파문이 일고 있다. 호주인 부모는 인공수정 태아가 4개월이 됐을 때 정상이 아닌 것을 알고 낙태를 권유했지만, 불교도인 대리모는 신앙을 이유로 거부해 낙태와 양육권을 둘러싼 논쟁도 벌어지고 있다.

영국 BBC는 3일 호주인 부부로부터 1만4900달러(1,500만 원)를 받고 인공수정을 통한 대리모 출산을 한 타이 여성 A씨의 딱한 사정을 전했다. 노점상인 A씨는 지난해 12월 대리모로 쌍둥이 아기를 출산했는데, 호주인 친부모가 쌍둥이 가운데 다운증후군과 심장질환 등을 앓는 아들을 데려가지 않자 이 아이를 돌보고 있다. 애초 호주인 부부는 태아 검사에서 아이의 장애가 드러나자 낙태를 요구했지만, A씨는 불교 신앙과 어긋난다며 이를 거부했다고 방송은 전했다. 두 아이의 어머니이기도 한 A씨는 "어떻게 해야 할지 몰랐지만, 아이를 받아들일 수밖에 없었다. 아홉 달을 뱃속에서 키운 아이를 사랑한다. 내 아이들과 똑같이 키우겠다"고 말했다.

이런 사실이 알려지면서 호주 사회도 발칵 뒤집혔다. 토니 애벗 총리는 "대단히 슬픈 일이다. 아이를 도울 방안을 마련하겠다"고 밝혔다. 외무부도 "대리모 알선과 관련한 문제점을 타이 당국의 협조를 받아 검토하고 있다"고 밝혔다. 호주에서는 대리모 출산이 합법이지만, 돈을 주고받는 것은 금지돼 있다. 이 때문에 매년 400~500쌍의 부부가 인도와 타이, 미국 등에서 대리모 원정출산에 나서는 것으로 알려졌다.

[출처] 한겨레 기사

토의내용

03 인공임신중절

인공임신중절은 약물을 통한 유산이나 수술적 유산을 통해 인위적으로 임신을 종결시키기 위한 행위로서 인공 유산(협의의 낙태)을 의미한다. 특히 우리나라는 저출산이라는 시대적 당면과제를 가지고 있음에도 불구하고 여전히 '계획하지 않은 임신' 또는 '원하지 않는 임신'으로 인해 인공임신중절이 시도되고 있다. 불법적으로 인공임신중절을 하는 경우에 안전하게 보호받지 못하는 수술로 인해 여성의 생명권 및 건강권이 위협받을 뿐만 아니라 음성적으로 행해지는 수술에 대한 고비용 부담을 초래하게 된다.

세계보건기구(WHO, World Health Organization)는 합법적이고 안전한 임신 중지가 성 · 재생산 건강(Sexual and Reproductive health)을 위한 필수적 요소이며, 여성의 건강과 인권을 보장하기 위한 수단이라고 설명하였다. 세계보건기구는 인공임신중절의 심각성을 확인하고 2004년에 「안전한 인공임신중절: 보건 시스템에 활용하기 위한 기술 및 정책 지침(Safe Abortion:Technical And Policy Guidance for Health Systems)」을 만들었다.

우리나라는 인공임신중절과 관련하여 「모자보건법」과 「형법」에 다음과 같이 명시되어 있다. 그리고 인공임신중절의 허용한계는 「모자보건법」 제14조에서 정하고 있는 몇 가지 조건에 해당하는 경우로 국한하여 합법적으로 인정하고 있다. 하지만 인공임신중절은 법률상 예외적으로 인정되는 조건이 아닌 경우에도 행해지고 있으며 행위의 불법성,

「모자보건법」 제2조

'인공임신중절수술'이란 태아가 모체 밖에서는 생명을 유지할 수 없는 시기에 태아와 그 부속물을 인공적으로 모체 밖으로 배출시키는 수술을 말한다.

「형법」 제27장(낙태의 죄), 제269조(낙태)

부녀가 약물 및 기타 방법으로 낙태한 때에는 1년 이하의 징역 또는 200만원 이하의 벌금에 처한다.

「모자보건법」 제14조 제1항 1~5호 (인공임신중절수술의 허용한계)

① 본인이나 배우자가 대통령령으로 정하는 우생학적(優生學的) 또는 유전학적 정신장애나 신체질환이 있는 경우
② 본인이나 배우자가 대통령령으로 정하는 전염성 질환이 있는 경우
③ 강간 또는 준강간(準强姦)에 의하여 임신된 경우
④ 법률상 혼인할 수 없는 혈족 또는 인척 간에 임신된 경우
⑤ 임신의 지속이 보건의학적 이유로 모체의 건강을 심각하게 해치고 있거나 해칠 우려가 있는 경우

규범적 낙인 효과 등으로 인해 현실적으로 정확한 현황 파악은 어려운 실정이다.

인공임신중절은 오랜 시간에 걸쳐 현재까지도 여성의 생명 보호와 신체적, 정신적 건강 보호, 인간의 존엄과 가치, 행복추구권에 기초하는 자기결정권 등을 둘러싼 뜨거운 찬반 논쟁이 이어지고 있다. 임공인신중절에 대해 지지하는 입장에서는 여성의 재생산권, 건강권, 자기결정권의 3가지 기본권을 중심으로 여성이 기본권의 주체로서 존중되어야 함을 강조한다. 반면에 인공인신중절에 대해 반대하는 입장에서는 인간의 존엄과 가치에서 도출되는 기본권으로서 태아의 생명권이 침해되지 않아야 한다는 입장이다. 그렇다면 인공임신중절에 대한 태아의 생명권과 산모의 자기결정권 등 기본권 간의 충돌에 대한 최선의 윤리적 판단이 있을까?

읽을거리 기사로 생각해보는 '인공임신중절' 관련 생명윤리

낙태 수술 중 태어난 아기 살해한 의사 징역 3년6개월

불법 임신중절 수술 과정에서 출생하게 된 신생아를 숨지게 한 혐의로 기소된 산부인과 의사가 실형을 선고받았다. 서울중앙지법은 10일 살인 등 혐의로 기소된 산부인과 의사 A씨에게 징역 3년 6개월과 자격정지 3년을 선고했다. A씨의 보석 신청도 받아들이지 않았다.

재판부는 "피고인은 당시 태아의 건강 상태 등을 고려할 때 살인죄가 성립하지 않는다"고 주장하지만, 낙태 시술에 참여했던 간호조무사 등의 진술은 일관되게 아이의 울음소리를 들었다고 한다" 며 "피고인이 살아 있는 상태로 나온 아이를 살해한 사실이 인정된다"고 판단했다. 그러면서 "피고인 측은 헌법재판소의 낙태죄 관련 헌법불합치를 이유로 처벌할 수 없다고 하지만, 헌재에서 정한 입법 시한이 도래하지 않아 낙태행위에 대해 형사처벌이 가능하다"고 설명했다. 재판부는 양형에 대해서도 "산모가 미성년자이고 모친이 산모가 강간당해 임신당했다고 주장해 낙태를 요구한 점은 피고인에게 유리한 정상"이라면서도 "출생한 지 얼마 안 된 미숙아라고 해도 생명은 존엄하고 고귀한 것으로 경시될 수 없다"고 밝혔다. 재판부는 "피고인은 임신 22주를 넘어 상당 기간이 지난 태아를 낙태한 사실도 여러 차례 있다"고 부연했다.

서울의 한 산부인과 원장인 A씨는 지난해 3월 임신 34주의 태아를 제왕절개 방식으로 낙태하려 했으나 아이가 살아 있는 채로 태어나자 의도적으로 숨지게 한 혐의로 구속기소 됐다. A씨 측은 법정에서 불법 낙태 시술을 하고 아이의 시신을 훼손한 혐의는 인정했지만, 시술 당시 태아의 건강 상태가 이상이 없었다거나 생존 확률이 높았다는 검찰의 주장은 부인하며 '적극적 의미'의 살인이 아니라고 항변해왔다. 검찰은 앞선 결심 공판에서 "태아가 산모의 뱃속에 있던 기간은 34주에 달했고, 출산 시 생존할 확률은 99%였다. 이런 상태의 태아를 죽이는 것은 낙태를 빙자한 살인행위"라며 A씨에게 징역 10년을 구형한 바 있다.

[출처] 연합뉴스 기사

인공임신중절이 현실적인 문제로 부상하고 있는 만큼 이와 관련된 사회적 합의뿐만 아니라 현실과 동떨어진 법안 개정, 인공임신중절을 시행하는 의료인의 윤리적 갈등과 유권해석에 따른 처벌 논란 등 여전히 남아있는 문제를 조속히 해결할 수 있도록 고민해야 할 것이다.

읽을거리 기사로 생각해보는 '낙태죄' 관련 생명윤리

낙태죄: 2021년, '임신중지 처벌은 끝났다'

2021년 1월 1일 0시를 기점으로 낙태죄는 사라졌다. 2019년 헌법재판소가 헌법불합치 결정을 내린 낙태죄 조항에 대한 대체입법이 지난해 12월 31일까지 이뤄지지 않았기 때문이다. 낙태죄는 사라졌지만, 여성의 재생산 선택(여성이 출산과 관련해 내리는 모든 선택)에 대한 문화적 · 사회적 낙인은 하루아침에 사라지지 않는다는 우려도 있다.

류민희 변호사는 긴급토론회에서 "임신 중지라는 필수적 건강 서비스에 대한 접근의 거부는 범죄화를 통해서도 이루어지지만 접근성의 감소, 낙인화, 보건의료서비스 종사자들의 방임적 혹은 부정적 태도로도 일어난다"고 설명했다. 류 변호사는 임신 중지를 단순히 '범죄로 보지 않음' 정도의 중립적인 대우를 넘어 여성의 건강권을 실현하려면 법률, 정책, 문화 규범 등 모든 관련자의 태도가 중요하다고 강조했다. 또한 성과 재생산 건강과 권리는 인구정책과는 분리된 독립적인 보건의료 정책 영역임을 분명히 해야 한다고 덧붙였다.

현재의 낙태죄 헌법불합치 결정이 사회에서 실제로 적용되려면 처벌 규정 개정 이외에도 보건의료정책, 교육정책, 노동정책 등 사회 전 영역에서의 제도 개선이 함께 이뤄져야 한다.

[출처] BBC NEWS 코리아 기사

사람은 생명이 몸 안에서 자라기 전에는 생명을 결코 이해하지 못한다.
– 산드라 카시스(레바논 작가) –

새 생명은 모든 것의 시작과 같다. 그것의 놀라움, 희망, 그리고 가능성에 관한 꿈이다
– 에다 J.르샨 –

강한 뿌리에서 아름다운 꽃이 피어난다.
– 로제 케네디 –

참고문헌

김나래. (2023). 대리모계약에서의 모자관계 결정에 관한 비교법적 검토. 2023년도 대법원 연구보고서. (Retrieved from file:///C:/Users/%EC%86%90%ED%95%B4%EA%B2%BD/Downloads/%EB%AF%BC-23-05(%EC%A0%84%EC%9E%90%EC%B1%85).pdf (2023.12.31.)

김상득. (2018). 유전자 편집의 윤리. 생명, 윤리와 정책, 2(2), 1-24.

김상찬, 박지훈. (2011). 대리모계약의 유효성에 관한 연구. 국제법무, 3(2), 45-74.

김유민 기자. 전세계 550명이 '같은 아빠'…"정자기증 멈춰라" 소송. 서울신문 인터넷 보도. 2023.03.29. (https://www.seoul.co.kr/news/international/2023/03/29/20230329500204)

김창금 기자. 타이여성이 장애아 낳자 떠넘긴 호주인 부부, 대리모 출산 시켜놓고 윤리는 나몰라라. 한겨레 인터넷 보도. 2019.10.19. (https://www.hani.co.kr/arti/international/asiapacific/649544.html)

김재희, 강희경, 오지호, 이선희, 이정환. (2022). 생명윤리. 서울: 인문과교양.

김채현 기자. "비혼 출산 사유리, 우리나라서 출산했다면 처벌"[이슈픽]. 서울신문 인터넷 보도. 2020.11.18. (https://www.seoul.co.kr/news/society/2020/11/18/20201118500055)

박준철, 김종인, 이정호. (2007). 체외수정을 통한 대리모 출산에 대한 인식 조사. 대산행식의학회지, 34(2), 75-85.

보건사회연구원 정책보고서(2018-66). (Retrieved from file:///C:/Users/%EC%86%90%ED%95%B4%EA%B2%BD/Downloads/%EC%9D%B8%EA%B3%B5%EC%9E%84%EC%8B%A0%EC%A4%91%EC%A0%88%20%EC%8B%A4%ED%83%9C%EC%A1%B0%EC%82%AC(2018%EB%85%84)%20(1).pdf)

신옥주. (2018). 낙태죄의 위헌성에 관한 고찰. 생명, 윤리와 정책, 2(1), 19-51.

이병규. (2013). 대리출산의 헌법적 논의. 홍익법학, 14(3), 207-237.

이소영, 변수정, 김종훈, 김회성, 박종서, 임정미, 조성호, 오신휘, 김동식, 신동일, 김소윤, 신옥주, 이근덕, 한정열. (2018). 인공임신중절 실태조사. 보건복지부, 한국

전방욱. (2016). CRISPR-Cas9 사용이 제기하는 윤리적 질문들. 인격주의 생명윤리, 6(2), 87-117.

조비룡, 김대군, 박균열, 정규동. (2008). 사례중심의 의료윤리. 서울: 인간사랑.

최규진. (2018). 낙태에 대한 개방적 접근의 필요성 - 한국 낙태 정책에 대한 역사적 · 보건학적 고찰을 중심으로 -. 생명, 윤리와 정책, 2(1), 1-18.

Lisa Schawrz, Paul Preece, Robert Heandry (2002). Medical ethics - a case based approach-. Elsvier, Oxford, United Kingdom.

박형빈 기자. 낙태 수술 중 태어난 아기 살해한 의사 징역 3년6개월. 연합뉴스 인터넷 보도. 2020.04.10. (https://www.yna.co.kr/view/AKR20200410075400004)

이승규 기자. 신생아 매매하고 대리출산한 30대 여성 등 8명 징역형. 조선일보 인터넷 보도. 2024.02.07. https://www.chosun.com/national/incident/2024/02/06/L7P5SUNOZ5EPZB6UTWKZSV6HYE/

BBC NEWS 코리아. 낙태죄: 2021년, '임신중지 처벌은 끝났다'. BBC NEWS 코리아. 2021.01.04. (https://www.bbc.com/korean/news-55527676)

World Health Organization. (2012). Safe abortion: technical and policyguidance for health systems. Retrieved from https://www.kci.go.kr/kciportal/ci/sereArticleSearch/ciSereArtiView.kci?sereArticleSearchBean.artiId=ART002702350 (2021.01.30.)

임상시험 생명윤리

학습성과

1 동물시험에 대한 동물윤리에 대한 자신의 의견을 제시할 수 있다.

2 동물과 관련된 법안 및 규정에 대하여 설명할 수 있다.

3 동물 실험을 대처할 수 있는 방안에 대하여 이해하고 설명할 수 있다.

4 동물 실험을 금지하는 입장에 대해서 설명할 수 있다.

5 국제사회의 인체실험의 역사에 대해 알고, 이에 따라 제시된 기준 및 지침에 대해 설명할 수 있다.

6 국제사회의 인체실험에 대한 지침의 형성 배경 및 관련 사항을 설명할 수 있다.

7 인체실험에 대하여 장점, 단점 및 향후 방향에 대해 제시할 수 있다.

싱어(Singer)의 『동물해방(1975)』 VS 리건(Rigan)의 『The Case For Animal Righe(1983)』
싱어(Singer)는 공리주의적 입장으로 이익을 계산하여 육식이나 동물실험을 허용하였으나, 리건(Rigan)은 인간에 의한 모든 형태의 동물착취행위에 대해 단호히 금지시켜야 한다고 주장하였다.

- 동물은 어디까지 존중하여주어야 할까?
- 동물 실험을 어떻게 이루어져야 할까?
- 동물의 생명과 인간의 생명은 동등한 것일까?

01 동물시험

1) 동물윤리

생명(生命)은 한자어로 풀이하면 生(날 생), 命(목숨 명)으로 '살아 있는 것'을 뜻하며, 생명의 의미는 '살아서 숨 쉬고 활동할 수 있게 하는 힘'이다. 생명존중사상에서는 인간뿐 아니라 자연에서 살아 있는 모든 것을 존귀하게 여기고 모든 생명에 가치를 부여하여야 함을 의미하는데, 그중 동물은 예로부터 인간에게 생존에 필요한 양식과 의류 등을 공급하면서 생활을 윤택하게 해주는 조력자 역할을 하였다. 과거에 동물은 인간의 생활을 안정시키고 삶의 질을 높이기 위한 소유의 대상으로 인간에게 길러지기도 하고 죽기도 하였다. 하지만 현대사회는 '반려동물 천만 시대'로, 동물에 대한 인식도 변화하여 인간의 동반자의 역할을 하고 있다.

1960년대 후반부터 인간중심주의적인 사고로 인하여 발생하는 자연과 동 · 식물 문제를 줄이기 위하여, 동물에 대한 기존의 태 도와 윤리에 대하여 방향을 모색하고자 동물윤리에 대한 논의가 진행되었다. 싱어(Singer)의 『동물해방(1975)』을 출판한 것이 계기가 되어, 이후 리건(Rigan)의 『*The Case For Animal Righe*(1983)』을 통하여 동물에게 윤리의 적용범위가 확대되었다.

동물해방론의 대표적인 학자인 싱어는 호주의 철학자로 전통적 공리주의적인 관점을 가졌는데, 싱어는 모두의 이익을 동등하게 고려되어야 한다는 도덕적 원칙이 인간과 마찬가지로 동물에게도 적용되어야 한다고 주장하였다. 이는 동물을 인간과 동일하게 대우하여야 하는 것을 의미하는 것이 아니라, 인간보다 지능이 낮은 동물들을 착취하거나 멸시하여서는 안 된다는 것을 의미하는 것이다. 저서인 「동물해방(*Animal Liberation*)」에서는 동물에 대한 군리와 자유를 주장하고, 인간의 동물에 대한 착취와 학대를 비판했으며, 동물도 고통을 느끼며 즐거움을 느낄 수 있으며, 이에 대한 존중과 보호가 필요하다는 것이다. 싱어는 인간의 편의나 유용을 위하여 동물에게 심각한 고통을 초래하는 경우가 불가피할 경우, 인간은 동물에게 고통을 최소화하도록 하여 불필요한 고통을 주지 않도록 하여 동물의 복지 증진에 대하여 주장하였다. 싱어는 인간은 이성을 가지고 미래를 개척해나가는 잠재성을 가지고 있어 동물보다 더 심한 고통을 느끼므로 인간의 이해관계가 동물보다 더 중요하다고 판단하였으며, 이는 인간은 동물보다 우선권이 더 주어질 뿐이지 결국 동물의 이해관계와 고통을 완전히 무시해야 한다는 것을 의미하지 않는다는 것이다. 이에 리건은 동물이 생명을 가진 가치(value)를 기반으로 권리의 소유자로 보았다. 리건은 인간이 인권을 가졌듯이 동물들도 인간이 침해할 수 없는 권리를 가지고 있으며, 인간이 다루는 동물들의 여건을 개선해야 하며 인간의 이용으로부터 해방시켜야 한다고 하였다. 예를 들면, 사냥, 식용, 실험, 연구 등의 목적으로 동물을 이용하는 활동을 중지하여야 하며, 동물도 인간처럼 고유한 가치를 지니므로 존중되어야 한다고 주장하였다.

동물윤리는 동물복지를 증진은 아래와 같은 의미와 장점을 통해 실천할 수 있다.

첫째, 동물의 복지와 이익을 존중하고 증진하는 것을 목표로 한다. 이는 동물들이 고통을 피하고 삶의 질을 높일 수 있는 환경을 조성한다는 것을 의미한다.

둘째, 동물들에 대한 도덕적 의무를 강조한다. 이는 인간들이 동물들에게 존중과 배려를 보이며, 그들의 이익을 고려하는 데 책임이 있다는 것을 의미한다.

셋째, 동물들을 포한한 자연환경의 보호와 지속가능한 관리에 대한 중요성을 강조한다. 이는 인간의 행동이 생태계에 미치는 영향을 고려하고, 동물들의 서식지를 보호하는 것을 의미한다.

반면 다음과 같은 한계점이 존재한다.

첫째, 동물윤리는 문화적 다양성을 충분히 고려하지 못할 수 있다. 서구 문화에서는 동물윤리적 가치와 타 문화의 가치는 다를 수 있으며, 이로 인해 문화 간의 갈등이 발생할 수 있다.

둘째, 인간의 욕구와 이익과의 충돌을 초래할 수 있다. 예를 들어, 동물 실험을 통해 인간의 의학적 발전을 위한 정보를 얻는 것이 동물들의 이익에 반하는 경우가 있을 수 있다.

셋째, 구현이 어려울 수 있다. 실제로 동물들에 대한 존중과 보호를 실천하는 것은 복잡한 사회적, 경제적, 법적 등의 다양한 요인에 영향을 받으며, 이를 해결하기 위해서는 다양한 이해관계자들과의 협력이 필요하다.

이러한 장점과 한계점을 고려하여 동물 윤리적 결정과 행동을 실천할 때에는 신중한 고려가 필요하다. 동물윤리를 바탕으로 의료분야에서 관련성과 고려할 점은 다음과 같다.

- 동물 실험의 윤리적 문제

  의학 분야에서 동물 실험은 새로운 치료법 및 의학적 지식을 개발하는 데 중요한 도구로 사용되지만, 이러한 실험은 동물들의 이익과 복지에 대한 윤리적인 문제를 가져올 수 있다. 따라서 이러한 문제제기 시 동물윤리를 바탕으로 윤리적 문제를 탐구하고, 동물실험의 윤리적 한계를 제시할 수 있다.

- 환자와 동물의 권리 비교

  동물들에 대한 권리를 탐구하고 인간의 권리와 비교한다. 의료분야에서는 환자의 권리와 이익을 존중하는 것이 중요하며, 이러한 관점에서 동물들에 대한 존중과 보호가 유사한 윤리적 원칙을 적용할 수 있다.

- 대체시험과 대체모델 개발

  동물 실험을 대체할 수 있는 대체시험 및 대체모델의 개발을 촉진한다. 이는 동물들에게 유발되는 고통과 스트레스를 최소화하고, 더 효과적인 윤리적인 실험 방법을 모색하는 것을 의미한다.

- 환자와 동물의 복지 고려

  의료분야에서는 환자와 동물 모두의 복지와 안녕을 고해야 한다. 동물윤리이론은 이를 인정하고, 환자와 동물들의 이익을 최대화하는 것을 목표로 한다.

- 환자–동물 상호작용의 윤리적 고려

  동물들은 종종 치료 동반자로서 사용되며, 환자들과의 상호작용에 큰 영향을 미친다. 동물윤리이론은 환자–동물 상호작용의 윤리적 측면을 탐구하고, 이를 통해 환자들의 치료와 치유과장을 개선하는 데 도움을 준다.

동물윤리에 제시된 이론은 의료분야에서 동물들의 이익과 복지를 존중하고 보호하는 데 중요한 역할을 한다. 특히, 의료분야에서와 같이 다양한 측면을 고려해야 할 때, 의학과 동물윤리이론은 보다 효과적이고 윤리적인 의료서비스를 제공하는 데 도움이 될 것이다.

한국은 동물의 안전과 생명존중을 위하여 「동물보호법」을 1991년 제정하였다. 「동물보호법」에는 '동물이 본래의 습성과 신체를 유지하며 정상적으로 살 수 있을 것', '갈증 및 굶주림 등 영양 결핍을 겪지 않을 것', '불편함을 겪지 않을 것', '고통 등 질병으로부터 자유로울 것', '스트레스를 받지 않을 것'의 동물보호의 기본 원칙을 정하고 있으며, 동물을 잔인하게 죽게 하는 것을 금지하고 있다.

「동물보호법」 법률 제19234호 일부개정 2023.03.14.

제1조(목적) 이 법은 동물의 생명보호, 안전 보장 및 복지 증진을 꾀하고 건전하고 책임 있는 사육문화를 조성함으로써, 생명 존중의 국민 정서를 기르고 사람과 동물의 조화로운 공존에 이바지함을 목적으로 한다.

제3조(동물보호의 기본원칙) 누구든지 동물을 사육 · 관리 또는 보호할 때에는 다음 각 호의 원칙을 준수하여야 한다.

1. 동물이 본래의 습성과 몸의 원형을 유지하면서 정상적으로 살 수 있도록 할 것
2. 동물이 갈증 및 굶주림을 겪거나 영양이 결핍되지 아니하도록 할 것
3. 동물이 정상적인 행동을 표현할 수 있고 불편함을 겪지 아니하도록 할 것
4. 동물이 고통 · 상해 및 질병으로부터 자유롭도록 할 것
5. 동물이 공포와 스트레스를 받지 아니하도록 할 것

제47조(동물실험의 원칙)

① 동물실험은 인류의 복지 증진과 동물 생명의 존엄성을 고려하여 실시되어야 한다.
② 동물실험을 하려는 경우에는 이를 대체할 수 있는 방법을 우선적으로 고려하여야 한다.
③ 동물실험은 실험동물의 윤리적 취급과 과학적 사용에 관한 지식과 경험을 보유한 자가 시행하여야 하며 필요한 최소한의 동물을 사용하여야 한다.
④ 실험동물의 고통이 수반되는 실험을 하려는 경우에는 감각능력이 낮은 동물을 사용하고 진통제 · 진정제 · 마취제의 사용 등 수의학적 방법에 따라 고통을 덜어주기 위한 적절한 조치를 하여야 한다.
⑤ 동물실험을 한 자는 그 실험이 끝난 후 지체 없이 해당 동물을 검사하여야 하며, 검사 결과 정상적으로 회복한 동물은 기증하거나 분양할 수 있다.
⑥ 제5항에 따른 검사 결과 해당 동물이 회복할 수 없거나 지속적으로 고통을 받으며 살아야 할 것으로 인정되는 경우에는 신속하게 고통을 주지 아니하는 방법으로 처리하여야 한다.
⑦ 제1항부터 제6항까지에서 규정한 사항 외에 동물실험의 원칙과 이에 따른 기준 및 방법에 관한 사항은 농림축산식품부장관이 정하여 고시한다.

제49조(동물실험의 금지 등) 누구든지 다음 각 호의 동물실험을 하여서는 아니 된다. 다만, 인수공통전염병 등 질병의 확산으로 인간 및 동물의 건강과 안전에 심각한 위해가 발생될 것이 우려되는 경우 또는 봉사동물의 선발 · 훈련방식에 관한 연구를 하는 경우로서 제52조에 따른 공용동물실험윤리위원회의 실험 심의 및 승인을 받은 때에는 그러하지 아니하다.

1. 유실 · 유기동물(보호조치 중인 동물을 포함한다)을 대상으로 하는 실험
2. 봉사동물을 대상으로 하는 실험

2) 동물 실험의 역사

과거에는 사회적 약자를 대상으로 인간에게 인체실험을 진행하여 왔으며, 인간생명의 존엄성 침해에 대한 윤리적 비난과 제재를 받으면서 이에 대한 대체방법으로 동물 실험을 행하게 되었다. 동물의 경우 인간과 같이 인체를 구성하는 기관과 혈액 등이 존재하기 때문에 인간에게 반응하는 결과가 유사하게 반응이 가능하며, 이는 인간의 안전을 위하여 동물을 이용대상으로 삼는 인간중심주의적 사고에서 비롯되었다고 할 수 있다.

동물실험은 고대 그리스 시대부터 의학에서 사용되었다. 그리스 의사 알크마이온(Alcmaeon of Croton; BC 5세기)은 살아 있는 동물의 시신경을 전달하면 시력이 상실된다는 실험을 통하여 시신경의 기능을 설명하였다. 기원 전 의사인 히포크라테스(Hippocrates, BC 460~377), 아리스토텔레스(Aristoteles, BC 384~322)는 동물을 해부하면서 해부학 등을 통한 의학의 발전을 가져왔으며, 갈레노스(Galenos, 129~199)는 동물 해부를 통하여 심장, 뼈, 근육, 뇌신경 등에 대한 의학적 사실을 규명하였다.

동물실험이 독성학, 생리학 등의 분야에 본격적으로 활용된 것은 19세기 이후이다. 프랑스의 생리학자 베르나르(Bernard, 1813~1878, 근대 실험 의학의 시조)는 특정 물질이 인간과 동물에 미치는 영향은 동일하기 때문에 동물에 대한 실험이 확실한 증거가 될 수 있다고 주장하여 동물실험을 생리학 분야의 표준적인 연구방법으로 확립시켰다.

동물실험이 단절될 수 없는 이유는 이를 통해 발견된 많은 의학연구의 성과 때문이다. 실험실에서의 무수한 동물들의 희생 덕분에 인간은 많은 의학정보를 통해 건강 및 수명연장을 가져왔다. 예외가 존재하지만 인간에게 해로운 부분은 동물에게 해롭다고 간주되어 동물실험은 해마다 증가 추세로 이에 대한 다양한 대안의 마련이 지속적으로 시도되고 있다.

3) 동물실험의 현황

우리나라뿐 아니라 세계적으로 동물실험에 사용되는 동물의 수는 해마다 증가하고 있으며, 실제 보고되는 동물실험 현황보다는 실제로 3~5배가량 많을 것으로 예상하고 있다. 백신 생산회사, 바이오산업 및 정부 R&D 연구자금의 확산 등에서 동물실험이 증가하였으며, 식약청 보고에 따르면 앞으로 매년 10% 이상 증가할 것으로 예상하고 있다. 동물실험 연구에서 가장 많은 분포를 보이는 것은 신약개발 및 관련분야이다. 가장 많이 사용되는 척추동물은 마우스, 랫드, 조류, 어류, 기니피크, 토끼 등이라 할 수 있다.

읽을거리 사건으로 생각해 보는 '동물실험 실효성'에 관련 생명윤리

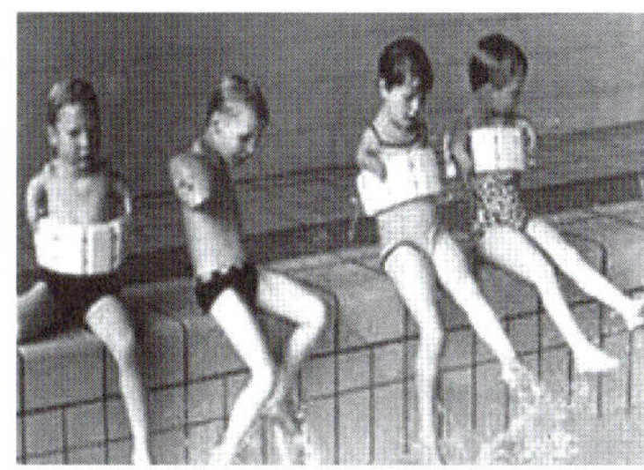

독일의 제약회사 그뤼넨탈(Grünenthal GmbH)에서 1957년 탈리도마이드 약물을 제품명은 콘테르간(Contergan) 이름으로 의사의 처방 없이도 구입할 수 있는 강력하고 안전한 진정제, 수면제, 입덧완화로 시판하여 광고 시에도 무독성을 전면 내세웠다. 하지만 입덧을 완화하기 위해 복용한 산모에게서 사지가 없거나 짧은 신생아들이 태어나는 치명적인 부작용이 나타났다. 이렇게 기형아로 태어난 아이들을 콘티키즈(콘테르간 키즈) 혹은 탈리도마이드 베이비(Thalidomide Baby)라고 한다. 이로 인해 유럽에서만 8천명, 전 세계 48개국에서 1만2천여 명 이상의 기형아가 태어났다.

결과적으로 동물실험에서 탈리도마이드는 쥐와 토끼 등 실험동물에서 부작용도 보이지 않았으며, 탈리도마이드는 인간에게 더 민감한 것으로 판명났다. 그래서 탈리도마이드 부작용 사건은 동물실험의 실효성에 대한 의문을 제기할 때 자주 언급된다.

[출처] 나무위키 검색. 탈리도마이드

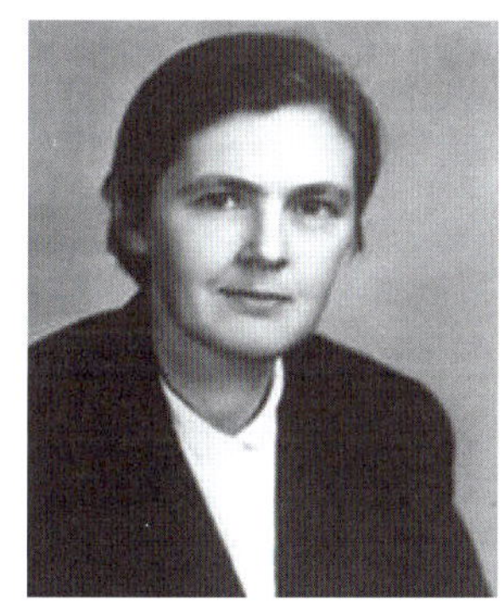

랜시스 캐슬린 올덤 켈시(Frances Kathleen Oldham Kelsey, 1914 ~2015년)

미국의 경우에는 단 17건의 영아 부작용 사례만 보고되었는데 이는 FDA에서 끝까지 판매를 허락하지 않았기 때문이다. 당시 미국의 캐나다계 약리학자인 프랜시스 캐슬린 올덤 켈시가 미국 식품의약국(FDA)의 심사관(reviewer)으로 담당하였고, 관련하여 "서류 미비, 자체 실험자료 미비, 태아에게 미치는 영향 검토의 불충분"으로 시판 허가를 안전성에 대한 의구심을 가져 거절했기 때문이다.

[출처] 나무위키 검색. 프랜시스 캐슬린 올덤 켈시

21세기에는 노화, 수명연장, 장기 및 기타 이식, 유전병, 유전자 변형, 세포 및 신경 등의 발전을 위해 다양한 동물실험이 예상되며, 제약 및 민간연구소 480개소, 정부기관 30여 개소, 국 · 공립 의과대학과 한의 및 수의대 등의 대학 300여 개 등을 포함하여 실험동물 시설은 약 960여 개로 추정된다.

동물실험의 증가는 세계적으로는 국제 환경단체, 동물보호단체 등에서 반대운동이 확산되고, 동물의 복지, 권리, 윤리적 문제에 대한 반발이 지속적으로 제기되고 있으며, 동물실험은 결국 인간의 건강과 생명을 위한 실험을 인간을 대신하여 동물이 사용되어지는 것인데 동물의 권리를 주장하여 동물실험을 반대하는 입장의 가장 큰 의견으로는 인간과 동물의 유전자와 유전적 배경이 다르기 때문에 결국 동일한 실험이 이루어지기 어렵다는 것이다. 예를 들면, 비소는 인간에게는 발암성 물질이지만 동물에게는

읽을거리 기사로 생각해 보는 '동물실험'에 관련 생명윤리

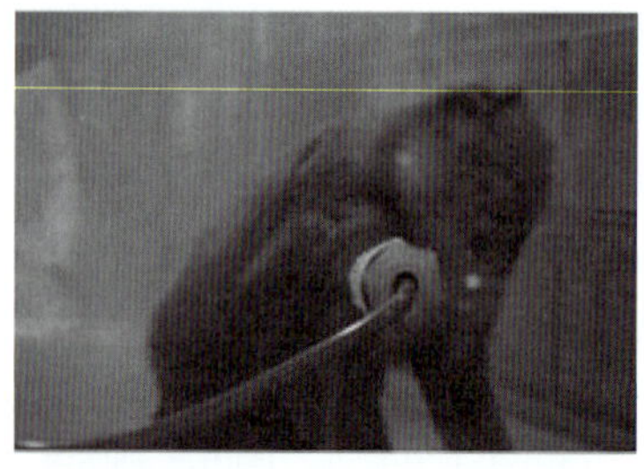

사례1: '원숭이 실험' 파문 커지자 진화 나선 독일 자동차 업체
세계적으로 유명한 독일의 자동차 업체들이 원숭이를 가둬 놓고 배출가스 유해실험을 한 데 이어, 인체실험까지 한 사실이 드러나 파문이 있었다.

[출처] SBS 인터넷 기사

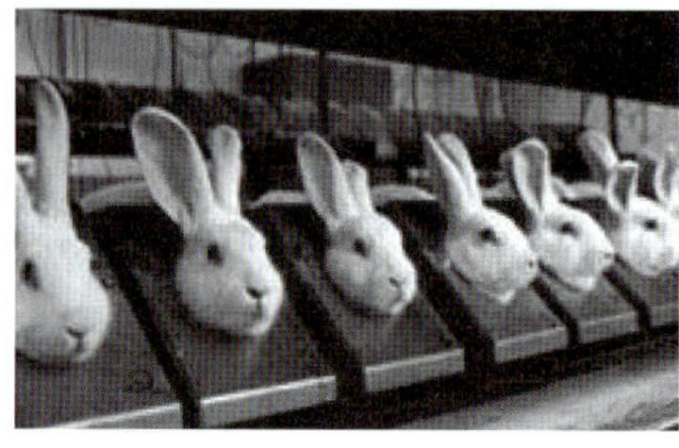

마스카라의 자극성을 실험하는 '드레이즈 테스트'를 위해 대기 중인 토끼들

사례2: 비건(Vegan) 화장품이 뜨고 있다. 비건 화장품이란 동물성 성분을 사용하지 않고, 동물 실험을 통해 제품 개발을 하지 않는 화장품 뜻한다. 건강과 안전, 환경문제에 대한 관심이 높아지면서 화장품 성분은 물론 제조 과정까지 꼼꼼히 따지는 똑똑한 소비자가 늘어난 것이 배경이다. 채식주의자와 반려동물 가구 증가도 비건 화장품의 등장을 촉구했다.

사례3: **세계 비건 화장품 시장, 2025년 23조 전망**
국내에선 지난해부터 동물 실험 화장품의 판매가 금지됐다. 주요 화장품 업체들도 일찌감치 동물 실험을 중단했다. 아모레퍼시픽은 2008년부터 화장품 완제품과 원료에 대해 동물실험을 금지했으며, LG생활건강도 2012년부터 전 제품에 동물 실험을 중단하고 세포배양 독성 평가법, 면역세포 배양 평가법 등으로 대체했다.

[출처] 조선일보 인터넷기사

무해한 것으로 미국의 레이 그릭(Ray Greek)박사는 인간과 동물이 공유할 수 있는 질병은 1.16%에 그치며, 질병은 동물의 종마다 다르게 나타난다는 것이다.

독일의 한 자동차 회사에서는 3년 간 질소산화물을 흡인하는 동물실험을 진행하여 세계적으로 질타를 받았다. 질소산화물은 디젤 차량 등에서 배출되는 대기오염물질 중 하나로, 눈과 호흡기 점막을 자극하고, 기침, 가슴통증, 기관지확장, 폐기종 등을 일으킬 수 있다. 이와 같이 동물의 생명과 권리에 대한 문제는 연구윤리에서도 제기되며, 전 세계적으로 동물실험에 사용되는 동물의 숫자는 가능한 최소화해야 하며, 동물의 육체적 · 신체적 부담을 줄이기 위하여 실험 자체의 개선이 필요할 것을 촉구하였다.

또한, 2013년부터 EU는 화장품 원료 및 완제품에 대한 동물실험 금지 및 동물실험을 실시한 화장품을 EU영역 내에 전면 금지하고 있다. 영국은 동물실험을 수행할 때 실험 수행자, 실험시행기관 및 프로젝트에 대한 면허 취득을 필수 조건으로 하고 있으며, 대부분의 선진국에서는 동물실험의 가이드라인 또는 법령을 만들어 동물실험을 좀 더 과학적, 윤리적, 기술적으로 하기 위한 노력을 하고 있다.

4) 동물실험의 대안책 마련

동물실험에서 동물의 고통을 경감시키고자 하는 것이 주요 논점이다. 이에 대한 대안은 현존하는 동물실험을 부분적으로 또는 전체적으로 대체하는 것이다. 그 방법으로는 실험동물의 대체(Replacement), 사용되는 실험동물 수의 감소(Reducing), 동물실험과정 중에 실험동물이 느끼는 고통의 경감방법의 정교화(Refinement)가 있다.

- 실험동물의 대체(Replacement), 사용되는 실험동물 수의 감소(Reducing)를 위한 방법은 컴퓨터 시뮬레이션이나 모형 생물체, 시각매체를 이용하거나, 세포나 장기의 배양을 이용한 시험을 확립하는 것이다.
- 동물실험과정 중에 실험동물이 느끼는 고통의 경감방법의 정교화(Refinement)의 방법으로는 하등생물을 실험동물로 이용하거나 마취, 진정에 관한 교육을 통한 고통의 경감 등을 들 수 있다.

화장품의 경우 생산 시 부작용을 확인하기 위해 인체를 이용한 실험이 필요한데, 이에 동물실험이 행해질 수 있다. 화장품은 인간을 미용을 위한 부수적인 분야임에도 불구하고 무분별한 동물실험이 진행되어 「화장품법 일부개정법안」이 유럽연합에서 2013년 3월부터 발효되었다. 2004년 화장품 완제품 단계의 동물 실험을 금지한 데 이어 2009년 원료 단계의 실험도 금지했던 유럽연합은 화장품 동물 실험 금지법을 통해 동물실험을 거친 화장품의 수입 · 유통 · 판매를 금지했다.

우리나라는 2015.12.31 제338회 임시회에서 이 같은 내용이 담긴 「화장품법 일부개정법안」을 통과시켰으며, 개정안에 따르면, 동물실험을 실시한 화장품 또는 동물실험을 실시한 화장품 원료를 사용해 제조 또는 수입한 화장품을 유통 · 판매할 수 없다는 것이다. 화장품 제조판매업자로 하여금 사용상의 제한이 필요한 원료에 대해 사용기준을 지정하거나 국민보건상 위해 우려가 제기되어 화장품 원료 등에 대한 위해 평가에 필요한 경우 등은 제외되었다.

읽을거리 기사로 생각해 보는 '비건화장품'에 관련 생명윤리

내가 이뻐지기 위해 널 다치게 할 순 없어!

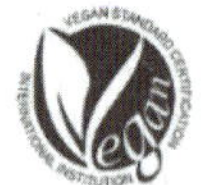

비건표준인증원

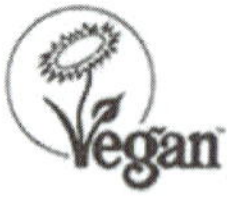

영국 비건 협회

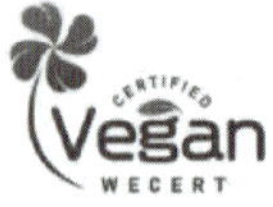

위써트인증원

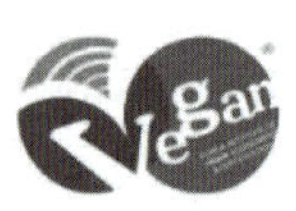

한국비건평가인증원

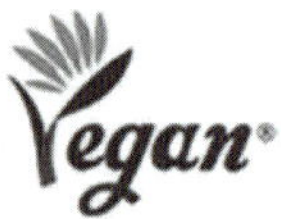

한국 비건 인증원

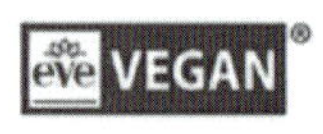

프랑스 비건 협회

비건 화장품은 동물실험을 거치지 않고, 동물성 원료 대신 자연 유래 친환경 성분만을 사용하는 화장품을 말한다. 비건 제품은 어떤 동물의 성분도 포함하지 않으며 동물성 제품으로 가공되지 않는데, 여기에는 동물뼈를 원료로 사용해 생산되는 꿀, 밀랍, 백설탕 등이 포함된다.
구매 시 동물 실험을 하지 않은 '크루얼티 프리' 제품인지와 더불어 동물성 원료를 사용하지 않았는지를 체크한다. 유명한 비건인증기관으로부터 인증된 제품은 인증 마크가 있어서 비건 제품임을 쉽게 확인할 수 있다.

[출처] 네이버 지식백과

02 인체실험

1) 국제사회의 인체실험

제2차 세계대전 당시 일본과 나치 독일은 주축국으로, 특히 제2차 세계대전 중 나치 독일의 일부 의사들은 국익이라는 명분하에 장애인, 정신병 환자, 혼수상태의 환자들에게 인체실험을 강행하는 히틀러의 계획에 적극적으로 참여하였다. 일부 저명한 의과대학 교수들도 인종적으로 열등한 민족의 사살을 자행하였으며, 강제수용소에서 대량학살과 실험이 이루어졌다. 이러한 대량 인체실험의 존재로 인하여 '의학발전의 빛과 어둠'으로 불리기도 했지만, 최근에는 의학 발전에 거의 기여하지 못했다는 의견이 많다. 도덕성의 한계 때문에 원래라면 아예 할 수 없었을 실험들을 최대한으로 진행하였음에도 불구하고 이루어 낸 성과물이 희생자의 수에 비해 그리 대단하지 않다는 비판의 시각이 더 많기 때문이다. 역사적으로 다시 되짚어보면, 독일이 인체실험을 자행한 목적 자체가 순수한 의학 발전에 기여하기 위해서라기보다는 우생학적 이유나 무기연구를 위해서였기 때문이고, 의학 분야와 전혀 상관없는 가학적이고 엽기적인 고문도 많았기 때문이다.

읽을거리 영화로 생각해 보는 '인체실험'에 관련 생명윤리

"쉰들러 리스트" 영화는 주인공 쉰들러가 유대인들을 안전한 곳으로 피신시키기 위해 작성했다는 명단 아홉 개에서 따왔으며, 자기 이익을 위해 유대인들을 고용한 독일인 사업가 오스카 쉰들러가 1,100여 명의 유대인들을 구하게 된다는 이야기다.

1939년, 독일에게 점령당한 폴란드의 한 도시. 독일인 사업가이자 냉정한 기회주의자인 오스카 쉰들러는 유대인이 경영하는 그릇 공장 인수를 위해 수단과 방법을 아끼지 않는다. 인건비 없이 수백 명의 유대인을 고용한 오스카 쉰들러는 우연히 유대인 회계사인 스턴과 가까워지고, 나치에 의해 참혹하게 학살되는 유대인들의 참혹한 실상과 마주하게 된다. 서서히 그의 양심이 흔들리기 시작하고, 마침내 강제 노동 수용소로부터 유대인들을 구하기로 결심한다. 그렇게 그는 자신이 구해낼 유대인 명단이 적힌 쉰들러 리스트를 만들어 자신의 부와 지위를 이용하여 유대인을 구하는 데 성공하지만, 더 많은 유대인을 구하지 못한 부분에 마지막 눈물을 흘리며 오열하는 모습이 감동을 안겨준다.

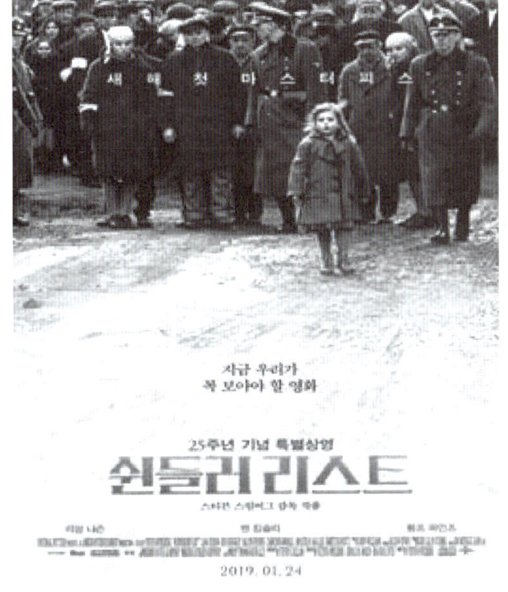

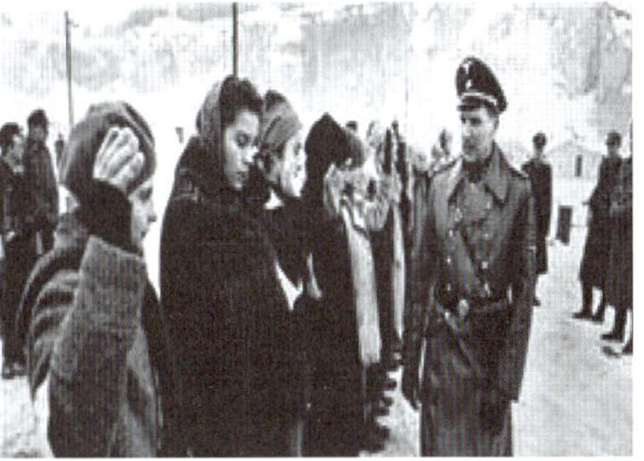

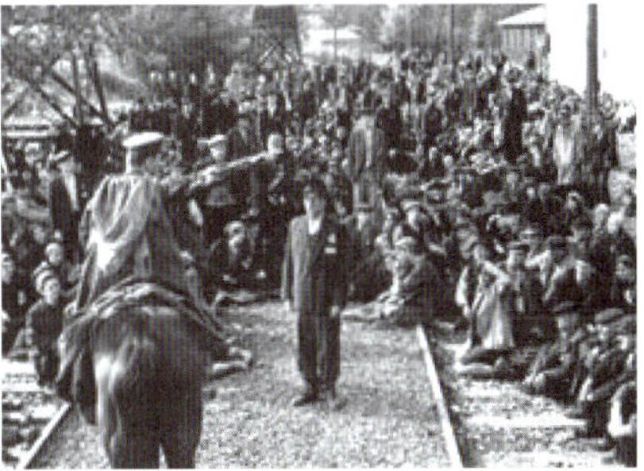

[출처] 네이버 검색. 영화[쉰들러리스트]

2) 국제사회의 지침

(1) 뉘른베르크 강령(Nuremberg Code, 1947)

인간을 대상으로 하는 최초의 연구 윤리 국제 지침으로 제2차 세계대전 이후, 뉘른베르크 국제군사재판이 열리고 요제프 멩겔레나, 카를 게프하르트, 카를 브란트, 지크문트 라셔, 발데마르 호펜, 빅토어 브라크, 카를 클라우베르크, 호르스트 슈만 등 독일의 인체실험에 가담했던 의사나 과학자들에 대한 비판과 반성을 통해 만들어진 과학자의 연구윤리 기준이다.

나치 정권하에서 정말 끔찍할 정도로 많은 유대인이 학살당했고, 과학과 의학의 이름 아래 멩겔레의 경우 쌍둥이 실험으로만 10만 명을, 그 외의 과학자들이 실험쥐 대하듯 인간을 대했던 것이 충격과 공포의 역사로 기록되었다.

제2차 세계대전 중 독일 의사와 과학자들이 전쟁 포로와 수용소 민간인들을 대상으로 비인간적인 인체 실험을 진행한 사실이 전쟁이 종료된 후 드러났다. 당시 독일 의사 20명과 과학자 3명이 뉘른베르크 전범 재판에 송치되었고, 그중 15명이 유죄를 선고받아 그중 7명이 교수형을 받았다. 1947년 재판부는 판결문에서 인체 실험에 대한 윤리적 기준을 정한 10가지 강령을 제시하였는데, 이것이 바로 뉘른베르크 강령이다. 이후 이 강령은 수정 및 보완되어 1964년 세계의사회(The World Medical Association; WMA)의 헬싱키 선언(Declaration of Helsinki)으로 이어졌으며, 현재까지도 인간 대상 의료 연구의 기본 원칙으로 작용하고 있다.

뉘른베르크 강령 [The Nuremberg Code]

인체 실험에 관한 윤리적 기준을 담은 10개 조항

1. 실험 대상이 되는 사람의 자발적인 동의(voluntary consent)는 절대 필수적이다.
2. 실험은 다른 연구방법 · 수단에 의해서는 얻을 수 없는 사회적 이익을 위해 유익한 결과를 낳을 수 있는 것이어야 하며, 성질상 무작위로 행해지거나 불필요한 것이어서는 아니된다.
3. 실험은 그로 인하여 기대되는 결과가 당해 실험의 실행을 정당화할 수 있도록 동물 실험의 결과와 연구 대상이 되는 질병의 자연발생사 및 기타 문제에 관한 지식에 근거하여 계획해야 한다.
4. 실험을 할 때는 모든 불필요한 신체적 · 정신적 고통과 침해를 피해야 한다.
5. 사망 또는 불구의 장해가 발생할 수 있으리라고 추측할 만한 이유가 있는 경우에는 실험을 행할 수 없다. 단, 실험을 하는 의료진도 그 대상이 되는 실험의 경우는 예외로 한다.
6. 실험으로 인하여 감수해야 하는 위험의 정도나 그로 인하여 해결되는 문제의 인도주의적 중요성 정도를 초과하여서는 아니 된다.
7. 상해, 불구, 사망의 어떠한 일말의 가능성으로부터도 실험대상자를 보호하기 위하여 적절한 준비와 적당한 시설을 갖추어야 한다.
8. 실험은 과학적으로 자격을 갖춘 자에 의해서만 행해져야 한다. 실험을 시행하고 이에 참여하는 사람에게는 실험의 모든 단계를 통하여 최고도의 기술과 주의가 요구된다.
9. 실험이 진행되는 동안 실험 대상자는 실험의 계속이 불가능하다고 보이는 신체적 · 정신적 상태에 이르게 된 경우 실험을 자유로이 종료시킬 수 있어야 한다.
10. 실험이 진행되는 동안 당해 과학자는 그에게 요구되는 선의, 고도의 기술 및 주의력으로 판단해 볼 때, 실험의 계속이 실험 대상자에게 상해, 장애 또는 죽음을 야기하리라고 믿을 만한 상당한 이유가 있는 경우에는 어느 단계에서든 실험을 중지할 준비가 되어 있어야 한다.

함께 사례 읽고 생각하기

당신이 아래의 사례와 같이 인체실험에 가담하는 직무를 맡게 되었고, 동의하지 않으면 생명이 위태로워진다면 당신은 어떻게 대처할지 생각해봅시다.

- **당신은 국가에서 강행하는 인체실험에 가담할 것인가?**

뉘른베르크 강령의 형성 배경
뉘른베르크 전범 재판부는 재판을 진행함에 있어서 윤리적인 의학연구는 무엇이며, 만약 인체실험의 중단이 불가피하다면 어느 정도까지가 허용 가능할 것인가에 대해 깊이 고심했다. 피고 의사들은 자신들이 연구를 거부했다면 목숨이 위태로웠을 것이며, 국가가 결정한 대로 국가의 법을 따랐을 뿐이라고 변론했다. 또한 범죄자들은 어차피 죽을 목숨이었으며, 다수를 위해 희생하는 것이 그들에게 최고로 가치 있는 죽음이 아니겠냐는 논리를 폈다.

[출처] 한정연 인체실험윤리에 관한 주요 문헌 연구

토의내용

___

___

___

___

(2) 헬싱키 선언(Declaration of Helsinki, 1964)

1964년 핀란드 헬싱키에서 열린 세계의사협회(The World Medical Association) 총회에서 채택된 인간을 대상으로 하는 생명의료 연구와 관련된 의료 윤리 선언이다. 제2차 세계대전 동안 벌어진 나치의 인체실험 만행에 대한 반성에서 나온 1947년의 뉘른베르크 강령을 수정 · 보완하여 만든 규범이다. 헬싱키 선언에서 강조하고 있는 원칙은 의학연구를 실시함에 있어 과학, 사회의 이익보다는 피험자의 권익을 우선으로 한다는 것이다. 헬싱키 선언의 골자는 그대로 이어져서 각 대학교들의 연구윤리위원회 설치에 반영되어 왔다. 즉 각 대학교 연구윤리위원회의 강령은 헬싱키 선언에 크게 의지하고 있다.

(3) 벨몬트 보고서(Belmont Report, 1979)

미국 앨라배다주 터스키키에서 대략 40여 년간(1932~1973년) 흑인 인권유린을 자행한 터스키기 매독 생체실험 사건이다. 당시 흑인들에게 진행된 매독 실험은 어떠한 설명과 사전동의가 없었으며, 이후 매독 치료제인 페니실린이 나온 이후에도 실

헬싱키선언 [Declaration of Helsinki]

세계의사회가 규정한 윤리강령

1. 인간을 대상으로 하는 생명의료연구는 일반적으로 승인된 과학 원칙에 따라야 하며, 적절히 시행된 실험 · 동물실험의 근거가 있어야 한다.
2. 실험의 계획 및 시행은 국내법 규정에 따라 독립적인 위원회의 사전 심의를 거쳐야 한다.
3. 자격 있는 유능한 과학자의 책임 하에 연구를 진행해야 한다.
4. 연구 목적의 중요성은 위험과 균형을 이루어야 한다.
5. 피험자의 이익에 대한 고려를 과학 및 사회의 이익에 우선시해야 한다.
6. 신체의 완전성에 대한 권리, 프라이버시를 존중해야 한다.
7. 연구에 따른 위험이 잠재적 이익보다 크다고 판단할 때에는 연구를 중단해야 한다.
8. 연구결과를 발표할 때 의료진은 결과의 정확성을 유지하고, 이 선언에 규정된 원칙을 따라야 한다.
9. 연구 자체의 목적과 방법, 예견되는 이익과 내재하는 위험성, 그에 따르는 고통 등에 관하여 피험자에게 사전에 충분히 알려주어야 하며 또한 그들로부터 충분한 설명에 근거하여 자유로이 이루어진 동의를 받아야 한다.
10. 이때 동의는 그 연구에 참가하지 않고, 독립된 지위에 있는 의료인이 받아야 한다.
11. 법률상 무능력자에 대해서는 국내법에 따라 법적 대리인의 동의를 얻어야 한다.
12. 연구자는 모든 재정적 이해관계를 윤리심사위원회와 잠재적 연구참여자에게 밝혀야 하며, 간행되는 논문에도 이를 명시해야 한다.
13. 새로운 치료의 유효성을 지지하지 않는 반대연구의 결과도 발표되어야 한다.
14. 학술 잡지는 이 선언의 원칙을 준수하지 않는 보고서를 수용해서는 안 된다.

험을 지속하기 위해 이 사실을 숨겼다. 해당 사실이 세상에 폭로되자 충격을 받은 미국 의회는 1974년 국가연구법을 통과시키고, 그 법은 '임상시험의 인간 피험자를 보호하기 위한 윤리원칙과 가이드라인(Ethical Principles and Guidelines for the Protection of Human Subjects of Research)'을 제시하고 1979년에 이르러 벨몬트 보고서가 발표되었다.

인간 대상 연구에서 피실험자를 보호하기 위한 임상실험 윤리적인 원칙과 지침으로 벨몬트 보고서 3원칙은 아래와 같다.

① 인간존중(Respect of Person)의 원칙

② 선행(Beneficent)의 원칙

③ 정의(Justice)의 원칙

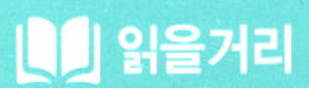

역사적 사건으로 생각해 보는 '비공개 생체실험'에 관련 생명윤리

터스키기(Tuskegee) 매독 연구

1932년 미국 공중보건국(USPHS)은 터스키기 지역 흑인들이 매독에 많이 걸려 있으며 이들 중 99%가 치료를 받지 않았으므로 '세계 어느 곳에서도 찾기 힘든, 과학연구를 위한 더할 나위 없는 기회'라며 실험계획을 세웠다. 이 실험의 목적은 자연상태의 매독, 즉 치료하지 않은 매독이 사람들의 일상적인 삶에 어떠한 영향을 주는지 관찰하기 위함이었다. 치료하지 않은 매독이 심혈관 질환, 정신질환, 조기 사망을 초래한다는 사실이 당시에도 잘 알려져 있었음에도 불구하고, 공중보건국은 애당초 피험자들을 치료할 계획을 갖고 있지 않았다.

백인 의사들은 피험자로부터 정기적으로 채혈을 했고 척추에서 뇌척수액을 뽑는 검사까지 했지만, 이 모든 게 치료를 위한 것이라고 말했다. 흑인들은 자신이 피험자라는 사실을 까맣게 모르고 있었으며 정부에서 무료로 건강검진과 치료를 제공해주고 있다고 믿었다.

터스키기 연구는 1936년부터 실험이 종료된 1973년까지 정기적으로 의학저널에 보고되었다. 연구가 계속되던 1943년 매독 치료에 효과적인 페니실린이 개발되고 곧이어 널리 사용되었지만, 연구자들은 피험자를 치료하기는커녕 단지 매독의 경과와 부검소견만 관찰했다. 이 실험을 다룬 논문들이 미국 내 십여만 명의 의료인들에게 읽혀졌지만, 놀랍게도 아무도 이 연구의 비윤리성을 문제 삼지 않았다.

40년에 걸친 실험 기간 동안 공중보건국은 수차례에 걸쳐 피험자들의 치료를 막았다. 실험 지역의 의사들은 피험자들의 명단과 함께 이들이 치료를 받으러 올 경우 치료하지 말고 되돌려 보낼 것을 당부하는 공문을 받았다. 1940년대 알라바마 보건소가 지역을 순회하며 성병 치료 프로그램을 펼칠 때 공중보건국은 터스키기 실험대상자들을 치료하지 말라고 보건소에 경고했다. 또한 1941년 미군이 터스키기 지역 청년들을 징집하여 매독 치료를 명령했지만, 공중보건국은 256명의 명단을 건네며 이들을 치료에서 빼 줄 것을 요청했고 미군은 이를 받아들였다.

이 연구가 세상에 알려지게 된 것은 한 개인의 폭로를 통해서였다. 1966년 공중보건국에서 성병 조사 임무를 맡고 있던 피터 벅스턴은 이 실험에 대해 문제를 제기하였다. 그러나 내부 논의를 거쳐 당국이 내린 결론은 '이와 같은 연구를 할 기회는 다시없을 것이므로 계속해야 한다'는 것이었다. 공중보건국을 그만 둔 벅스턴은 1972년 친구인 신문 기자에게 이 실험의 존재를 알렸고 이는 기사화되어 전국 일간지의 헤드라인을 장식했다. 그러나 터스키기 실험에 직접 참여했던 의사들은 실험이 잘못되었음을 결코 인정하지 않았다. 그들은 실험이 시작될 당시에는 좋은 치료제가 없었고, 페니실린이 나온 다음에도 이 약으로 효과를 보기에는 환자들의 매독이 이미 심각하게 진행되어 있는 상황이었음을 지적했다. 또한 환자들은 가난하고 무지하므로 치료를 못 받고 어차피 죽어갈 사람들이지만, 실험에 참가함으로써 의학 발전에 기여했고 앞으로 흑인 매독환자들을 치료하게 될 의사들을 크게 도왔다고 주장했다.

정부에 큰 배신감과 분노를 느낀 흑인 환자들과 가족들은 미국 정부와 관련 연구기관들을 상대로 소송을 걸었고 생존자와 유족들은 총 1천만 달러의 보상을 받게 되었다. 나아가 미국 클린턴 대통령은 1997년 5월 16일 실험의 피해자와 그 가족들을 백악관에 초청해서 미국 정부가 그들에게 저지른 일에 대해 공식적으로 사과했다. 이 자리에서 클린턴 대통령은 20만 불의 기금으로 터스키기 대학에 의료윤리연구소를 설립할 것을 약속했다.

함께 사례 읽고 생각하기

■ 인체실험은 '타인'이 아닌 '자신'에게 적용해 보는 것은 윤리적인 문제가 없는 것일까?

배리 마셜 박사의 경우 자신에게 실험을 하여 남에게 위해를 주지는 않았다. 결론적으로 헬리코박터균을 박멸하여 인류를 위해 질병 예방에는 많은 공헌을 하여 노벨상까지 수상하였다. 이러한 배리마셜 박사의 실험은 어떠한지에 대해 토의하는 시간을 가져봅시다.

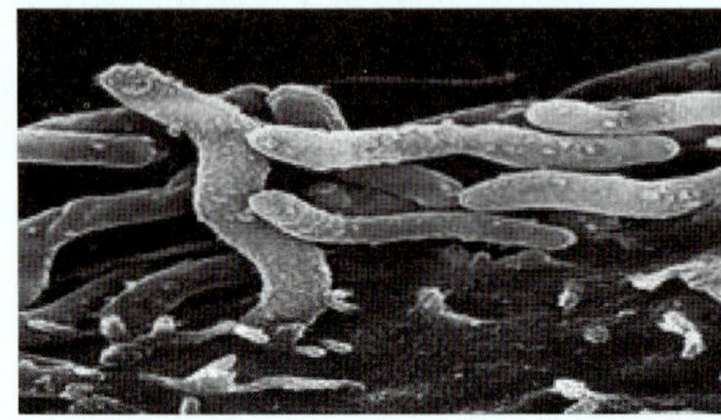

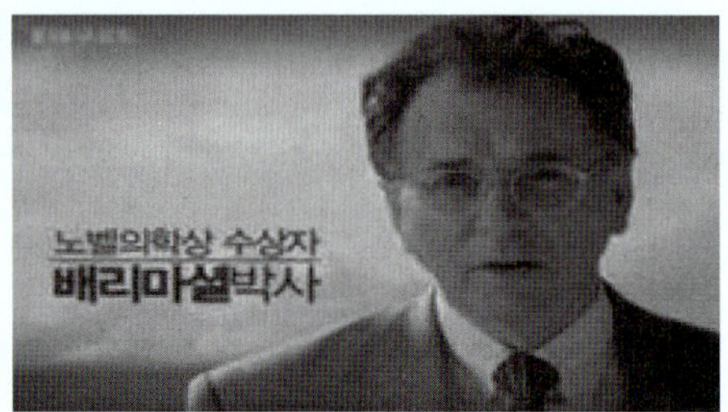

배리 마셜 [병균을 마신 남자] [Barry J. Marshall]

호주 출신의 마셜 박사는 헬리코박터균을 발견한 공로로 노벨상을 수상했다. 그는 헬리코박터균을 자신의 몸에 스스로 투약해서 변화를 관찰한 연구로 유명하다. 만성 위염과 위궤양은 1970년대 후반만 해도 원인이 정확히 밝혀지지 않은 질병이었다. 마셜 교수가 헬리코박터균을 본격적으로 연구하기 전까지 위장 질환으로 의사를 찾아가면 스트레스와 식습관을 원인으로 꼽을 뿐이었다. 마셜 교수는 실험동물을 이용해 헬리코박터균이 위장 질환을 일으킨다는 사실을 증명하려고 했다. 다만 동물은 인간과 다른 혈액형과 항원을 가지고 있어 헬리코박터균에 감염되지 않았다. 결국, 최후의 수단으로 고른 방법은 자신이 직접 헬리코박터균에 감염되는 것이다. 마셜 교수는 "동물 실험은 헬리코박터균에 대한 결과를 얻기에 충분하지 않았고 매우 어려운 연구였다"며 "젊은 연구자로서 새로운 시도를 해야 했고, 헬리코박터균을 복용한 지 1년 후 만성 위염이 생겼다"고 말했다.
이어 "증상이 나타나면서 헬리코박터균을 찾아내는 조직검사법을 개발했고, 한국 제약사인 녹십자에서 함께 개발에 나서줘 금전적인 어려움을 해결할 수 있었다"며 "현재는 위염을 넘어 헬리코박터균이 위암에 어떤 영향을 미치는지에도 관심을 기울이고 있다"고 설명했다.

[출처] 사이언스조선 기사

토의내용

인간에게는 동물을 다스릴 권리가 있는 것이 아니라 모든 생명체를 지킬 의무가 있다
– 제인 구달 –

삶은 말하지 못하는 생명체들에게도 소중한 것이다. 사람이 행복을 원하고 고통을 두려워하며 생명을 원하는 것처럼. 그들 역기 그러하다
– 달라이 라마 –

동물은 신의 창조물이다. 인간의 재산, 도구, 자원상품이 아니라 신에겐 소중한 창조물이다
– 앤드류 린지 –

참고문헌

한정연 (2011). 인체실험윤리에 관한 주요 문헌 연구. 동아대학교 교육대학원 석사학위 논문, 부산

엄영란, 김희숙, 박미현, 박은준, 신은희, 정귀임, 최귀순. (2018). 생명윤리학. 학지사메디컬.

하주영, 김동희, 황선경 (2009). 간호사의 생명의료윤리에 대한 의식. 한국간호교육학회지, 15(2), 216-224.

우소정 (2019). 초등도덕과에서의 동물윤리교육 방향 탐색. 한국교원대학교 석사학위논문.

권경희, 고정미, 서은경, 서준혁, 이남희, 이상구, 정윤아, 허금희 (2021). 생명윤리. 양서원.

박소영 (2015). 동물의 실험 및 과학적 이용에 관한 윤리적 검코. 가톨릭대학교 대학원 석사학위 논문.

송정은 (2021). 동물의 법적 지위와 권리에 관한 연구. 강원대학교대학원 박사학위 논문.

한성숙 외 (2008). 간호윤리학(3판), 서울: 대한간호협회.

[프랜시스 올덤 켈시 검색]. 2024.05.18. 나무위키 홈페이지 접속. https://ko.wikipedia.org/wiki/%ED%94%84%EB%9E%9C%EC%8B%9C%EC%8A%A4_%EC%98%AC%EB%8D%A4_%EC%BC%88%EC%8B%9C

[탈리도마이드 검색]. 2024.05.18. 나무위키 홈페이지 접속. https://namu.wiki/w/탈리도마이드

이학범 기자. 2021년 실험동물 488만 마리 사용…역대 최다, 수의사 신문 인터넷 보도, 2022.04.22. https://www.dailyvet.co.kr/news/practice/laboratory-animal/164646

류희준 기자. '원숭이 실험' 파문 커지자 진화 나선 독일 자동차 업체. SBS 인터넷 보도, 2018.02.01. https://news.sbs.co.kr/news/endPage.do?news_id=N1004602779&plink=ORI&cooper=NAVER&plink=COPYPASTE&cooper=SBSNEWSEND

김은영 기자. "꿀 들어갔나요? 동물 실험은요?" 비건 화장품이 뜬다.. 조선일부 인터넷 보도, 2018.07.10. https://news.sbs.co.kr/news/endPage.do?news_id=N1004602779&plink=ORI&cooper=NAVER&plink=COPYPASTE&cooper=SBSNEWSEND

[네이버 지식백과] 비건화장품 (쇼핑용어사전) https://terms.naver.com/entry.naver?docId=6237415&cid=51399&categoryId=51399

송복규 기자. 외면받던 연구 의학계 통념 깨고 노벨상…'헬리코박터균' 개척자의 조언. 사이언스조선 보도, 2024.03.04. https://biz.chosun.com/science-chosun/science/2024/02/28/DXRAONEW35FJRCMV3S5A2QR2A4/?utm_source=naver&utm_medium=newsstand&utm_campaign=biz

Beauchamp, T. L., Childress, J. F. (1979). Principles of biomedical ethics. New York (NY): Oxford University Press.

Warnock, G. J. (1971). The object of morality. London: Methuen.

성과 사랑에 대한 생명윤리

학습성과

1 성과 사랑의 정의를 설명할 수 있다.

2 사랑에 관한 윤리적 가치를 설명할 수 있다.

3 성행위의 윤리적 의미를 제시할 수 있다.

4 성소수자 관한 윤리적 문제를 이해할 수 있다.

5 성 불평등에 관한 윤리적 문제를 제시할 수 있다.

6 성 상품화의 문제(대중매체를 통한 상품화, 성매매)를 제시하고, 관련한 윤리적 문제를 이해할 수 있다.

7 성과 관련한 폭력의 문제(성희롱, 성폭행, 데이트폭력)를 제시하고, 관련한 윤리적 문제와 해결 방안을 이해할 수 있다.

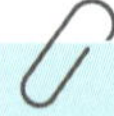

- 사랑을 기반으로 성행위는 모두 윤리적일까?
- 윤리적인 측면에서 성소수자에 대해 어떤 관점을 가져야 할까?
- 성을 상품으로 보는 것은 어떤 윤리적 문제를 발생할 수 있을까?

01 성과 사랑의 본질

1) 성과 사랑

인간은 성과 사랑을 분리하여 성은 육체적, 생리적인 과정이며, 사랑은 정신적인 과정으로 설명한다. 그러나 세상에 존재하는 온갖 생명체가 성을 수행하는 방식을 보면 정신적인 과정이라 부르는 사랑이 성적으로 수행되고 있다는 것을 알 수 있다. 정신적인 과정에서 발생하는 사랑이라는 감정 역시 신체적인 과정에 기초하여 발생한다는 것이다.

생물학적인 성(sex)은 성염색체에 의해 구별되는 남녀의 신체적인 구조로서 성별을 구분하는 기준을 의미한다. 또 다른 개념으로서 사회 · 문화 · 심리적 성(gender)은 개인이 사회화되는 과정에서 획득한 남녀의 정체성(역할)에 대한 인식으로 후천적인 환경에 영향을 받아 형성된다. 이러한 생물학적인 성과 사회 · 문화 · 심리적 성을 통합한 개념으로 섹슈얼리티(sexuality)라는 용어가 사용되고 있다.

2) 사랑에 대한 윤리

사랑은 상대에게 관심을 보이는 것으로 이해와 배려가 필요하다. 사랑은 상대를 존중하는 것으로 상대를 소유하려고 하지 않고 있는 그대로 받아들이며, 인격적으로 존중해야 한다. 또한 사랑에 따른 책임이 발생하며, 상대에게 책임 있는 행동과 반응을 보여야 한다. 사랑에는 보호, 책임, 존경, 이해의 가치가 포함되어 있어야 한다.

사랑을 기반으로 하는 교제 시에는 상대에 대한 이해를 바탕으로 존중하는 태도를 보이며, 상호 간에 도리와 예의를 지켜야 한다. 상대에 대한 존중과 책임으로서 조화로운 사랑을 추구해야 하며, 이는 사랑과 무관한 생리적 욕망과는 구분되어야 한다.

3) 성행위의 윤리적 의미

성행위는 인격적 가치를 갖는 사랑하는 사람과의 자유의지에 의한 육체적이고 정신적인 결합이다. 인간의 이성과 감정으로 조절된 성행위는 사랑을 표현하고 실행하는 합리적인 방식이며, 임신과 출산과 같은 생산적인 가치를 갖는다. 또한 임신과 출산은 사랑의 결실로서 책임성을 수반하게 된다. 인간이 포함되어 있는 고등동물에서 개체는 반드시 죽음을 맞이하며, 대를 이어가는 자녀의 출산과 같은 삶과 죽음의 매개가 사랑이자 성행위를 통해 만들어지는 것이다. 다른 측면에서 행복과 쾌락의 가치로 보았을 때, 성적 쾌락은 인간이 누릴 수 있는 쾌락 중 하나이다. 이성 간의 성행위는 성적 욕구 충족의 수단이지만 동물에서의 본능적인 성행위와는 구별되어야 하며, 절제와 윤리적 가치가 행위를 통제할 수 있어야 한다.

사랑과 성행위의 관계를 관점에 따라 분류해 보면 보수주의적 관점에서 성행위는 부부간의 신뢰와 사랑을 전제로 할 때만 도덕적이라고 제한하였다. 중도주의적 입장에서는 사랑이 동반된 성행위는 결혼과 관계없이 허용될 수 있는 것으로 보고 있으며, 자유주의적 입장에서는 자발적 동의에 따라 다른 사람에게 피해를 주지 않는다면 성적 관계가 허용될 수 있다고 보고 있어 성행위에 대한 자유로운 선택을 강조하고 있다.

읽을거리 **기사로 생각해 보는 '성행위' 관련 생명윤리**

사랑을 기반으로 결혼한 부부 사이에서의 성행위는 모두 윤리적일까?

A씨는 10년 전 B씨와 결혼해 두 자녀를 두었다. 대기업 협력업체에 근무하며 안정적인 결혼생활을 이어갔지만, 3년 전부터 아내 B씨의 친정이 있는 지역으로 이사하며 둘 사이에 균열이 가기 시작했다. A씨와 B씨의 가족 간에 갈등이 깊어진 것이다. A씨는 B씨의 귀가가 늦어지자 직장에서의 남자관계를 의심하며 공격적으로 행동하기 시작했다.

최근 어느 날, B씨는 단골손님과 늦은 시간까지 식사한 뒤 자정 무렵 귀가했다. 화가 난 A씨는 문을 열어 주지 않았고, B씨는 하는 수 없이 다음 날 아침 다시 집으로 돌아왔다. 화가 난 A씨는 부엌칼로 식탁을 내리찍고 아내의 얼굴을 주먹으로 때리는 등 폭행을 가했다. 2주 뒤엔 부엌칼을 들고 B씨를 찌를 듯한 태도를 보이다가 안방으로 끌고 가 칼을 옆에 둔 채 겁을 먹어 항거불능 상태에 있던 B씨와 강제로 성관계를 맺었다.

이 사례가 부부 사이 강간죄를 인정한 첫 번째 판례를 제공했다.

[출처] 조선일보 인터넷 기사

02 성과 관련된 윤리적 문제

1) 성소수자 관련 문제

성소수자는 성적 지향(sexual orientation)이나 성정체성(gender identity), 신체 등이

사회의 대부분을 구성하는 이성애자 즉, 시스젠더(cisgender)와는 다른 이들을 말한다. 성소수자는 동성애자뿐만 아니라 양성애자와 트랜스젠더, 간성(intersex), 제3의 성(third sex) 등을 포함한다.

전통적으로 성소수자를 지칭할 때 사용되고 있는 'LGBT'라는 용어는 레즈비언(Lesbian), 게이(Gay), 양성애자(Bisexual), 트랜스젠더(Transgender)를 뜻한다. 성소수자 중 동성애는 성적 지향의 측면에서 정서적, 성적으로 동성에게 매력을 느끼는 것으로 남성 동성애자는 게이, 여성 동성애자는 레즈비언으로 부르며, 양성애는 동성과 이성 양쪽에게 모두 매력을 느끼는 성적 지향성을 가진 집단을 말한다. 또한 성정체성은 자신의 성별을 남성, 여성 또는 다른 성이라고 내적으로 느끼는 감정을 말한다. 이에 따라 트랜스젠더는 성전환 수술 여부와 관계없이 자신의 성별 정체성이 생물학적 성과 일치하지 않는 사람을 말한다(표 8-1).

표 8-1 성소수자의 유형

유형	정책의 내용
레즈비언(L)	여성이 정서적, 성적으로 동성에게 매력을 느끼는 성적 지향성을 갖는 사람
게이(G)	남성이 정서적, 성적으로 동성에게 매력을 느끼는 성적 지향성을 갖는 사람
양성애자(B)	동성과 이성 모두에게 정서적, 성적으로 매력을 느끼는 성적 지향성을 갖는 사람
트랜스젠더(T)	생물학적으로 타고난 성과 정신적인 성을 반대로 느끼는 사람

또한 성소수자를 아우르는 단어로 퀴어(queer)라는 용어가 사용되는데, 퀴어라는 단어는 원래 '낯선', '이상한', '괴짜의'를 뜻하는 단어였다. 이 용어는 19세기 후반까지 부정적으로 사용되었다가 동성애자 인권운동이 활발해진 1980년대 이후 긍정적으로 변모하였고, 성소수자를 포괄하는 단어로 재명명되어 현재까지 성소수자를 지칭하는 용어로 폭넓게 사용되고 있다. 동성애자 인권단체들의 형성과 함께 성소수자들은 자신들의 존재를 사회에 알리기 위한 성소수자들의 축제인 퀴어퍼레이드를 해마다 개최하고 있다.

이성애자와 다른 성적 성향을 갖는 성소수자에 대한 차별과 비인격적 대우, 성적 정체성과 성적 대상의 혼란 등은 사회적인 문제로 대두되었다. 성소수자에 대한 편견 완화를 위해 미국에서는 1973년에 정신과의사협회에서 성소수자에 대한 비난금지규정을 마련하였고, 이후 국가인권위원회에서 동성애자의 권리보호조항이 신설된 것과 같은 변화가 있었다. 국내에서 한 방송인이 공개적으로 커밍아웃을 한 이후 '동성애'라는 개념이 미디어나 한국 대중사회에 공공연하게 언급되기 시작하였고, 일부 동성애자, 트랜스젠더 연예인들을 통해 대중들은 이들에게 친밀감을 표현하며 성소수자를 바라보는 시선도 서서히 변화하고 있다. 하지만, 아직도 많은 사람은 '성소수자 집단은 한국 국민의 정서에 맞지 않으며 그들을 수용하기 위해서는 많은 사회적 합의가 필요하다'라는 입장을 고수하며, 뿌리 깊은 차별과 편견을 드러내고 있다.

2010년부터 2014년까지 진행된 세계가치조사(World Values Survey)에 따르면 '동성애자를 이웃으로 받아들이고 싶지 않다'라는 항목에 응답한 한국인의 비율은 79.8%로 OECD 국가 중 터키(85.4%)에 이어 두 번째로 높은 비율을 보였다. 이러한 결과는 미국(20.4%), 호주(13.4%) 등의 선진국에 비해 압도적으로 높은 비율로 측정된 점으로 미루어 볼 때, 한국 사회에서 성소수자에 대한 인식 변화를 이끌기에는 아직 많은 시간이 필요할 것으로 예상된다. 그러나 한국의 헌법에서 제10조 행복추구권과 불가침의 기본 인권 및 제17조 사생활의 비밀과 자유 보장 항목을 규정하고 있는 것과 같이 자율적인 의지에 따라 책임있는 성적 행동을 선택하고 결정할 수 있음이 인정되어야 할 것이다.

읽을거리 기사로 생각해 보는 '성소수자' 관련 생명윤리

성소수자 청년 10명 중 4명 "극단 선택 생각"…셋 중 하나 '차별' 경험

성소수자 인권단체 다움이 17일 공개한 '청년 성소수자 사회적 욕구 및 실태조사' 보고서를 보면, 응답자의 41.5%는 최근 1년 동안 극단적 선택을 생각한 것으로 나타났다. 극단적 선택을 시도했다는 응답자도 8.2%였다. 이 단체는 최근 10년간 한국에 거주한 성소수자 청년(19~34살) 3,911명을 대상으로 지난해 8~9월 실태조사를 벌여 보고서를 펴냈다.

조사참가자 10명 가운데 3명(33.6%)은 최근 1년간 성소수자라는 이유로 차별을 받은 것으로 조사됐다. 특히, 트랜스젠더 가운데 차별을 경험했다는 응답이 69.6%에 달해, 트랜스젠더가 경험하는 차별이 매우 심각한 수준인 것으로 나타났다. 최근 1년간 극단적 선택을 시도했다고 답한 트랜스젠더의 비율도 여성은 20.2%, 남성은 12.9%로 전체 성소수자 응답률(8.2%)을 크게 앞섰다.

차별을 경험했다고 관련 기관에 신고한 이는 드물었다. 차별에 어떻게 대처했느냐는 물음에 '(경찰 등에) 신고했다'는 응답은 4.0%에 불과했다. 신고하지 않은 이유로는 '달라지는 게 없어서'(53.0%), '항상 일어나는 일이라 신고할 가치가 없다고 느껴져서'(53.0%)라는 응답이 많았다. 한국게이인권운동단체 친구사이가 2014년 벌인 '한국 엘지비티아이(LGBTI) 커뮤니티 사회적 욕구조사'에서도 신고 비율이 4.4%였다.

[출처] 한겨레신문 인터넷 기사

2) 성 불평등 문제

성 차별(sexism)은 성이 다르다는 이유로 차별적으로 대하는 것을 의미한다. 이러한 차별은 정치적, 경제적, 사회적, 문화적인 부분에서 다양한 방식으로 나타난다. 성 차별은 성 불평등으로 나타나며, 성 역할에 대한 왜곡된 고정관념과 관련된다. 성 역할에 대한 고정관념은 어린 시절부터 가정과 학교, 대중매체 등을 통해 형성되며, 편견으로 인해 잘못 형성된 고정관념은 사회의 모든 영역에서 남녀 불평등과 깊은 연관성을 보이는 것이다.

성 불평등은 사회적으로 다양한 문제를 야기한다. 2023년 한국여성단체협의회의 보고에 따르면 서울 시민은 인식한 성 불평등으로 인해 발생한 문제로 '비혼, 저출산 증가로 인한 인구 감소'를 가장 심각하게 생각하였으며, 이어서 '젠더 갈등으로 인한 사회적 분열', '경력단절 등으로 인한 인적 자원 저하' 등을 선택하였다. 이러한 문제를 해결하고 양성평등 사회를 실현하기 위해서는 일 · 가정 양립을 위한 육아 등의 문제를 개선하고, 성평등 관련 정책을 확대하며, 직장 내 평등을 위한 제도적 뒷받침이 있어야 할 것이다.

한편 일상에서 성 차별적 문제를 이해하고 개선할 수 있는 의지로서 성인지 감수성이 잘 확립될 수 있도록 하는 노력이 필요하다고 제시되고 있다. 성인지 감수성은 성에 부여된 가치와 역할, 의미에서의 차이를 인식하고 각성에 따른 차별을 문제시하면서 바로잡으려는 노력으로 정의할 수 있으며, 양성평등에 대한 의식과 성차별에 대한 인식이 주요한 구성요소가 된다. 성인지 감수성은 성과 관련한 폭력의 문제와도 밀접하게 관련된 요소로서 청소년과 같은 젊은 세대에서부터 성인지 감수성을 높이기 위한 교육이 반복적으로 제공되어야 한다.

3) 성 상품화의 문제

(1) 대중매체를 통한 성 상품화

성 상품화는 역사적으로 시대와 문화를 초월하여 늘 존재했던 문제이다. 특히 돈이 곧 권력이 되는 자본주의사회에서 성 상품화는 더욱 다양한 형태로 확대되고 있다. 특히 대중에게 공개되는 TV, 인터넷 나아가 스마트폰 등을 통한 성 상품화는 심각한 성 관련 사회문제를 유발하는 원인이 될 수 있다.

특히 인터넷과 소셜미디어를 통해 전파되는 성 상품화 문제는 청소년에게서 더 큰 영향을 미쳐 성인기로 이어지는 심각한 사회문제가 된다. 기성세대가 청소년들을 성 상품화의 피해자로 만들고 있으며, 이러한 경우 왜곡된 성의식과 성가치관이 형성된 청소년들이 다시 이차적으로 다양한 형태의 성 상품화를 조장하는 악순환이 발생하는 것이다.

스마트 시대는 대중매체를 통한 성 상품화 현상을 새로운 차원으로 이끌어가고 있다. 예를 들면 선정적인 아이돌 그룹이 인기를 얻게 되었을 때, 그들의 공연 등이 시공을 초월하여 언제 어디서나 공유되며 확산 및 재생산 되면서 성의식을 왜곡시키는 유해물이 될 수 있는 것이다. 대중매체를 통해 수용된 유해물들은 페이스북, 트위터 등 SNS를 통해 대화의 소재가 됨과 동시에 급속히 확산된다. 이러한 영향으로 일부에서는 성을 직접적으로 매매하는 단계를 지나 간접적으로 자신의 누드 사진을 판매하고, 사이버 머니를 받으면서 하는 음란 채팅, 자신의 분비물이 묻은 속옷을 파는 등 자신의 성을 직접 상품화하여 판매하는 경우가 발생하고 있다.

(2) 성매매

성매매는 인간의 성 즉, 여성과 남성을 성적 상품의 가치로 비인격화하여 이윤을 추구하는 행위를 말한다. 성매매는 언어폭력, 신체폭력 등 강제적인 폭력과 결부되는 경우가 많으며, 인간의 존엄성, 자기결정권에 반하는 사건으로 이어지면서 다양한 윤리적 문제와 연관되어 있다.

국내에서는 2004년 3월 22일 성매매 방지를 위한 「성매매알선 등 행위의 처벌에 관한 법률」과 성매매 피해자 및 성을 파는 행위를 한 사람의 보호와 자립을 지원하는 것을 목적으로 하는 「성매매방지 및 피해자보호 등에 관한 법률」 등 「성매매 특별법」이 제정되어 시행되고 있다. 법에서 성매매의 정의는 불특정인을 상대로 금품이나 그 밖의 재산상의 이익을 수수하거나 수수하기로 약속하고, 성교 행위나 신체의 일부 또는 도구를 이용한 유사 성교 행위에 해당하는 행위를 하거나 그 상대방이 되는 것을 말한다. 또한 성매매 관련한 문제에 대한 처벌 규정을 법적으로 제도화한 것이다. 결과적으로 한국은 성매매를 불법으로 정하고 있는 국가에 해당한다.

세계적인 관점에서 보았을 때, 성매매는 국가별로 불법과 합법이라는 틀을 정해 사회적 허용 범위를 결정하고 있다. 2013년 국회에서 제시한 보고서에 따르면 세계적으로 성매매 규제 정책은 금지주의, 규제주의, 관용주의로 나누어 운영하고 있다(표 8-2). 금지주의는 단순 성매매 행위를 포함해 성매매 조장, 알선 등 일체 성매매 관련 행위를 처벌하는 경우로 우리나라를 비롯해 일본, 아일랜드 등이 여기에 해당한다. 단 스웨덴 등 북유럽 국가들의 경우에는 성매수자만 처벌하고 있다. 규제주의는 성매매 자체를 허용하면서도 성매매 여성을 관리하는 것으로 독일, 네덜란드 등이 해당된다. 이러한 국가에서는 성매매 산업으로 유입된 여성이 늘면서 정책 시행의 적절성 논란도 제기되고 있다. 관용주의는 성매매를 금지하지 않고 허용하는 성매매 자율 국가다. 다만 성매매 업소에서 성을 파는 행위에 대해서는 금지하고 운영자를 처벌하지만, 개인이 개별적으로 성매매를 하는 행위는 허용하는 방식이다. 벨기에, 덴마크, 프랑스, 이탈리아 등이 해당되며, 이러한 국가에서는 업소형 성매매가 개인 성매매로 위장돼 대규모 성매매가 이뤄지는 부작용이 나타나고 있다.

우리나라는 성매매 금지주의를 운영하고 있지만 불법적 성매매로 인한 문제들이 끊임없이 발생되어 사회적인 문제로 보도되고 있다. 이러한 문제들은 다양한 도서와 영화 등의 소재가 되어 소개되기도 한다.

표 8-2 국가별 성매매 정책

유형	정책의 내용	관련 국가
금지주의	성매매를 전면 금지하는 경우 단순 성매매 행위를 포함해 성매매 조장, 알선 등 일체 성매매 관련 행위를 처벌함	한국, 일본, 아일랜드 등
	성매매 행위 관련 매수자만 처벌함	스웨덴 등 북유럽 국가
규제주의	성매매 자체를 허용하면서도 성매매 여성을 관리하는 경우	독일, 네덜란드 등
관용주의	성매매 업소에서 성을 파는 행위에 대해서는 금지하지만, 개인이 개별적으로 성매매를 하는 행위는 허용하는 경우	벨기에, 덴마크, 프랑스, 이탈리아 등

읽을거리 영화로 생각해 보는 '성매매' 관련 생명윤리

[영화 〈위!(WE)〉]

2019년 11월 발표된 영화 〈위!〉는 평소 접하기 어려운 네덜란드 영화로, 8명의 십 대들의 성범죄 행각으로 구성된 실화를 바탕으로 한 작품이다. 영화에서는 8명의 십 대들이 어른을 대상으로 저지른 성매매 관련 범죄행각을 통해 '아무것도 모르는' 십대의 호기심에서 시작된 행위라고 보기 어려운 성범죄와 그에 대응하는 어른들… 영화는 거기에 문제의식을 던지고 있다.

영화는 4개 파트로 나누어 진행된다. '벨랑겐동크 스캔들'이라 불리는 재판이 열리는 재판정에 청년 한 명이 증인으로 나와 선서를 하고 있다. 이내 '시몬'이라는 이름의 파트가 시작된다. 네덜란드와 벨기에 국경의 작은 동네에서 남자 넷과 여자 넷으로 구성된 십 대들이 아무도 찾지 않는 아지트를 만들어 돈 벌 구상을 한다. 그들은 가면을 쓴 채 직접 포르노를 찍어 포르노 사이트를 운영하여 돈 벌 구상을 한다.

두 번째 파트 '루스', 그도 시몬과 같이 8명의 십 대 중 한 명이다. 그녀는 지루하고 정형화되어 있는 세상과 삶에 반기를 들고자 했다. 어김없이 친구들과 야한 놀이를 하던 중 펜케라는 여자친구가 죽고 만다. 결국 일행에 여자는 루스만 남게 되는데, 그들은 그 자리를 다른 십대 여자들로 채울 뿐이다.

보다 심도 깊은 주제를 다루는 '리즐'이라는 이름의 세 번째 파트가 이어진다. 십 대들은 돈 버는 방법으로 성매매를 생각했다. 펜케의 죽음이 그들과 관련이 있다는 암시를 주고, 최악의 참사가 벌어진 원인이 되었다는 사실도 밝혀진다. 한편, 리즐은 사진 예술가를 꿈꾸었고, DJ가 되고 싶었지만 꿈과는 멀어진 자신의 모습을 발견한다.

마지막 네 번째 파트는 논란의 재판에 증인으로 나온 '토마스'의 이야기이다. 그의 증언과 정반대로 흘러가는 실제 이야기가 가히 충격적인데, 십 대들은 직접 성매매를 하는 건 물론 성매매 포주가 되었고, 협박, 갈취, 폭력, 조작 등 용서받지 못할 범죄를 저지른 것이다. 그 범죄의 중심에는 평범한 중산층 가정의 막내인 토마스가 있었다.

4) 성 관련한 폭력의 문제

(1) 성희롱

성폭력(sexual violence)은 성을 매개로 상대방의 의사에 반하여 이루어지는 모든 가해적 행위로서 성희롱, 성추행, 성폭행 등을 모두 포괄하는 개념이다. 이러한 개념 중 성희롱은 20세기 중반 이후 여성의 사회 진출이 활발해지면서 조직사회에서 남성이 이전의 전통적 사고방식에서 벗어나지 못하고 여성을 성적인 대상으로 여기면서 귀찮게 하고 힘들게 한 사건을 성희롱으로 명명하면서 제기된 문제이다.

성희롱이란 일반적으로 상대방이 원하지 않거나 일방적인 성적 언동 등으로 성적 굴욕감이나 혐오감을 느끼게 하는 것을 의미하며, 가벼운 성적 치근덕거림으로부터 강제적이고 심각한 성적 학대까지 해당한다. 성희롱은 상하의 지위 관계가 뚜렷이 구분된 조직사회에서 자주 발생하는데 직장 상사, 고객, 동료, 교사, 교수, 학생, 친구, 낯선 사람 등 누구나 가해자가 될 수 있다.

성희롱의 문제는 직장 내에서 가장 빈번하게 발생하고 있으며, 현행법상 직장 내 성희롱 사건은 「남녀고용평등과 일·가정 양립 지원에 관한 법률」에 근거하여 고용노동부에서 관리하고 있다. 그러나 직장 내 성희롱 피해자들이 자신의 피해 내용을 신고하는 경우가 매우 낮은 것을 알 수 있는데, 그 이유는 신고함으로써 겪게 될 또 다른 피해 때문이다.

함께 사례 읽고 생각하기

다음의 기사를 읽고 성희롱 관련한 질문에 대해 생각을 나누는 시간을 가져봅시다.

- 신체적 접촉이 있어야만 성희롱일까?
- 성희롱은 직접 대면하는 상황에서만 발생할까?
- 성희롱은 특별히 행동에 문제가 있는 사람에게서 발생하는 문제일까?

사회적 관계에서 성희롱은 어떤 형태로 발생할까

"우연히 상사의 컴퓨터에서 여성 직원들을 성적으로 비하하는 메시지를 확인했어요. 공동대표와 간부가 다수 포함된 대화방이었습니다. 일상적으로 여직원들을 성기에 비유해서 부르고 (여성 직원을) 성폭행하겠다는 내용까지 있었습니다."

서울여성노동자회가 고용평등 주간을 맞이하여 발간한 '2022년 상담사례집–일하는 여성의 권리 찾기 이야기'에 등장하는 상담 사례다. 지난해 서울여성노동자회에 접수된 여성 노동자들의 신규 상담(550건) 가운데, '직장 내 성희롱' 문제를 토로하는 상담이 10건 중 6건으로 가장 많았던 것으로 나타났다. 직장 내 성희롱은 여성 노동자들 퇴사의 주요 요인(응답자 중 59.5%에서의 원인)으로 지목됐다.

직장 내 성희롱은 주로 상급자나 사업주에 의해 이뤄졌다. 상사에 의한 성희롱이 51%로 가장 많았고, 법인대표(14.7%)와 사장(13%), 동료(12.4%), 고객(2.6%) 등의 순이었다. 서울여성노동자회 관계자는 "직장 내 성희롱이 대부분 고용상 권력을 이용한 행위임을 보여주는 결과"라고 설명했다.

[출처] 한겨레신문 인터넷 기사

토의내용

(2) 성폭행(강간과 강간 미수)

성폭행의 가장 심각한 형태인 강간은 성행위가 아닌 폭력의 한 형태로 사회적 범죄 행위이다. 법적으로 강간은 '상대방이 나의 뜻을 무시하고 강제로 성관계(성기삽입)를 하거나 구강, 항문 등 신체 내부(성기 제외)에 성기를 넣거나 성기, 항문에 손가락 등 신체 일부 혹은 도구를 넣는 행위'로 정의된다. 또한 강간미수는 '상대방이 나의 뜻을 무시하고 강제로 성관계를 하려고 했으나 실패한 경우'를 말한다.

강간 또는 강간미수를 당한 여성들은 일차적인 책임이 자신에게 있다는 자책감으로 죄의식을 느끼고, 가해자의 보복에 대한 두려움, 강간으로 인한 수치심과 당혹감 등으로 신고를 꺼린다. 그 외에 법 집행에 대한 불신, 범죄 처벌 당국이 '강간당한 자'로 취급하는 것, 법적 문제와 관련되는 것에 대한 번거로움 등도 신고를 주저하게 하는 원인이 된다.

강간 피해자들은 가끔 남편, 연인, 친구 가족, 그리고 자녀들의 반응에 대해서 걱정하여 홀로 고통을 감수하는 경우가 있다. 또한 강간 피해자는 지적장애인, 약물이나 알코올로 인해 무의식 또는 저항할 수 없는 사람인 경우가 많다. 음주는 성폭력과 연관된 가장 보편적인 약물이다. 음주 상태는 잠재적 위험 상황을 인지할 수 없게 하거나 성적 공격에 저항할 수 없게 만든다.

(3) 데이트 폭력

데이트 폭력은 결혼한 경험이 없는 남녀가 교제하는 동안 두 사람 간 합의 없이 한 사람이 상대방에게 해를 끼칠 의도를 가지고 행하는 신체적, 심리적, 성적인 위해 행동이다. 데이트 폭력의 세부적인 내용은 신체적 · 성적 · 정서적 · 통제 · 경제적 폭력의 5가지 유형으로 나누어 설명하고 있다(표 8-3). 드라마, 영화 등 다양한 대중매체에서는 데이트 폭력을 연인 사이에서 발생하는 단순한 사랑싸움으로 묘사하면서 낭만적인 해결을 보여주는 경우가 있지만, 실제 데이트 폭력은 단순한 사랑싸움이 아닌 외상 사건 중 하나로 다뤄야 한다.

국내 여성가족부에서 2022년 발표한 통계에 따르면 2021년 한 해 동안 발생된 데이트 폭력 사례 수를 통해 보았을 때, 응답자 중 지금까지 살면서 데이트 폭력 피해의 경험이 있다고 응답한 경험률은 5.0%에 해당한다. 특히, 데이트 폭력의 유형 중 신체적 · 성적 폭력에 대한 경험률도 3.5%에 달했다.

표 8-3 데이트 폭력의 유형

세부 유형	문제 행위
신체적 폭력	• 몸을 다치게 하려고 물건을 던진다. • 세게 밀친다. • 팔을 비틀거나 머리채를 잡는다. • 폭행으로 삐거나 살짝 멍/상처가 생긴 적이 있다. • 칼 등 흉기로 위협한다.
성적 폭력	• 음란한 사진이나 그림 등을 강제로 보여준다. • 나의 의사에 상관없이 신체부위를 만진다. • 외모에 대한 성적인 비유나 평가를 한다. • 가슴이나 엉덩이 등 특정 신체 부위를 자꾸 쳐다본다. • 내가 원하지 않는데 성관계를 강요한다.
정서적 폭력	• 욕을 하거나 모욕적인 말을 한다. • 위협을 느낄 정도로 소리 지른다. • 안 좋은 일이 있을 때 "너 때문이야"라는 말을 한다. • 나를 괴롭히기 위해 악의에 찬 말을 한다. • 내가 형편없는 사람이라고 느낄 정도로 비난한다.
통제에 의한 폭력	• 누구와 함께 있는지 항상 확인한다. • 옷차림을 제한한다. • 친구, 가족, 친척 등 다른 사람의 만남을 제한한다. • 일정을 통제하고 간섭한다. • 휴대폰, 이메일, SNS 등을 자주 점검한다.
경제적 폭력	• 금융 자원을 사용하지 못하게 하거나 사용을 제한한다. • 부동산 및 동산 등을 사용하지 못하게 하거나 제한한다. • 생활비 지급 등의 책임을 회피해 경제적 어려움을 경험하게 한다. • 직장에 다니지 못하도록 한다. • 경제적 의사결정에 참여하지 못하도록 한다.

성희롱, 성폭행, 데이트폭력 등과 같은 성 관련한 폭력의 문제를 예방하기 위해서는 인간의 발달 단계에 따른 올바른 그리고 현실적인 성교육이 필요하며, 특히 청소년이 안전하고 건강한 성적 가치관을 형성할 수 있도록 도와야 한다. 또한 성폭력이나 성희롱 피해자나 가해자에 대한 재인식이 필요하다. 그뿐 아니라 문제 발생 시 거리낌 없이 보고할 수 있는 사회적 분위기 형성과 즉각적인 대응을 할 수 있는 제도적 뒷받침이 있어야 한다.

사랑은 생명의 가장 큰 힘 중 하나이다.
– 매할라 요르단 –

모든 생명은 연결되어 있다.
– 알버트 슈바이처 –

사랑과 관용은 삶의 가장 큰 기쁨을 가져온다.
– 마더 테레사 –

참고문헌

OECD (2019). 한 눈에 보는 사회 2019; 성소수자(LGBT) 집중 조명. Society at a Glance 2019.

권혜림 (2019). 수사 경찰의 성범죄에 대한 2차 피해 인식요인 탐색. 한국콘텐츠학회논문지, 19(1), 671-681.

김보미, 이경란, 오은주, 노기옥, 박정숙, 박명남 (2023). 성과 건강. 메디컬팩토리.

김상학 (2004). 소수자 집단에 대한 태도와 사회적 거리감. 사회연구, 7(1), 169-206.

김종일 (2021). '성 역할 고정관념'과 '성희롱'에 대한 고찰 — 성희롱 관련 법적 쟁점을 중심으로 —. 법학논총, 38(2), 85-107.

박고은 기자. 성소수자 청년 10명 중 4명 "극단 선택 생각"…셋 중 하나 '차별' 경험. 한겨레신문 인터넷 보도, 2022.05.19. (https://www.hani.co.kr/arti/society/rights/1043548.html)

박희린, 허진아(2022). 직장 내 성희롱 피해자의 2차 피해 실태 및 대응방안에 관한 연구. 한국공안행정학회보. 31(2), 51-82.

배한익, 곽혜원, 권소희, 권순일, 김수원 등 (2018). 쉽게 간추린 의료생명윤리. 정문각.

송영진 (2012). 성과 사랑의 철학적 의미. 한국동서철학회논문집, 66, 5-30.

엄유식 (2021). 두 불평등 이야기 : '직종 간 불평등'과 '직종 내 불평등'으로 검토한 노동시장에서의 성 불평등. 한국사회학, 55(4), 161-203.

성윤숙, 손병덕 (2014). 스마트시대 대중매체를 통한 청소년의 성 상품화 대응방안 연구. 한국청소년정책연구원.

신연희, 채규만(2010). 강간피해자의 심리적 충격과 치유 프로그램의 방향. 피해자학연구, 18(1), 107-134.

이정화(2006). 데이트폭력 심리적 후유증. 석사학위논문. 성신여자대학교 대학원.

이호림, 이혜민, 박주영, 최보경, 김승섭 (2017). 한국 동성애자 · 양성애자의 건강불평등: 레인보우 커넥션 프로젝트 I. 대한역학회지, 39, 1-11.

전방욱. (2016). CRISPR-Cas9 사용이 제기하는 윤리적 질문들. 인격주의 생명윤리, 6(2), 87-117.

조비룡, 김대군, 박균열, 정규동. (2008). 사례중심의 의료윤리. 서울: 인간사랑.

최규진. (2018). 낙태에 대한 개방적 접근의 필요성 - 한국 낙태 정책에 대한 역사적 · 보건학적 고찰을 중심으로 -. 생명, 윤리와 정책, 2(1), 1-18.

하예지(2014). 데이트폭력 인식과 폭력경험에 관한 연구. 사회과학연구, 30(4), 79-103.

한국여성정책연구원, 한국형사 · 법무정책연구원 (2022). 2022년 여성폭력통계. 여성가족부.

Lisa Schawrz, Paul Preece, Robert Heandry (2002). Medical ethics - a case based approach-. Elsvier, Oxford, United Kingdom.

조선일보 전수용 기자 (2015). 나라마다 조금씩 다른 성매매 처벌, 외국에선 어떻게…. 인터넷 보도 자료. (https://www.chosun.com/site/data/html_dir/2015/03/15/2015031502520.html)

학습 및 연구윤리

학습성과

1 IRB의 정의를 설명할 수 있다.

2 IRB 심의내용을 설명할 수 있다.

3 출판물 표절에 관해 설명할 수 있다.

4 직접인용과 간접인용을 설명할 수 있다.

5 현대사회 IT에서의 윤리(ChatGPT)를 이해할 수 있다.

6 ChatGPT의 문제점을 제시하고, 관련한 윤리적 문제를 이해할 수 있다.

7 학습과 윤리문제를 알고, 관련한 윤리적 문제와 해결 방안을 이해할 수 있다.

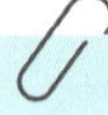

- 표절의 범위는 어디까지 일까요?
- 직접인용과 간접인용의 차이는 무엇일까요?
- ChatGPT의 문제는 무엇일까요?

01 IRB(institutional review board, 기관윤리심의위원회)

1) 기관윤리심의위원회(IRB)

기관윤리심의위원회(IRB)는 임상시험 계획서 또는 임상시험 변경서를 검토하고, 피험자의 서면동의를 받기 위해 사용하는 방법이나 제공되는 정보를 검토하며, 지속적으로 이를 확인함으로써 임상시험에 참여하는 피험자의 권리, 안전, 복지를 보호하기 위하여 임싱시험 기관 내에 독립적으로 설치한 상설위원회이다(의약품 임상시험 관리기준 제1장 제2조 21항).

IRB(Institutional Review Board)란 「생명윤리 및 안전에 관한 법률」과 「약사법」에 따라 두 가지로 나뉘게 된다.

첫째, 「생명윤리 및 안전에 관한 법률」에 따른 "기관생명윤리위원회"를 의미한다. 기관생명윤리위원회는 인간 또는 인체유래해물을 대상으로 하는 연구나 배아 또는 유전자 등을 취급하는 생명윤리 및 안전의 확보가 필요한 기관에서 연구계획서 심의 및 수행 중 연구과정 및 결과에 대한 조사, 감독 등을 통한 연구자 및 연구 대상자 등을 적절히 보호할 수 있도록 설치된 자율적 · 독립적 윤리 기구를 말한다. 기관윤리위원회는 위원장 1인을 포함하여 5인 이상의 위원으로 구성되며, 하나의 성(性)으로만 구성될 수 없다. 또한 위원 중에는 반드시 사회적 · 윤리적 타당성을 평가할 수 있는 경험과 지식을 갖춘 사람 1명 이상과 해당 기관에 종사하지 아니하는 자 1명 이상이 포함되어야 한다.

둘째, 「약사법」에 따른 "임상시험심사위원회"를 의미한다. 임상시험심사위원회는 임상계획서나 대상자로부터 서면동의를 얻기 위해 사용하는 방법이나 제공되는 정보를 검토하고 지속적으로 확인함으로써 임상시험에 참여하는 대상자의 권리, 안전, 복지를 위하여 시험기관에 독립적으로 설치한 상설위원회를 말한다. 임상심사위원회는 임상시험의 윤리적, 관학적, 의학적 측면을 검토하고 평가할 수 있는 경험과 자격을 갖춘 5명 이상의 위원으로 구성하되, 위원은 임상시험실시 기관의 장이 위촉한다. 이 경우 의학,

치의학, 한의학, 약학 또는 간호학을 전공하지 않은 사람 1명 이상과 해당 임상시험 실시기관과 이해관계가 없는 사람 1명 이상이 위원에 포함되어야 한다.

2) IRB 목적과 기능

「생명윤리 및 안전에 관한 법률」(이하 "생명윤리법" 또는 "본법"이라 한다)은 인간과 인체유래물 등을 연구하거나, 배아나 유전자 등을 취급할 때 인간의 존엄과 가치를 침해하거나 인체애 위해(危害)를 끼치는 것을 방지함으로써 생명윤리 및 안전을 확보하고 국민의 건강과 삶의 질 향상에 이바지함을 목적으로 한다.

기관윤리심의위원회 기능은 다음과 같다.

(1) 다음 각 항목에 해당되는 사항의 심의

① 연구계획서의 윤리적, 과학적 타당성

② 연구 대상자 등으로부터 적법한 절차에 따라 동의를 받았는지의 여부

③ 연구 대상자 등의 안전에 관한 사항

④ 연구 대상자 등의 개인정보 보호 대책

⑤ 그 밖의 기관에서의 생명윤리 및 안전에 관한 사항

(2) 해당 기관에서 수행 중인 연구의 선행과정 및 결과에 대한 조사 · 감독

(3) 그 밖의 생명윤리 및 안전을 위한 다음 각 호의 활동

① 해당 기관의 연구자 및 종사자 교육

② 취약한 연구 대상자 등의 보호 대책 수립

③ 연구자를 위한 윤리지침 마련

3) IRB 심의가 필요한 경우

사람을 대상으로 하는 연구는 사전에 IRB의 검토를 받고 승인을 받아 진행해야 한다. IRB 심의 대상이 되는 연구는 아래와 같다.

① 직접 피험자를 대상으로 의약품이나 의료기기 또는 시술, 진단방법을 적용하여 시험을 진행하는 경우

② 진료나 수술 중 조직이나 혈액과 같은 검체를 이용하여 추가로 연구하는 경우

③ 차트, 검사 결과 등 진료기록을 이용하여 후향적 검토로 이루어지는 연구

④ 인터뷰, 설문, 토론, 구두평가 등의 방법을 사용하여 자료를 수집하는 연구

⑤ 의약품 시판 후 사용 성적 조사

표 9-1 IRB가 검토하는 내용

1. 연구 참여에 따른 피험자에 대한 위험은 최소화되어야 한다.
2. 연구 참여에 다른 피험자에 대한 위험은 연구참여로 얻어지는 이익과 연구결과로 얻게 되는 지식의 중요성을 고려하여 적절한 수준이어야 한다.
3. 피험자의 선별은 공정하게 이루어져야 한다.
4. 피험자가 임상시험에 참여하는 대가로 금전적 보상을 받는 경우, 그 보상액 및 보상 방법이 피험자의 임상시험 참여에 대해 부당한 영향을 미치지 않는지 여부를 검토해야 한다.
5. 피험자 동의는 임상연구에 참여하고자 하는 본인이나 또는 법정 대리인으로부터 직접 서면으로 동의를 받아야 하며 기관의 IRB에서 정한 규정과 지침 그리고 관계를 준수하며, 본 지침과 상충되지 않는 범위에서 미국 FDA 및 임상연구안전국의 피험자 동의 관련 규정을 준용하여 적용하도록 한다.
6. 피험자의 안전을 보장하기 위하여 연구 중 수집되는 모든 자료에 대한 적절한 모니터링이 이루어지도록 해야 한다.
7. 피험자의 사생활 정보보호와 기밀유지를 위한 적절한 조치를 취하여야 한다.
8. 취약한 환경의 피험자 군에 대한 인권복지를 보호하기 위하여 추가적으로 적절한 안전 조치를 마련해야 한다.
9. 사람의 경계 또는 유전정보를 이용한 배아나 유전자에 대한 연구는 생명윤리 및 안전에 관한 법률(법률 제12844호)에 의거하여 검토되어야 한다.
10. 실험연구 참여 대상자에게 나타나는 일시적 불편, 일시적 불편의 비일반적 수치, 영구적 손상의 위험, 영구적 손상의 확실성, 불편함과 해악으로부터의 보호권, 기대하지 않은 효과에 대하여 검토되어야 한다.

02 출판물 표절

1) 표절

표절(Plagiarism, 剽竊; 문화어: 도적글)이란 다른 사람이 쓴 문학작품이나 학술논문, 또는 기타 각종 글의 일부 또는 전부를 직접 베끼거나 아니면 관념을 모방하면서, 마치 자신의 독창적인 산물인 것처럼 공표하는 행위를 가리킨다. 문화어 항목과 한자어의 "절"에 나오는 것처럼 다른 사람들의 생각을 훔치는 행동이다. 원래 한자어인 표절은 묶을 표(剽), 훔칠 절(竊)로 이룬 단어이다. 표절은 상대방을 묶거나 모르게 훔치는 행동으로 노략질이나 도둑질까지도 의미했다. 21세기 현재, 의미가 줄어들어 학술이나 예술 등에서 저술이나 저작물을 도용하는 경우에 한정하여 사용한다.

다른 사람의 생각, 작품, 학술논문, 아이디어, 표현, 연구방법 및 결과, 기타 각종 글의 일부 또는 전부를 직접 베끼거나 아니면 인용 등을 표기하지 않은 채 마치 자신의 주장인 것처럼 사용하는 것을 말한다. 표절은 다른 사람의 지적 재산권을 침해하는 비윤리적 행위이다.

표절은 '저작권 침해'와 혼동하는 경우가 많지만, 양자는 맥락과 지향이 서로 다르다. 표절은 윤리적인 행위에 가깝지만, 저작권 침해는 타인의 재산권에 피해를 주는 행위이다. 저작권이 소멸된 타인의 저작물의 경우 200년 전 출처 표시하지 않고 논문을 이용하면 표절에 해당하지만 저작권 침해는 아니다. 표절은 주로 학술이나 예술의 영역에서 활동하는 사람이 갖춰야 할 기본적인 윤리와 관련되는 반면에 저작권 침해는 다른 사람의 재산권을 침해한 법률적 문제이다.

2) 표절과 저작권 침해 그리고 인용

표절은 다른 사람의 저작으로부터 전거를 충분히 밝히지 않고 내용을 인용하거나 차용하는 행위이다. 반면에 저작권 침해는 다른 사람의 저술로부터 상당한 부분을 저자의 동의 없이 임의로 자신의 저술에서 사용한 행위를 가리킨다. 그러므로 지식의 확산을 위해 공정하게 사용될 수 있는 정도를 넘는 경우라면 설사 전거를 밝혔더라도 저자의 동의가 없었다면 저작권 침해가 발생할 수 있다. 물론 표절도 출전을 밝히기만 하는 것으로 전부 방지되는 일은 아니다. 자기 이름으로 내는 보고서나 논문에서 핵심내용이나 분량의 대부분이 남의 글에서 따온 것이라면 출전을 밝히더라도 표절이 될 수 있다. 남의 글이나 생각을 베끼거나 짜깁기해서 마치 자신의 업적인 것처럼 공표한 셈이 되기 때문이다.

저작권 보호가 엄격하게 유지되는 사회일수록 표절에 대한 사회적 규제도 엄격하며, 저작권 보호가 느슨한 사회에서 표절에 대한 규제도 느슨하다는 점에서 바라보면 양자 사이에는 모종의 관계가 전혀 없는 것은 아니다.

한국 행정학회에서는 "표절을 고의적으로나 또는 의도하지 않았다고 해도 출처를 명확하게 밝히지 않은 채, 타인의 지적재산을 임의로 사용하는 것으로 정의한다."라고 정의했다(표9-2).

표 9-2 직접 인용과 간접 인용

유형	정의
직접 인용	1) 3줄 이내로 짧게 인용할 경우 : 인용문 주위에 큰 따옴표(“ ”)를 하고 출처를 표기한다. 〈예시〉 “싸움이 멎었다는 소식을 들었을 때, 명준은 깊은 구렁에 빠졌다.” [출처] 최인훈, 광장(서울: 문학과 지성, 1976), 196. 2) 3줄 이상 인용할 경우 : 본문이 끝난 후, 행을 바꾸고 좌우 여백을 두거나 글자크기 및 글자체를 변경하여 인용된 문단임을 표시하고 출처를 표기한다. 〈예시〉 「광장」에서 최인훈은 주인공의 고뇌에 대해 다음과 같이 묘사하고 있다. 싸움이 멎었다는 소식을 들었을 때, 명준은 깊은 구렁에 빠졌다. 북으로 돌아갈 생각은 아예 없었다. 아버지가 전쟁 중에 어떻게 되었는지 소식을 알 수는 없었으나, 설령 살아 있다 하더라도 그 한 가지만으로 북을 택하기에 너무 약했다. 아버지는 아버지대로 살 테지. 효도 같은 걸 하기엔, 현실이 너무나 무거웠다. 그리고 북녘 같은 데서 살붙이란 무엇이던가. 그러고 보면, 이제 그가 북으로 가야 할 아무 까닭도 없었다. 거기엔 아무도 없었다. 은혜도 없었다. 어떤 사람이 어떤 사회에 들어 있다는 것을 풀어서 말하면, 그 사회 속의 어떤 사람과 맺어져 있다는 말이라면, 맺어질 아무도 없는 사회의, 어디다 뿌리를 박을 것인가. 더구나 그 사회 자체에 대한 믿음조차 잃어버린 지금에. 믿음 없이 절하는 것이 괴롭듯이, 믿음 없이 정치의 광장에 서는 것도 두렵다. [출처] 최인훈, 광장(서울: 문학과 지성, 1976), 196.
간접 인용	1) ‘~에 따르면, ~에 의하면, ~의 견해를 정리하면, ~는 ~(이)라고 말한다.’와 같이 원저자의 아이디어나 논지가 들어간 부분이 명확히 드러나도록 표시하고 출처를 표기한다. 〈예시〉 최인훈에 따르면, 휴전 소식을 접한 이명준은 고뇌에 빠졌으며 북으로 돌아갈 생각이 없다. 그 이유는 당시의 사회에 대한 믿음이 없어 아무에게도 의지하지 못하는 주인공의 절망감을 표현한 것이다. [출처] 최인훈, 광장(서울: 문학과 지성, 1976), 196. 2) 간접 인용을 하더라도 원문의 독특하거나 중요한 표현을 그대로 가져올 때에는 가져온 단어나 어구에 인용 부호(“ ”)를 하고 출처를 표기한다. 〈예시〉 「광장」에서 최인훈은 휴전 소식을 접한 이명준이 “깊은 구렁”에 떨어진 듯 보였다고 묘사하고 있다. [출처] 최인훈, 광장(서울: 문학과 지성, 1976), 196

표 9-2 직접 인용과 간접 인용(계속)

유형	정의
간접 인용	* 간접 인용을 잘하기 위해서는 출처를 밝히는 것과 함께 자신의 말로 말바꿔쓰기(환언, paraphrasing)하는 것이 필요하며, 원문의 의도나 논지를 왜곡해서는 안 된다. 만일 고쳐 쓴 문장이 여전히 원본과 비슷하다면 직접인용문으로 바꾸는 것이 바람직하다.
인용의 원칙과 방법	1) 인용은 공식적으로 검증되었거나 권위를 인정받고 있는 자료에 대해 꼭 필요한 경우에만 하고, 연구자가 주장하는 맥락과 인용한 자료가 어떤 관련이 있는지를 분명히 해야 한다. 2) 자신의 것과 타인의 것이 명확히 구별될 수 있도록 신의 성실의 원칙에 의해 합리적인 방식으로 인용한다. 3) 인용은 자신의 저작물이 주가 되고 인용하는 것이 부수적인 것이 되도록 적정한 범위 내에서 이루어져야 한다. 4) 가급적 1차 문헌(원문)을 인용하되, 불가피하게 2차 문헌을 통해 원문을 알고 2차 인용자의 관점이나 해석이 가미된 부분을 인용하게 되었을 경우 재인용 표시를 해야 한다. [출처] 카피킬러에듀 〈"직접인용"과 "간접인용" 정확히 사용하기〉

3) 연구에서 흔한 표절 4가지 유형

(1) 유형 1: 직접 표절

직접 표절은 대부분의 사람들이 "표절"이라는 단어를 들었을 때 떠올리는 표절 유형이다. 직접 표절은 해당 텍스트가 저자의 것이 아님을 어떤 식으로든 표시하지 않고 소스에서 직접 저자의 논문으로 텍스트를 복사하는 것을 의미한다. 다시 말해, 이러한 유형의 표절은 인용, 각주 또는 텍스트 내 인용을 사용하지 않고 다른 출처의 텍스트를 복사하는 것을 포함한다. 일반적으로 이러한 유형의 표절을 저지르는 사람은 원본 텍스트에서 한 단어도 변경하지 않는다. 몇 단어를 변경하더라도 이것은 직접 표절에 해당한다.

직접 표절은 온라인 표절 검사 도구 덕분에 탐지하기 가장 쉬운 표절 유형이다. 이나고 온라인 표절 검사 도구는 동일한 텍스트가 있는지 확인하기 위해 온라인에서 수억 개의 논문, 웹사이트, 도서 및 학술 논문의 방대한 데이터베이스와 텍스트를 비교한다. 이러한 표절 검사기는 연구에서 모든 유형의 표절을 감지할 수 있으며, 논문

작성에서 어떤 유형의 표절도 저지르지 않으려는 모든 사람에게 매우 유용하다.

직접 표절은 또한 가장 피하기 쉬운 표절 유형 중 하나이다. 원본 논문과 동일한 텍스트를 사용하려면 인용 부호와 적절한 인용 정보를 추가하기만 하면 된다. 물론 논문에 직접 인용할 수 있는 텍스트의 양에는 제한이 있지만 일반적으로 인용 부호와 저자 이름, 날짜, 출판 정보를 추가하면 직접 표절을 방지할 수 있다.

(2) 유형 2: 자기 표절

자기 표절이란 말 그대로 자신의 저작물을 표절로 인정하지 않고 표절하는 것이다. 출처를 밝히지 않은 채 자신이 출판했거나 강좌 또는 출판사에 제출한 다른 논문에서 직접 구절을 복사하는 경우 자기 표절을 범한 것이다. 자기 표절에는 사전 승인을 받지 않고 여러 교사나 교수에게 동일한 과제를 제출하는 것도 포함된다.

어떤 사람들은 자기 표절이라는 의미가 말이 안 된다고 생각하고 자신의 작업을 재활용하는 것이 연구에서 일종의 표절이라는 사실에 놀란다. 표절은 일종의 도둑질인데 어떻게 자신의 것을 훔칠 수가 있을까? 사실은 저자가 저자로서 저자의 콘텐츠를 소유하고 있는 동안 다른 두 출판사가 동일한 저자의 동일한 작업을 게시하면 저작권 문제가 발생할 수 있다는 것이다. 저자의 아이디어는 저자의 것이지만 출판하는 저자로서는 통상적으로 자신의 저작물을 발행인에게 판매하여 실제 저작물을 발행인의 지적 재산권으로 만든다.

출판은 일반적으로 학교 과제와 관련이 없지만 여러 강좌에 동일한 작업을 제출하는 것은 일종의 표절로 간주된다. 하나 이상의 강좌에 동일한 연구나 아이디어를 사용하고 싶은 경우, 저자의 작업을 저자가 이미 했던 것이라고 표시한다면 문제가 없다. 이것은 다른 출처를 인용하는 것과 마찬가지로 출처를 밝히고 인용하는 규칙을 따르는 것을 의미한다. 위의 규칙을 따르면 이러한 유형의 표절을 방지할 수 있다.

(3) 유형 3: 우발적인 표절

의도하지 않은 어떤 형태의 표절도 연구 분야에서 일어날 수 있다. 다른 사람의 표현이나 아이디어를 복사하여 사용한 후 나중에 정확한 인용을 추가하려고 했는데 잊어버렸을 수도 있다. 어쩌면 저자는 의도치 않게 스스로를 표절했을 수도 있다. 또는 논문의 인용문이나 아이디어에 대해 잘못된 출처 정보를 썼을 수도 있다. 고의로 표절할 의도가 없었더라도 표절로 고발되어 피해를 겪을 수 있다. 우발적인 표절의 위험은 강좌나 출판을 위해 작업을 제출하기 전에 항상 온라인 표절 검사기를 사용해야 하는 또 다른 큰 이유이다. 온라인 표절 검사기는 연구분야에서 모든 유형의 표절을 확인할 수 있으므로 매우 유용한 도구이다.

(4) 유형 4: 모자이크 표절

모자이크 표절은 적절한 인용이나 출처를 밝히지 않고 여러 출처에서 아이디어나 문구를 가져와 혼합하는 형태의 표절이다. 이러한 방식으로 아이디어를 결합하여 "모자이크" 또는 패치워크를 만든다. 저자는 원래 문장에서 몇 단어를 변경할 수 있지만 전체 내용은 동일하게 유지된다. 모자이크 표절은 저자가 다른 사람의 논문에서 일부 아이디어를 바꾸어 표현하고 결합할 때도 발생할 수 있다. 연구분야에서 이러한 유형의 표절은 아이디어를 적절하게 바꾸어 표현하는 방법을 알고 항상 출처를 인용하는 부분에 참조를 언급함으로써 표절을 피할 수 있다.

연구분야에서 이러한 유형의 표절을 방지하는 여러 가지 방법이 있다. 첫 번째 방법은 위에서 설명한 다양한 유형의 연구 표절에 대해 저자가 확실히 익혀서 표절을 발견하면 표절임을 분별할 있도록 하는 것이다. 두 번째 방법은 온라인 표절 검사기를 사용하는 것이다. 온라인 표절 검사기를 사용하면 AI를 사용하여 온라인에서 수백만 개의 출처와 저자의 논문을 비교하여 논문을 제출할 수 있다. 온라인 표절 검사기는 직접 표절 및 모자이크 표절을 포함한 모든 유형의 표절을 식별하고 표절된 구절을 강조 표시할 수 있다. 위에서 언급한 이나고 표절 검사기는 데이터베이스에 학술 논문이 포함되어 있기 때문에 학계에서 선호한다. 또한 문법 및 문장 오류에 대해서도 점검한다.

3) 현대사회 IT에서의 윤리(ChatGPT)

개념정리는 (표9-3)과 같다.

(1) ChatGPT

ChatGPT는 인공지능 회사인 OpenAI가 개발한 프로토 타입 대화형 인공지능 챗봇이다. ChatGPT는 Generative Pre-trained Transformer(GPT)와 Chat의 합성어이다. ChatGPT는 2022년 11월 프로토 타입으로 시작되었으며, 다양한 지식 분야에서 상

표 9-3 관련용어 및 개념 정리

용어	의미
GPT (Generative Pre-trained Transformer)	OpenAI에서 개발한 대규모 텍스트 생성 모델로, 사전 학습된 트랜스포머 아키텍처를 기반으로 함
트랜스포머 아키텍처	자연어 처리(NLP) 작업을 위해 개발된 딥 러닝 아키텍처로, self-attention 매커니즘을 활용하여 문장의 컨텍스트를 이해 함
API (Application Programminf Interface)	프로그램 간의 상호작용을 위한 인터페이스를 의미하며, chatGPT를 다른 애플리케이션 또는 서비스와 통합할 때 사용 됨
자연어 처리 (NLP, Natural Language Processing)	기계가 인간의 언어를 이해하고 처리할 수 있도록 하는 인공 지능의 하위 분야
편향성(Bias)	데이터나 모델에서 특정한 경향이나 선입견을 가진 결과를 생성하는 현상을 의미

세한 응답과 정교한 답변으로 인해 집중받았지만, 정보의 정확도는 중요한 결점으로 지적되고 있다. ChatGPT는 인간과 유사한 텍스트를 생성하는 뛰어난 기능을 입증했지만 훈련 데이터에 존재하는 편견을 쉽게 상속하고 증폭할 수 있다. 이는 인종, 성별, 언어, 문화 집단에 따른 다양한 견해와 태도 등 다양한 인구통계에 대한 허위 진술이나 부당한 대우로 나타날 수 있다.

ChatGPT는 자연어 처리를 위해 개발된 대형 언어 모델(LLM, large language Model)이며, 활용은 분야 무관하게 어떠한 질문이든 대화식으로 답하는 챗봇, 분류, 요약 보고, 질의응답 시스템 등과 같은 자연어 처리 태스크에서 활용 가능하다.

(2) ChatGPT 구성

ChatGPT는 LLM(Large language Model) + RLHF(Reinforcement Learning with Human Feedback)으로 이루어져 있다.

① LLM(대형 언어 모델)

- 자연어 처리 분야에서 사용되는 딥러닝 모델 중 하나로, 매우 큰 양의 텍스트 데이터를 학습하여 자연어 이해 및 생성 작업에 사용된다.

- 문장의 단어로 다음에 오는 단어를 예측하기 위한 모델로서, ChatGPT는 대규모 데이터셋에서 사전학습된 모델을 이용하여 자연어 처리 태스크를 빠르게 학습할 수 있다.
- ChatGPT는 콘텐츠 작성 가능하지만, 인간이 원하는 것을 정확하게 이해하지 못하는 한계점이 있어, RLHF 훈련을 통해 보완, 개선해야 한다.

② RLHF(인간 피드백형 강화학습)

- RLHF는 인간 피드백을 이용하여 강화학습의 성능을 향상시키는 방법이다. 인간 피드백은 에이전트가 취한 행동에 대한 정보로, 보상 외에 추가적인 정보를 제공할 수 있다.
- RLHF는 게임이나 로봇 제어 등 다양한 분야에서 적용될 수 있으며, 인간의 지식과 경험을 효과적으로 활용하여 강화학습의 학습 속도와 성능을 향상시킬 수 있다.

(3) ChatGPT 기능과 한계

다른 챗봇들과 달리, ChatGPT는 주고받은 대화와 대화의 문맥을 기억할 수 있으며, 모종의 보고서나 실제로 작동하는 파이썬 코드를 비롯한 인간과 같은 상세하고 논리적인 글을 만들어 낼 수 있다. 음악, 텔레플레이, 동화, 학생 에세이를 작성하고, 시험 문제에 답할 수 있다(때로는 시험에 따라, 평균적인 인간 테스트 응시자보다 높은 수준으로 답한다.); 시와 노래 가사 쓰기; Linux 시스템을 모방하고, 전체 채팅방을 시뮬레이션하고, 틱택토와 같은 게임을 하고, ATM을 시뮬레이션한다. ChatGPT의 교육 데이터에는 man page와 인터넷 현상 및 게시판 시스템, Python 프로그래밍 언어와 같은 프로그래밍 언어에 대한 정보가 포함되어 있다. 전작인 Instruct GPT에 비해 ChatGPT는 위험하고 거짓된 답변을 가능한 회피하도록 설계되었다. ChatGPT는 2021년 9월 이후에 발생하는 사건에 대해서는 지식 획득이 제한되었다.

① 일관성 부족

ChatGPT는 이전 대화와 일관성 있는 대화를 생성하도록 학습되었다. 그러나 모델이 이전 대화의 일부를 놓치거나 오해하면, 생성된 대화는 불일치하거나 이상한 대화가 될 수 있다. 또한 ChatGPT는 이전 대화를 완전히 이해하지 못하고 놓치는 경우가 종종 있으므로 일관성 문제가 발생할 수 있다.

② 지식 부족

ChatGPT는 대화 생성을 위해 대량의 텍스트 데이터에서 학습된다. 따라서 모델이 대화에서 지식을 알아내거나 질문에 대한 정확한 대답을 찾는 데 어려움을 겪을 수 있다. 모델이 이전 대화에서 배울 수 없는 지식이 필요한 경우, 생성된 대화는 불완전하거나 부정확할 수 있다.

③ 논리성 문제

ChatGPT는 대화에서 논리적인 의미와 관련된 이해를 학습하지만, 때로는 불완전하거나 모호한 응답을 생성할 수 있다. 또한 모델이 이전 대화에서 배운 논리와 일치하지 않는 응답을 생성할 수도 있다.

④ 선입견 문제

ChatGPT는 모델이 학습된 데이터에 따라 대화를 생성한다. 이러한 데이터는 종종 인간의 편견과 특정한 관점에서 작성된 것일 수 있다. 따라서 모델이 생성한 대화에는 선입견이 포함될 수 있다.

⑤ 인간 수준의 이해 능력 부족

ChatGPT는 사전학습된 데이터셋에서 학습되기 때문에 인간이 이해할 수 있는 수준의 대화를 생성하는 것이 어렵다. 인간 수준의 이해 능력을 가진 대화형 인공지능 모델을 구현하기 위해서는 여전히 많은 연구와 개발이 필요하다.

(4) Chat GPT 윤리적 우려

ChatGPT 사용으로 발생 가능한 문제는 아래와 같다.

① 표절

ChatGPT는 데이터셋에서 학습한 내용을 바탕으로 새로운 글을 생성하므로, 표절은 지적재산권 침해 문제가 발생할 여지가 있다.

② 팩트체크의 부재

OpenAI는 ChatGPT가 부정확하거나 무의미한 답변을 줄 수 있다고 경고하였다. ChatGPT는 인터넷의 무수한 정보와 패턴, 맥락을 학습하여 자연스러운 다음 문장을 생성하는 알고리즘에 기반하고 있다.

③ 편향성의 강화

데이터셋의 반복 학습은 편향성을 강화할 수 있다. 여성에 대한 편견, 직업에 대한 편견 등 사회적 차별을 심화시키는 결과를 가져올 수 있다.

④ 편견의 비난

ChatGPT는 영국에서 온 남성과 사람들에 대해 농담을 하는 반면 인도에서 온 여성과 사람들에 대해 농담을 하는 것을 거부하거나 도널드 트럼프를 위해 같은 일을 하는 것을 거부하면서 조 바이든과 같은 인물을 칭찬하는 등 차별적인 행동을 한 혐의를 받고 있다. 보수적인 논평가들은 ChatGPT가 유권자 사기, 도널드 트럼프, 인종 비방 사용과 같은 문제에 대해 좌파적인 관점을 가지고 있다고 비난했다. 이러한 비판에 대해, OpenAI는 ChatGPT가 "다른 사람들(포함된 사람들)이 강하게 반대할 수 있는 의견"을 만들 수 있는 계획을 인정했다. 그것은 또

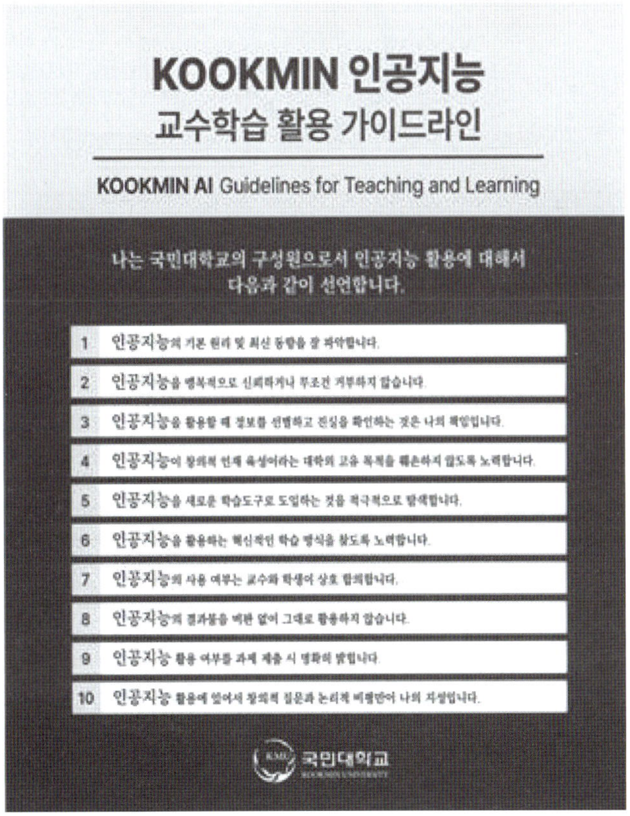

[출처] 국민대 제공, 2023

그림 9-1. ChatGPT 교수학습 활용 윤리강령

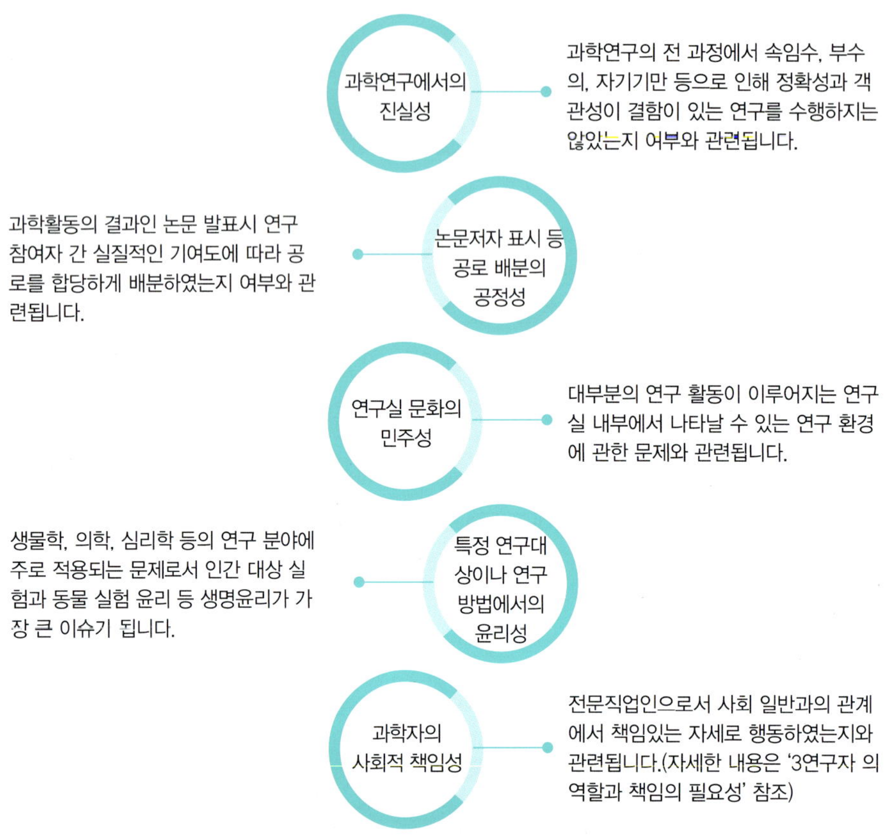

[출처] 국민대 제공, 2023

그림 9-2. ChatGPT 교수학습 활용 윤리강령

한 AI가 "사람과 움직임의 일부 관점을 설명하기 위해" 제공해야 한다는 것을 포함해 논란이 되는 주제를 다루는 방법에 대해 인간 검토자들에게 발표한 권고에 대한 정보를 포함했다. 그리고 "자신의 목소리로" "염증적이거나 위험한" 주제에 찬성하는 주장을 제공하지 않는다(비록 "역사적인 사람들과 운동으로부터 논쟁을 일으킬 수 있지만"). 또는 또는 "한 쪽으로 치우침" 또는 "한 그룹을 좋고 나쁨으로 구분"하지 않는다.

(5) 연구 윤리

연구윤리란 연구자들이 의식적 또는 무의식적 여부와 상관 없이 속임수를 쓰거나, 연구 참가자 또는 사회구성원에게 해를 끼치는 것을 방지하면서 연구를 수행하고 보고하도록 가이드하는 도덕 원칙이다. 따라서, 연구의 적법성 및 유효성을 확보하기 위해서는 연구윤리 가이드라인에 따라 연구를 수행하고 결과를 보고하는 것이 필수이다.

Israel &Hay (2006)는 연구자가 연구윤리를 지켜야 하는 다섯 가지 이유를 아래와 같이 제시했다.

- 다른 대상을 보호하고, 피해를 최소화하며, 편익을 최대화하기 위해
- 연구 신뢰성(trust/reliability) 보증
- 연구 무결성(integrity) 확보
- 기관 및 프로페셔널 요구 조건 충족
- 새롭고 더 도전적인 문제상황에 대처

연구에 따라 연구자가 참고해야 하는 연구윤리 가이드라인은 달라질 수 있으나, 일반적으로 요구되는 사항은 아래와 같다(표9-4).

- 정직성: 데이터 등 조작 금지
- 객관성: 실험 설계, 데이터 분석, 동료 검토 등에서 선입관 배제
- 무결성: 정해진 프로토콜 및 책임 준수
- 공개성: 데이터 및 결과 공유
- 지식재산권 보호: 표절 및 복제 방지
- 기밀성: 연구에 따라 대상자 신상, 기업 정보 등의 기밀 유지
- 사람 및 동물 대상자 보호: 잠재적인 위해 최소화 및 편익 최대화. 연구 대상이 사람일 경우, 인간존엄성, 프라이버시 및 자율성 존중. 연구대상이 동물일 경우, 적절한 존중과 보호.

뉘른베르크 강령(Nuremberg Code, 1947)은 세계 최초의 연구윤리 강령으로서의 의의를 지니고 있으며, 그 내용을 요약하면 다음과 같다.

연구윤리는 왜 필요한가?

① 충분한 정보(informed consent)에 기초한 동의서는 필수 사항이어야 한다.

② 연구에는 반드시 동물실험이 선행되어야 한다.

③ 위험은 반드시 예상되는 이득에 의해 정당화될 수 있어야 한다.

④ 자격을 갖춘 과학자들만이 연구를 수행할 수 있다.

⑤ 육체적, 정신적 고통은 반드시 배제되어야 한다.

⑥ 사망이나 장애의 위험이 예상되는 연구를 수행해서는 안 된다.

표 9-4 연구 부정행위의 7가지 유형과 내용

용어	의미
위조	존재하지 않는 연구 원자료 또는 연구 자료, 연구결과 등을 허위로 만들거나 기록 또는 보고하는 행위 (예: 면담 및 실험을 수행하지 않고 결과를 작성하고 가상으로 만들어내는 것, 통계적 유효성을 위해 실제 실험 결과에 허구의 데이터를 추가하는 것)
변조	연구 재료 · 장비 · 과정 등을 인위적으로 조작하거나 연구 원자료 또는 연구자료를 임의로 변형 · 삭제함으로써 연구 내용 또는 결과를 왜곡하는 행위
표절	다음 각 목과 같이 일반적 지식이 아닌 타인의 독창적인 아이디어 또는 창작물을 적절한 출처표시 없이 활용함으로써, 제3자에게 자신의 창작물인 것처럼 인식하게 하는 행위 가. 타인의 연구내용 전부 또는 일부를 출처를 표시하지 않고 그대로 활용 나. 타인의 저작물의 단어 · 문장구조를 일부 변형하여 사용하면서 출처 표시를 하지 않음 다. 타인의 독창적인 생각 등을 활용하면서 출처를 표시하지 않음 라. 타인의 저작물을 번역하여 활용하면서 출처를 표시하지 않음
부당한 저자 표기	다음 각 목과 같이 연구내용 또는 결과에 대하여 공헌 또는 기여한 사람에게 정당한 이유 없이 저자 자격을 부여하지 않거나, 공헌 또는 기여 하지 않은 사람에게 감사의 표시 또는 예우 등을 이유로 저자 자격을 부여하는 행위 가. 연구내용 또는 결과에 대한 공헌 또는 기여가 없음에도 저자 자격을 부여 나. 연구내용 또는 결과에 대한 공헌 또는 기여가 있음에도 저자 자격을 부여하지 않음 다. 지도학생의 학위논문을 학술지 등에 지도교수의 단독 명의로 게재 · 발표
부당한 중복게재	연구자가 자신의 이전 연구결과와 동일 또는 실질적으로 유사한 저작물을 출처표시 없이 게재한 후, 연구비를 수령하거나 별도의 연구 업적으로 인정받는 경우 등 부당한 이익을 얻는 행위 (예: 이미 출간된 본인 논문의 존재를 알리지 않고 본인 논문과 완전히 동일하거나 거의 동일한 텍스트의 본인 논문을 다른 학술지에 다시 제출하여 출간하는 것)
연구 부정행위에 대한 조사 방해 행위	본인 또는 타인의 부정행위에 대한 조사를 고의로 방해하거나 제보자에게 위해를 가하는 행위
그 밖에 각 학문분야에서 통상적으로 용인되는 범위를 심각하게 벗어나는 행위	

성공은 넘어지고 일어나는 끊임없는 시도에서 온다

– 콜린 파월 –

나는 생각한다, 고로 나는 존재한다.

– 르네 데카르트 –

삶은 지속적인 성장과 발전의 과정이다.

– 나폴레옹 힐 –

참고문헌

고유경, 문인오, 유소영, 이영진, 박희옥, 김명자, 최은희, 안은경, 장영미 (2019). 인간존중과 윤리. 수문사.

국민대학교 (2023)ChatGPT 교수학습 활용 윤리강령.

김미나, 주경진, 백기복 (2019). 국내 윤리적 리더십 연구의 현황과 과제. 윤리경영연구. 19(2), 85-124.

김항인 (2015). 연구윤리교육 프로그램 개발. 한국윤리학회. 100, 131-149.

박윤선 (2006). 헬싱키선언 개정역사와 그 의미. 의료정책포럼. 4(2), 151-161.

이선희 (2021). 연구윤리 환경 변화와 연구윤리 정책 동향. 보건행정학회지. 3192), 145-147.

정계선, 김민설, 박혜숙, 송경선, 장애리 (2022). 사례로 함께보는 생명윤리. 수문사.

최인훈 (1976). 광장. 서울: 문학과 지성. 196

Fujii, L. (2012). Research Ethics 101: Dilemmas and Responsibilities. Political Science & Politics. 45(4). 717-723.

Shamoo, A. E., & Resnik, D. B. (2015). Responsible Conduct of Research. 3rd ed. New York: Oxford University Press.

Israel, M., & Hay, I. (2006). Research Ethics for Social Scientists. SAGE.

기관생명윤리위원회 정보포털.(www.irb.or.kr)

https://www.irb.or.kr/Menu01/Summary.aspx

www.kosac.or.kr 197

국가생명윤리정책원. 연구자를 위한 윤리지침.(http://www.nibp.kr)

"직접인용"과 "간접인용" 정확히 사용하기.(http://edu.dopykiller.com)

생애말기환자의 돌봄과 생명윤리

학습성과

1 생애말기환자의 정의와 진단 기준을 설명할 수 있다.

2 연명의료의 정의를 이해하고, 국내 현황을 제시할 수 있다.

3 연명의료 중단을 결정하는 방법과 과정을 설명할 수 있다.

4 호스피스 돌봄의 시작과 발생과정을 설명할 수 있다.

5 호스피스 · 완화의료 돌봄의 내용을 제시할 수 있다.

6 호스피스 · 완화의료 환자의 심리적 문제, 자살의 원인을 이해하고, 예방할 수 있는 전략을 제시할 수 있다.

7 심폐소생술 금지와 관련한 윤리적 문제를 설명할 수 있다.

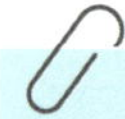

- 치료에 더 이상 반응하기 않는 말기환자에게 끝까지 완치를 위한 치료를 계속해야 할까?
- 말기 환자가 연명의료 중단을 결정한다면 어떠한 시점에 어떤 부분까지 선택하는 것이 정당할까?

01 생애말기환자의 정의

말기환자는 적극적인 치료의 시행에도 불구하고 질병이나 상해로 인해 회복가능성이 없다고 의학적으로 판단되어 단기간 내에 사망에 이르게 될 것으로 생각되는 상태에 있는 환자를 의미한다. 국내에서는 호스피스 관련 법률인 '호스피스 · 완화의료 및 임종과정에 있는 환자의 연명의료 결정에 관한 법률(연명의료 결정법)'를 제정하여 말기환자를 제2조 3호에서 '암, 후천성 면역결핍증, 만성 폐쇄성 호흡기 질환, 만성 간경화 환자 중 적극적인 치료에도 불구하고 근원적인 회복의 가능성이 없고, 섬차 증상이 악화되어 수개월 이내에 사망할 것으로 예상되는 진단을 받은 환자'로 제한된 범위에서 정의하고 있다(표 10-1).

연명의료 결정법의 시행규칙 제2조에서는 말기환자의 진단 기준을 다음과 같이 상세하게 제시하고 있다(표 10-1). 또한 연명의료 결정법 제2조 1, 2호에서는 임종과정에 있는 환자를 회생 가능성이 없고, 치료에도 회복되지 않으며, 증상이 급속도로 악화되어 사망에 임박한 상태에 있는 환자로 정의하면서 연명의료 유보나 중단 시행은 임종과정에 있는 환자로 국한해 적용하도록 하였다. 이러한 법령은 사망이 임박한 환자에게 무의미한 연명을 위한 의료행위가 제공되지 않을 수 있도록 하였다.

표 10-1 말기환자 질환과 진단 기준(연명의료 결정법)

말기환자의 진단명	① 암 ② 후천성 면역결핍증 ③ 만성 폐쇄성 호흡기 질환 ④ 만성 간경화
담당의사와 해당 분야 전문의 1명이 다음 6가지 항목에 따라 진단한다.	
① 임상적 증상 ② 다른 질병 또는 질환의 존재 여부 ③ 약물 투여 또는 시술 등에 따른 개선 정도 ④ 종전의 진료 경과 ⑤ 다른 진료 방법의 가능 여부 등을 고려하여 말기환자 여부를 진단 ⑥ 그 밖에 보건복지부 장관이 필요하다고 인정하는 기준	

02 연명의료

1) 연명의료의 정의

회복 가능성이 없는 환자에게 현대적인 의료기술을 적용해 환자의 의사와 관계없이 생명연장을 위한 치료를 지속하는 관행은 인간의 존엄성과 가치, 행복추구권, 보건 경제적 측면 등에서 다양한 논쟁을 일으키고 있다. 의료현장에서 연명치료란 치료를 통해 더 이상 호전을 기대할 수 없는 환자에게 임종과정의 기간만을 연장하는 무의미한 의료행위를 제공하는 것을 말한다. 현재 국내 연명의료 결정법 제2조 4호에서는 임종과정에 있는 환자에게 중단 가능한 연명의료 행위를 심폐소생술, 혈액 투석, 항암제 투여, 인공호흡기 착용 및 그 밖에 대통령령으로 정하는 의학적 시술로 제한하고 있다. 해당 법령에서 언급한 대통령령으로 정하는 의학적 시술은 체외생명유지술(ECLS), 수혈, 혈압상승제 투여 등이 해당되어 실제 중단 가능한 연명의료 행위는 7개 항목에 해당한다.

2020년 한국보건의료연구원에서 2018년 2월 1일부터 1년간 의료비 수가 청구자료를 기반으로 발표한 보고서에 따르면 해당 기간에 암 진단으로 사망한 환자는 총 54,635명이었으며, 이중 연명의료 결정 후 사망한 경우는 14,438명(26.4%)에 불과한 것으로 보고되었다. 또한 연명의료 중단 결정의 상당 부분이 노인 요양병원이나 일반 병 · 의원보다 상급 종합병원(44.2%)에서 진행되었다는 것과 결정 과정에서 의료진과의 충분한 의사 공유 과정이 이뤄지지 않는 점에서 개선할 부분이 있다고 제시하였다.

읽을거리 **기사로 생각해 보는 '연명의료' 관련 생명윤리**

현행 법 규정에서의 연명의료 결정 참여자, 시점은 적절한 것일까?

2018년 「연명의료결정법」을 만들 때 종교계의 반대가 매우 심해 매우 엄격하게 만들었다. 서울대 의대 OOO 명예교수는 "연명의료 중단 관련 제도를 법제화한 나라 모두 회생 가능성이 없는 말기 환자를 대상으로 하는데, 한국만 말기와 임종기를 구분해 임종이 임박해야 연명의료 중단을 결정하게 해 혼란을 불렀다"고 지적했다. 허 교수는 "환자는 고통받고, 의료진은 말기 환자(보호자)에게 언제쯤 연명의료 결정에 관해 설명할지 혼란을 겪는다. 매일 1000명쯤 이럴 것"이라고 지적했다. 국립연명의료관리기관 센터장은 "연명의료 중단 이행 시기가 임종기로 한정돼 있는데, 이를 말기로 당기는 걸 검토해야 한다"고 말했다.
또한 OOO 교수는 "지속적 식물인간 상태 환자와 중증 치매환자도 연명의료 중단 대상에 포함하는 문제도 논의해야 한다. 대만은 이미 4년 전부터 시행하고 있다"고 말했다.

[출처] 중앙일보 인터넷 기사

2) 연명의료 중단 결정의 방법

말기환자에게 연명의료 중단이 결정되고 이행하기 위해서는 연명의료 중단에 대한 환자의 의사 확인이 반드시 선행되어야 한다. 환자가 의사결정 능력을 갖추고 있는 상태일 때, 담당의사로부터 충분한 정보를 직접 제공받고, 환자 자신의 가치관과 자기결정에 따라 연명의료 중단을 결정해야 한다. 또한 실제적으로 연명의료 중단을 시행하기 위해서는 우선 환자에게 임종과정이 시작되었는지를 판단해야 한다.

말기환자가 임종과정에 있다는 담당의사의 의학적 판단이 확정되면 사전에 작성되어 있는 연명의료계획서와 사전연명의료의향서를 확인해야 하며, 사전에 환자의 연명의료 결정에 대한 의사 표시가 없었고, 현재 환자의 의사능력이 없는 경우 가족을 통한 환자의 추정적 의사를 확인할 수 있도록 하고 있다(그림 10-1).

말기환자가 의사결정 능력을 갖추고 있을 때, 연명의료 중단 결정을 내리기 위해서는 환자가 직접 사전연명의료의향서(표 10-2)를 작성해야 한다. 이후 담당의사는 사전연명의료의향서에 표기된 말기환자의 의사에 따라 연명의료계획서(표 10-3)를

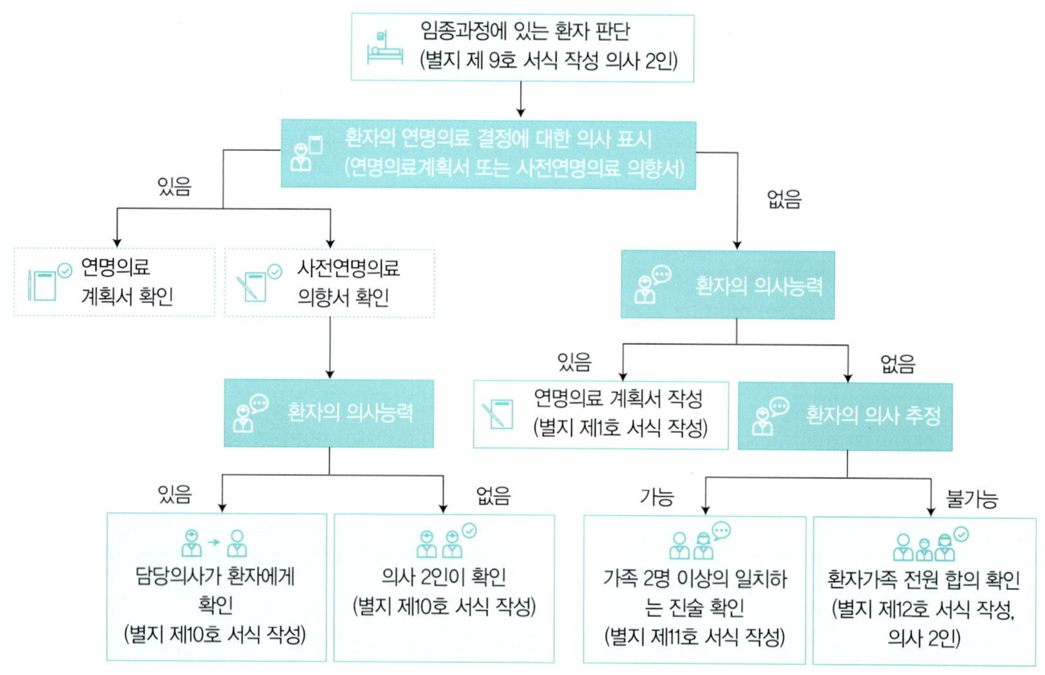

[출처] 국립연명의료관리기관 홈페이지

그림 10-1. 연명의료 중단 결정과 이행의 절차도

표 10-2 사전연명의료의향서

■ 호스피스・완화의료 및 임종과정에 있는 환자의 연명의료결정에 관한 법률 시행규칙 [별지 제6호서식] <개정 2023. 7. 31.>

사전연명의료의향서

※ 색상이 어두운 부분은 작성하지 않으며, [ ]에는 해당되는 곳에 √표를 합니다. (앞쪽)

<table>
<tr><td>등록번호</td><td colspan="3"> ※ 등록번호는 등록기관에서 부여합니다.</td></tr>
<tr><td rowspan="3">작성자</td><td colspan="2">성 명</td><td>주민등록번호</td></tr>
<tr><td colspan="3">주 소</td></tr>
<tr><td colspan="3">전화번호</td></tr>
<tr><td>호스피스 이용</td><td colspan="3">[ ] 이용 의향이 있음 [ ] 이용 의향이 없음</td></tr>
<tr><td rowspan="2">사전연명 의료의향서 등록기관의 설명사항 확인</td><td>설명 사항</td><td colspan="2">1. 연명의료의 시행방법 및 연명의료중단등결정에 대한 사항
2. 호스피스의 선택 및 이용에 관한 사항
3. 사전연명의료의향서의 효력 및 효력 상실에 관한 사항
4. 사전연명의료의향서의 작성・등록・보관 및 통보에 관한 사항
5. 사전연명의료의향서의 변경・철회 및 그에 따른 조치에 관한 사항
6. 등록기관의 폐업・휴업 및 지정 취소에 따른 기록의 이관에 관한 사항</td></tr>
<tr><td>확인</td><td colspan="2">[ ] 위의 사항을 설명 받고 이해했음을 확인합니다.</td></tr>
<tr><td>환자 사망 전 열람허용 여부</td><td colspan="3">[ ] 열람 가능 [ ] 열람 거부 [ ] 그 밖의 의견</td></tr>
<tr><td rowspan="2">사전연명 의료의향서 등록기관 및 상담자</td><td colspan="2">기관 명칭</td><td>소재지</td></tr>
<tr><td colspan="2">상담자 성명</td><td>전화번호</td></tr>
</table>

본인은 「호스피스・완화의료 및 임종과정에 있는 환자의 연명의료결정에 관한 법률」 제12조 및 같은 법 시행규칙 제8조에 따라 위와 같은 내용을 직접 작성했으며, 임종과정에 있다는 의학적 판단을 받은 경우 연명의료를 시행하지 않거나 중단하는 것에 동의합니다.

작성일 년 월 일
작성자 (서명 또는 인)
등록일 년 월 일
등록자 (서명 또는 인)

유의사항

1. 사전연명의료의향서란 「호스피스・완화의료 및 임종과정에 있는 환자의 연명의료결정에 관한 법률」 제12조에 따라 19세 이상인 사람이 자신의 연명의료중단등결정 및 호스피스에 관한 의사를 직접 문서로 작성한 것을 말하며, 호스피스전문기관에서 호스피스를 이용하려는 경우에는 같은 법 제28조에 따라 신청해야 합니다.
2. 사전연명의료의향서를 작성하고자 하는 사람은 보건복지부장관이 지정한 사전연명의료의향서 등록기관을 통하여 직접 작성해야 합니다.
3. 사전연명의료의향서를 작성한 사람은 언제든지 그 의사를 변경하거나 철회할 수 있으며, 이 경우 등록기관의 장은 지체 없이 사전연명의료의향서를 변경하거나 등록을 말소해야 합니다.
4. 사전연명의료의향서는 ① 본인이 직접 작성하지 않은 경우, ② 본인의 자발적 의사에 따라 작성되지 않은 경우, ③ 사전연명의료의향서 등록기관으로부터 「호스피스・완화의료 및 임종과정에 있는 환자의 연명의료결정에 관한 법률」 제12조제2항에 따른 설명이 제공되지 않거나 작성자의 확인을 받지 않은 경우, ④ 사전연명의료의향서 작성・등록 후에 연명의료계획서가 다시 작성된 경우에는 효력을 잃습니다.
5. 사전연명의료의향서에 기록된 연명의료중단등결정에 대한 작성자의 의사는 향후 작성자를 진료하게 될 담당의사와 해당 분야의 전문의 1명이 모두 작성자를 임종과정에 있는 환자라고 판단한 경우에만 이행될 수 있습니다.

[출처] 국립연명의료관리기관 홈페이지

표 10-3 연명의료계획서

■ 호스피스・완화의료 및 임종과정에 있는 환자의 연명의료결정에 관한 법률 시행규칙 [별지 제1호서식] <개정 2023. 7. 31.>

연명의료계획서

※ 색상이 어두운 부분은 작성하지 않으며, [ ]에는 해당되는 곳에 √표를 합니다. (앞쪽)

등록번호		※ 등록번호는 의료기관에서 부여합니다.	
환자	성명		주민등록번호
	주소		
	전화번호		
	환자 상태	[ ] 말기환자	[ ] 임종과정에 있는 환자
담당의사	성명		면허번호
	소속 의료기관		
호스피스 이용	[ ] 이용 의향이 있음		[ ] 이용 의향이 없음
담당의사 설명사항 확인	설명 사항	1. 환자의 질병 상태와 치료방법에 관한 사항 2. 연명의료의 시행방법 및 연명의료중단등결정에 관한 사항 3. 호스피스의 선택 및 이용에 관한 사항 4. 연명의료계획서의 작성・등록・보관 및 통보에 관한 사항 5. 연명의료계획서의 변경・철회 및 그에 따른 조치에 관한 사항 6. 의료기관윤리위원회의 이용에 관한 사항	
	확인 방법	위의 사항을 설명 받고 이해했음을 확인하며, 임종과정에 있다는 의학적 판단을 받은 경우 연명의료를 시행하지 않거나 중단하는 것에 동의합니다. [ ] 서명 또는 기명날인 년 월 일 성명 (서명 또는 인) [ ] 녹화 [ ] 녹취 ※ 법정대리인 년 월 일 성명 (서명 또는 인) (환자가 미성년자인 경우에만 해당합니다)	
환자 사망 전 열람허용 여부	[ ] 열람 가능	[ ] 열람 거부	[ ] 그 밖의 의견

「호스피스・완화의료 및 임종과정에 있는 환자의 연명의료결정에 관한 법률」 제10조 및 같은 법 시행규칙 제3조에 따라 위와 같이 연명의료계획서를 작성합니다.

년 월 일

담당의사 (서명 또는 인)

유의사항

1. 연명의료계획서란 「호스피스・완화의료 및 임종과정에 있는 환자의 연명의료결정에 관한 법률」 제2조제8호에 따라 말기환자 또는 임종과정에 있는 환자의 의사에 따라 담당의사가 환자에 대한 연명의료중단등결정 및 호스피스에 관한 사항을 계획하여 문서로 작성하는 것을 말합니다.
2. 환자는 연명의료계획서의 변경 또는 철회를 언제든지 요청할 수 있으며, 담당의사는 해당 환자의 요청 사항을 반영해야 합니다.

[출처] 국립연명의료관리기관 홈페이지

작성하는 것이다. 사전연명의료의향서는 환자의 자발적인 의사로서 작성되어야 하며, 작성 후 언제든지 변경하거나 철회할 수 있으며, 이러한 사실을 환자에게 고지하여야 한다.

만약 환자가 의식이 없는 상태에서 사전에 작성된 문서가 없어 가족을 통해 환자의 추정적 의사를 확인해야 한다면, 19세 이상인 환자의 가족 2명 이상에서 일치하는 진술을 받아야 한다.

함께 활동하기

■ 사전연명의료의향서와 연명의료계획서 작성해 보기

- 2명씩 짝을 정해주세요.
- 1명은 말기환자, 1명의 담당의사의 역할을 합니다.
- 사전연명의료의향서와 연명의료계획서를 작성해보세요.
- 두 학생이 역할을 바꾸어 다시 작성해 보세요.

03 호스피스·완화의료

1) 호스피스 돌봄의 시작

호스피스(hospics)는 중세기에 여행자나 순례자가 쉬어가던 휴식처를 이르는 말에서 유래한 용어이다. 현대적 의미의 호스피스 개념은 시슬리 손더스(Cicely Saunders, 1928~2005)에 의해 확립되었다. 시슬리 손더스는 호스피스란 신체적 · 심리적 · 사회적 · 영적 고통의 조절을 위해 다학제적인 팀에 의해 제공되는 것으로 다른 사람과의 관계 회복, 영적 가치의 발견 등의 잠재적인 가치를 극대화하기 위해 환자를 격려하고 감정적 · 정서적인 지지를 받고 환자의 신념이나 믿음을 존경하고 종교적인 신앙의 부족한 부분까지도 포함하는 것이라고 하였다.

호스피스와 유사한 용어로 완화의료(palliative care)의 개념이 사용되고 있다. 완화의료는 호스피스뿐만 아니라 연명의료를 포괄하는 치료를 의미하는 용어이다. 최근에는 말기치료와 죽음 및 사별까지의 돌봄을 포함하는 호스피스와 완화의료를 통합하여 '호스피스 · 완화의료'라는 용어가 공식적으로 사용되고 있다.

국내에서 호스피스 · 완화의료의 시작은 1965년 마리아의 작은자매 수녀회가 설립한 갈바리의원(강릉 소재)에서 임종환자를 돌보기 시작한 것이었다. 이후 1988년 강남성모병원에 10개 병상으로 구성된 호스피스 병동이 개설되었으며, 1990년대에는 호스피스 활동을 주도하는 단체들이 결성되기 시작하였다. 호스피스 · 완화의료 운영을 위한 제도는 2003년 말기암 환자에 대한 완화의료 전문기관을 지정하면서 시작되었으며, 2015년에는 호스피스 · 완화의료에 대한 건강보험 수가가 만들어지게 되었다. 또한 2016년부터는 가정형과 자문형 호스피스 시범사업을 통해 다양한 호스피스 · 완화의료 전달체계를 모색하면서 건강보험 수가 적용도 확대되고 있다. 제도적으로는 2017년 8월부터 연명의료 결정법이 제정되어 시행되면서 현재의 국내 호스피스 · 완화의료 정책이 펼쳐지고 있는 것이다.

2) 호스피스 · 완화의료 돌봄의 내용

호스피스 · 완화의료에서 돌봄 제공의 목적은 삶이 제한된 말기환자와 그의 가족을 대상으로 그들의 삶의 질을 최대한 높이는 것이다. 결과적으로 생의말기에 있는 환자의 고통 완화와 조절에 초점을 맞추고 있다.

말기환자와 가족의 삶의 질을 높이기 위해 호스피스 · 완화의료에서 제공하는 주요한 돌봄의 내용은 6가지 측면으로 제시된다. 말기환자와 가족에 대한 신체적, 심리적, 사회적, 영적 돌봄과 임종 단계에서의 돌봄이 있으며, 마지막으로 말기 시기와 임종을 함께 경험하는 사별가족에 대한 돌봄이 포함된다(표 10-4).

표 10-4 호스피스 · 완화의료 돌봄

대상자	돌봄의 내용	
말기환자와 가족	신체적 돌봄	통증, 호흡곤란, 복수, 구토, 부종 등 고통을 동반하는 신체적 증상 조절
	심리적 돌봄	불안, 우울, 슬픔 등의 심리적 고통 완화
	사회적 돌봄	사회적, 경제적인 어려움에 대해 자원 활용을 통한 지지적 돌봄 제공
	영적 돌봄	삶의 의미, 죽음에 대한 두려움 등에 대한 고통 완화를 위한 돌봄 제공
	임종 단계 돌봄	임종 과정에 있는 환자의 신체적, 심리적 고통 완화를 위한 돌봄, 가족의 임종 준비에 대한 지원
환자의 가족	사별 후 가족이 사별로 인한 슬픔의 과정을 극복하고, 고인이 없는 새로운 삶에 적응할 수 있도록 돌봄	

호스피스 · 완화의료 돌봄은 다학제적인 팀에 의해서 제공되며, 팀 구성원은 의사, 간호사, 사회복지사, 자원봉사자, 성직자, 약사, 영양사 등 다양한 직군이 포함된다. 돌봄을 제공하는 접근 방법(전달체계)은 말기환자의 상태에 따라 입원형, 자문형, 가정형 등 다각적인 형태로 운영되고 있다.

읽을거리 영화로 생각해 보는 '생애말기환자' 관련 생명윤리

[영화 1] 〈버킷리스트: 죽기 전에 꼭 하고 싶은 것들〉

2008년 개봉했던 영화 〈버킷리스트〉는 죽음이 예고된 상황에 처한 주인공의 선택을 통해 '삶을 통해 진정으로 원하는 것은 무엇인가'를 생각하게 하는 메시지를 주고 있다.
가난하지만 한평생 가정을 위해 헌신을 하며 살아온 자동차 정비사인 카터는 대학에서 철학 교수가 숙제로 이야기했던 '버킷리스트'를 떠올린다. 그러나 46년이 지난 현재, 죽기 전에 꼭 하고 싶은 일들을 적어보는 '버킷리스트'는 잃어버린 꿈이 남긴 쓸쓸한 추억에 불과하다. 반면 자수성가한 백만장자이지만 괴팍한 성격에 아무도 주변에 없는재벌 사업가인 에드워드는 돈을 벌기 위한 것 외에는 아무런 관심도 없다. 우연한 사건으로 인생의 끝이 얼마 남지 않은 상태에서 두 사람은 병원에서 만나게 되고, 서로 다른 인생을 살아온 두 사람은 '나는 누구인가'와 '하고 싶던 일'을 정리해야 한다는 공통점을 발견한다. 이를 위해 두 사람은 여행을 떠나 '버킷리스트'에 있는 다양한 일들을 체험하게 된다. 여행 중 예기치 않은 사건들이 발생하면서 그들의 여정은 더욱 복잡해지고 어려움을 겪게 된다. 하지만 그들은 서로를 도와가며 극복해 나가는 모습을 보여주면서 영화의 결말은 우리에게 자신의 꿈을 향해 노력하고 포기하지 않는 중요성을 상기시키며, 마지막까지 긍정적인 메시지를 전달하고 있다. 이 영화는 우리에게 자신의 꿈을 실현하기 위해 노력하고 포기하지 않는 중요성을 상기시키며, 더 나아가 자신의 삶을 돌아보고 더욱 의미있게 살아가는 계기를 준다고 할 수 있다.

[영화 2] 〈목숨〉

2014년 개봉했던 다큐멘터리 영화 〈목숨〉은 죽음이 얼마 남지 않은 4명의 주인공들의 남은 마지막 삶을 통해 우리에게 '목숨'이 어떤 의미인지를 생각하게 하는 영화이다.
남은 시간 평균 21일. 삶의 끝에서 잠시 머물며 이별을 준비하는 호스피스 병동이 영화의 배경이다. 누군가의 아버지, 어머니 그리고 사랑하는 사람들이 이곳에서 인생의 마지막을 준비한다. 사십 대 가장 박수명, 두 아들의 엄마 김정자, 수학 선생님 박진우 할아버지와 쪽방촌 외톨이 신창열이 이곳에 있다. 이들이 두고 떠나야 하는 것은 사랑하는 가족, 어렵게 장만한 집, 따끈한 짜장면 한 그릇과 시원한 막걸리 한 모금이다. 누구도 피할 수 없는 임종 앞에서야 진심으로 사랑하며, 마치 처음인 듯 뜨겁게 살아가는 사람들의 이야기가 영화 속에서 펼쳐진다. 슬픈데 웃음도 나고 겁나는데 따뜻하기도 하고, 가족이 생각나고 오늘이 소중해지고 괜히 반성하게 되는 시간을 만들어 준다. 임종을 통해 보게 되는 살아 있다는 것의 기적을 확인할 수 있고, 세상 무엇보다 소중한 '목숨'을 만날 수 있도록 안내하고 있는 영화이다. 제작자는 사는 게 좋은 걸 잊어버린 사람들에게 이 영화를 권하고 있다.

3) 호스피스 · 완화의료 환자의 심리적 문제

죽음을 목전에 두고 호스피스 · 완화의료의 돌봄을 받는 환자들은 높은 수준의 상황적 스트레스에 놓이게 된다. 말기환자가 경험하는 조절되지 않는 통증, 장기 후유증으로 남은 치료 부작용 등 여러 측면이 상호작용하면서 삶의 질이 저하되고, 우울, 절망감, 불안과 같은 지속적인 심리적 문제를 갖게 된다.

특히 말기환자의 상당 부분을 차지하는 암환자의 경우 심리적 증상이 치료 실패의 경험, 재발과 전이가 발생하는 과정에서 극심해지며, 임종 시기에는 더 두드러져 깊은 좌절감에 빠지는 것으로 보고되고 있다. 이러한 경우 삶에 대한 절망감으로 의사조력자살(의사들이 환자에게 자살의 수단과 방법을 제공하여 환자가 스스로 자살할 수 있도록 도와주는 행위)을 요청하기도 한다. 즉 자신의 인생을 가치없는 것으로 여기하면서 자살을 생각하게 되는 것이다.

2022년 발표된 연구에서는 전 세계 2천 2백만 명의 암환자를 대상으로 한 28개 연구의 결과를 체계적으로 분석한 결과 암에 걸린 사람의 자살률이 일반인보다 85% 더 높다는 것을 보고하였다. 일반적으로 환자에게서 발생하는 자살은 우울, 불안 등의 심리적인 문제 뒤에 숨겨져 있는 경우가 많다. 우울증은 자살 충동과 가장 밀접한 위험 요소이기 때문에 호스피스 · 완화의료 대상자의 우울에 대한 세심한 관찰과 접근이 제공되어야 한다.

우울증은 통증과 같은 신체적 증상이 심해질수록 증가한다. 또한 치료 결과에 대한 비관적인 생각, 외부와의 단절에 의한 고립감, 외로움 등은 우울한 감정을 증가시키며, 말기환자의 스트레스에 대한 탄력성이나 대처 능력이 낮은 경우 우울증이 강화된다. 이러한 우울증은 약물에 대한 의존도를 높이며, 자살을 선택하는 기회를 만들게 된다.

말기환자에게 통증이 있다면 적절하게 진통제를 사용해야 하고, 우울증이 있다면 충분하게 조절되어야 한다고 말하고 있다. 우울증은 신체적인 증상과 함께 호스피스 · 완화의료 돌봄을 제공하는 초기부터 확인되어야 한다. 말기환자들에게 통증이나 사회적인 측면뿐아니라 우울이나 절망, 자살에 대한 생각이 있는지 직접적으로 질문해야 한다. 그리고 말기환자에게 이러한 증상 완화에 도움을 줄 수 있다는 확신을 주어야 한다. 죽음을 선고 받은 말기환자들이 마지막 순간까지 인간다운 삶을 살 수 있도록 하기 위해서는 신체적, 사회적 증상뿐 아니라 심리적인 문제까지도 돌볼 수 있도록 적극적인 관심을 보여야 한다.

읽을거리 **기사로 생각해 보는 '자기결정권' 관련 생명윤리**

말기환자의 자기결정권에 '자살할 권리'를 포함시킬 수 있을까?

말기환자를 진료하고 있는 OOO교수는 "말기환자에게 받는 간청 중 들어줄 수 없는 것 두 가지는 살려달라는 애원과 죽여달라는 애원"이라고 말했다.

또한 "늘어나는 말기환자에 대한 대책으로 죽음이 기본 선택지 중 하나가 된다면 자살의 전염, 미묘하게 죽으라는 강요를 당하는 사람들이 생기고 말기환자의 희망 상실을 부추기는 문화가 되면서 말기환자들과 가족들은 미끄러운 경사길에 서 있는 공과 같이 될 것"이라고 강조했다. "때때로 죽여 달라는 말기환자들의 간청이 죽음에 대한 진정한 의향을 드러낸 것으로 이해해서는 안 된다"고 덧붙였다.

[출처] 청년의사 인터넷 기사

4) 심폐소생술 금지 시행의 문제

심폐소생술은 질병 혹은 사고로 심장이 멎었을 때, 환자의 가슴(심장 부위)을 강하게 반복적으로 압박하여 심장이 다시 뛰도록 하는 행위를 말한다. 갑작스럽게 심장이 멈추게 되는 질환(심근경색 등)에서 심폐소생술은 많은 생명을 구하는 큰 공헌을 했다. 그러나 때로는 심폐소생술에 의해 의학적으로 전신 상태의 회복 가능성이 없는 환자들에게서 심폐기능만 유지되어 무의미한 생명 연장으로 이어지기도 한다. 이러한 상황은 인간으로서의 삶의 질, 존엄성, 의료비 가중 등의 문제를 야기했다.

심폐소생술에 의한 무의미한 생명 연장과 관련하여 심폐소생술 금지에 대한 사전 의사결정이 이루어지고 있다. 심폐소생술 금지(DNR, Do-Not-Resuscitation)란 질병 혹은 사고로 인해 죽음이 예상되는 환자에게 심폐소생술을 실시했을 때 일시적으로 심박동을 회복시킬 수는 있지만, 질병이 경과에서 영향을 미칠 수 없다는 판단에 의해 앞으로 심정지가 일어나도 심폐소생술을 시행하지 않는 것을 말한다.

심폐소생술 금지의 결정은 의사의 판단에 따라 소생이 불가능하다고 생각되는 환자의 상태에서 환자와 보호자(가족)에게 심폐소생술이 의미가 없음에 대한 충분한 이유와 목적을 이해시킨 후 자유로운 의사결정으로 선택할 수 있도록 해야 한다. 그러나 아직도 실제 의료현장에서는 환자의 의견이 배제된 상태로 의사의 권고로 가족이 단순히 서명하는 형식으로 결정되고 있다.

현재 심폐소생술 금지는 말기환자의 경우 중단 가능한 연명의료 행위 중 하나이다. 그러나 법적으로 인정받기 위해서는 연명의료 결정법에서 인정하고 있는 진단에 해당해야 하며, 호스피스 · 완화의료 돌봄을 받고 있어야 한다. 이러한 조건에 해당하지 않은 경우

의료기관에서 개별적으로 받은 심폐소생술 금지 서약은 법적인 효력을 발휘하지 못한다.

심폐소생술 금지 시행의 목표는 전혀 소생 가능성이 없는 환자에게 고통스러운 처치를 받지 않고 평안한 임종을 맞이하게 하여, 한 인간으로서의 존엄성을 유지할 수 있도록 하는 것이다. 따라서 심폐소생술 금지의 적용 범위와 절차 등에 대한 충분한 고려가 필요하며, 원칙에 대한 가이드라인 개발과 제도적이고 법적인 지원도 요구된다.

함께 사례 읽고 생각하기

- 사례에서 A씨 죽음의 과정은 인간으로서의 삶의 질을 존중 받은 것으로 볼 수 있을까요? 그렇지 않다면 그 이유는 무엇인지 이야기해 봅시다.
- 사례에서 A씨에게 제공된 말기상태 돌봄 과정이 바람직하지 않았기 때문에 발생된 문제에는 어떤 것들이 있을지 이야기해 봅시다.

▪ 대장암으로 별세한 70세 환자의 죽음과정은 인간으로서 삶의 질을 존중 받은 것일까?

2년전 70세에 별세한 A씨는 대장암 환자였다. 암 진단 시 말기 상태였으며, 마지막 2년을 대형 종합병원에서 보냈다. 전체 입원기간 중 160일을 중환자실에 있었다. 중환자실에 입원할 당시 더 이상 사용 가능한 항암제는 없는 상태였으며, 의료진은 가족에게 "더 이상 암을 치료할 수 있는 방법이 없다."고 했다. A씨는 단순한 생명 연장을 위해 힘든 치료를 계속 받고 싶지 않았지만 아들은 끝까지 힘을 내야 한다고 말했고, 의료진에게 끝까지 뭐든지 해 달라고 졸랐다. 가족들은 A씨가 회복할 수 있으리라 믿었던 것이다.

중환자실에 있으면서 사망하기 90일 전 A씨는 의식이 저하되면서 호흡이 없어져 심폐소생술을 받게 되었으며, 동시에 인공호흡기를 달고, 몸 밖에서 혈액을 순환시키는 기계를 달아야 했다. 이후로 A씨는 의식을 회복하지 못한 상태로 입원해 있었다. 아들은 매일 오후 면회를 오고 갔지만 의식 없이 기계에 의존해 호흡하고 있는 A씨를 보고 갈 뿐이었다.

A씨가 사망한 후 아들은 "그래도 끝까지 할 수 있는 것은 다 해봤으니 됐다"고 스스로를 위로했다. A씨 사망 후 전체 의료비로 2억이 청구되었고, 그 중 1억 5천만 원은 국가가 부담하고, 5천만원은 아들이 지불해야 했다.

토의내용

아무것도 포기하지 말라. 당신의 생명이 빛나게 하라.

– 바베트 –

가장 중요한 순간은 현재 순간이다.

– 부띠크 –

생명은 무한한 가능성의 여행이다.

– 마야 앤젤루 –

참고문헌

권경희, 고정미, 서은경, 서준혁, 이남희, 이상구 등 (2021). 생명윤리. 양서원.

권정혜, 김도연, 신성준, 박종연, 이현정 (2020). 연명의료중단 현황 파악 및 한국형 의사-환자 공유의사결정 모델 탐색. 한국보건의료연구원.

김도경 (2017). 호스피스 · 완화의료와 연명의료결정법. 한국의학회지, 92(6), 489-493.(https://doi.org/10.3904/kjm.2017.92.6.489)

노유자, 강경아, 고수진, 구영모, 구인회 등 (2018). 호스피스 · 완화의료 - 의미 있는 삶의 완성. 현문사.

남청, 범은해 (2019). 생명윤리학의 이해. 정민사.

배한익, 곽혜원, 권소희, 권순일, 김수원 등 (2018). 쉽게 간추린 의료생명윤리. 정문각.

신성식 복지전문기자, 이에스더 · 황수연 · 이우림 기자. 연명의료 중단, 임종 임박해야 가능…"말기환자도 적용을". 중앙일보 인터넷 보도, 2023.04.04.

(https://www.joongang.co.kr/article/25152338#home)

신양준, 김진희, 김희년, 신영전 (2023). 호스피스 · 완화의료 이용자의 삶과 죽음의 질에 영향을 미치는 요인에 대한 체계적 문헌고찰. 보건사회연구, 43(3), 114-137.

유민, 김동운, 이원유, 정귀남, 고영주, 김선화 외 (2021), 생명윤리 제2판. 정문각.

이석배 (2017). 인간의 존엄, 생명권 그리고 연명의료. 형사법연구, 31(3), 119-151.

정계선 (2020). 사례로 함께 보는 생명윤리. 수문사.

한국호스피스완화간호사회 (2021). 호스피스완화간호 제2판. 현문사.

Heinrich, M. (2022). Suicide risk and mortality among patients with cancer. Nature Medicine, 28, 852-859.

국립연명의료관리기관. 연명의료 유보/중단, 절차도. 2024.04.04. 홈페이지 접속.(https://www.lst.go.kr/half/procedure.do)

국립연명의료관리기관. 사전연명의료의향서란. 2024.04.04. 홈페이지 접속.(https://www.lst.go.kr/addt/medicalintent.do)

국립연명의료관리기관. 연명의료계획서란. 2024.04.04. 홈페이지 접속.(https://www.lst.go.kr/plan/medicalplan.do)

죽음 생명윤리

학습성과

1 뇌사, 존엄사, 안락사의 정의를 설명할 수 있다.

2 뇌사, 존엄사, 안락사와 관련된 윤리적 문제를 제시할 수 있다.

3 자살의 윤리적 측면을 이해할 수 있다.

4 장기이식의 문제를 제시하고, 관련한 윤리적 문제를 이해할 수 있다.

5 생명윤리 관련 법규를 알고, 필요성을 제시할 수 있다.

6 죽음과 관련된 생명윤리를 제시하고, 관련한 윤리적 문제와 해결 방안을 이해할 수 있다.

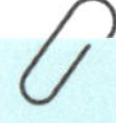

- 뇌사와 식물인간의 차이는 무엇일까요?
- 뇌사의 판정기준은 어떻게 될까요?
- 품위있는 죽음은 무엇일까요?

01 뇌사와 식물인간

1) 뇌사와 식물인간의 죽음 기준

뇌사(brain death)는 심각한 사고로 뇌간을 포함한 전반적인 뇌 기능이 완전히 정지된 상태이며, 어떠한 치료를 위해 최선의 노력을 다하더라도 회복될 수 없는 상태가 되었을 때를 의미한다. 뇌 기능의 정지는 심장이나 다른 장기의 손상 또는 정지로 직결되기 때문에 뇌사를 죽음으로 인정하고 있다. 일반적인 뇌 손상은 두부에 대한 직접적인 외상이나 동맥 파열, 고혈압으로 인한 많은 양의 뇌출혈, 또는 심정지나 호흡정지 또는 심각한 저혈압으로 인한 산소공급 중단으로 발생하게 된다.

뇌사는 식물인간과는 완전히 다른 개념이다(표 11-1). 식물인간은 살아 있으나 의식만 소실된 상태로서 대뇌겉질(피질) 또는 속질의 일부가 죽거나 그 기능이 현저히 저하된 상태이다. 따라서 뇌간 등 기본적인 생명활동을 담당하는 부분은 살아 있기 때문에

표 11-1 뇌사와 식물인간의 차이

종 류	뇌사상태	식물인간상태
손상부위	뇌간을 포함한 뇌 전체	대뇌
기능장애	심장 박동외의 모든 기능정지 (심한 혼수상태)	기억, 사고, 운동감각 (무의식상태)
운동능력	어떠한 강한 자극에도 전혀 움직일 수 없다.	손발을 조금은 움직일 수 있으나 옮겨 다닐 수는 없다.
호흡	불가능	가능
소화/순환 /혈압조절	불가능	가능
예후	사망	수개월, 수년생존→사망 혹은 회복
비고	장기기증이 가능함.	장기기증이 불가능함.

영양 공급 등이 이루어진다면 식물인간은 스스로 생명을 지속할 수 있으며, 뇌사와는 달리 의식 회복의 가능성이 적게나마 존재한다. 일부 연구결과와 소생자들의 증언에 따르면 식물인간의 약 40% 가량은 부분적, 혹은 완전한 의식을 유지하고 있지만 단지 외부로 표출하지 못하는 것이라고 추측되기도 한다. 대뇌 기능만 저하된 상태인 식물인간과 다르게, 뇌사는 생명을 유지하는 부위를 포함해 뇌의 모든 기능이 비가역적으로 정지한 상태를 말한다.

뇌사자는 호르몬을 분비를 담당하는 뇌하수체와 심폐기능을 담당하는 연수(숨뇌)를 비롯한 뇌간(줄기 뇌)까지 정지해 기계로 심폐기능을 대신하지 않으면 가장 기본적인 항상성 기전인 맥박 유지도 불가능하며, 이외에도 자발호흡, 혈압, 체온, 호르몬 조절 등 인체의 모든 항상성 유지 기능들이 사라진다. 이 때문에 스스로 활동할 수 있는 기관들인 심장, 간, 콩팥 등과 면역체계도 항상성이 무너짐에 따라 점차 기능할 수 없게 된다. 따라서 뇌사자는 스스로 생명활동을 지속할 수 없다. 혈관수축제, 항생제, 호르몬 투여, 인공호흡기, 투석 등 온갖 약물과 기계를 동원해 연명치료를 한다고 해도, 인체의 모든 활동을 약물과 기계로 정확히 모방할 수 없다는 현실적인 한계로 인해 활력 징후가 불안정해지고 장기의 기능이 저하되기 시작하여, 통상 뇌사판정 후 1주일에서 3주 안에 결국 심폐사에도 도달한다. 즉 뇌사판정 후 혈압과 맥박이 며칠 정도만 유지되다가 심폐사에 도달하는 게 보통이지만, 이따금 혈압과 맥박이 몇 달까지도 유지되는 뇌사자들도 있다. 그러나 이 경우들도 단지 심폐사에 도달하는 속도가 이례적으로 늦어진 것일 뿐 회복된 사례는 단 한 명도 없다. 모두 결국 심장까지 영구적으로 정지했다.

식물인간이라는 용어가 대중적으로 알려지게 된 것은 1972년 스코틀랜드의 신경외과의사 윌리엄 브라이언 제넷(William Brayan Jennett)과 미국 신경학자 프레드 플럼(Fred Plum)이 진단 범주로 넣은 것이 계기이다. 의학적으로는 대뇌의 이상으로 인해 의식이나 운동성은 없으나, 호흡과 순환은 유지되는 상태를 지칭한다. 즉, 식물처럼 살아있으나 움직이는 것이 불가능한 인간, 즉 살아 있지만 의식이 사실상 없는 상태를 광범위하게 말한다. 이것은 심폐사나 뇌사 상태가 아니지만, 의식이 반영구적으로 소실된 상태를 말한다.

함께 사례 읽고 생각하기

아래 인터뷰 자료를 읽고 '뇌사'의 의미를 생각하여 보고, 뇌사의 의미는 실제로 죽은 건지, 죽지 않은 건지에 대해 서로 생각을 나누는 시간을 가져봅시다.

- **왜 뇌사는 실제 죽음인가?**

존스홉킨스 대학교에서 임상윤리학을 담당하고 있는 '신다 힐튼 러시턴(Cynda Hylton Rushton)' 교수는 '뇌사'라는 용어의 사용은 오해의 소지가 있을 수 있다고 언급하였다. 그 이유는 '뇌사'라는 단어의 사용을 통해 실제로는 죽지 않은 것처럼 느껴질 수 있기 때문이다. 예를 들면 '심근경색'으로 사망한 사람의 경우에 의사는 심장만 죽었다는 표현으로 '심장혈관사'라고 하지 않기 때문이다.

이 경우 그냥 '죽었다'라고 표현하며, 이에 대하여 신경학자 리처드 세넬릭(Richard Senelick) 박사 또한 [Atlantic] 보고서를 통해 동의하였다. 그는 "뇌사는 뇌만 사망한 상태를 지칭한 다른 유형의 죽음이 아니라, 뇌사의 기준을 충족하기 때문에 법적으로 사실상 사망한 상태이다."라고 하였다.

[출처] 더위키 CNN Health 인터뷰 내용 중

토의내용

2) 뇌사와 식물인간과 관련된 윤리적 문제

뇌사(brain death)란 뇌의 모든 기능의 불가역적 정지 또는 혼수를 넘어선 상태를 의미한다. 뇌사상태는 의식이나 감각 등 뇌가 가진 고유의 기능은 물론이고 뇌를 통하여 행하여지는 신체의 모든 부분에 대한 종합기능이 불가역적으로 상실된 것을 의미한다.

뇌는 인간의 의식을 관장하고 정신활동을 가능하게 하는 핵심중추 기관으로서, 뇌사는 생물학적으로 죽음의 진행과정에 있는 과도기적 상태라고 볼 수 있지만, 사회심리학적인 측면에서는 이미 인격성을 상실하였기 때문에 인격적인 죽음으로 간주된다. 인격을 생물학적 관점이 아니라 자의식과 인식과 같은 인간의 본질적인 속성으로 본다면 식물인간 상태의 환자도 인격체로서의 죽음 상태로 보아야 한다.

뇌사는 뇌에서 일을 할 수 없어 심박동 외 모든 기능이 정지되지만 식물인간 상태는 자발적인 호흡이 가능하다. 그리고 가장 중요한 차이점은 뇌사는 어떠한 적극적인 치료에도 소생할 수 없다는 점이다. 즉 소생가능성이 있는 식물인간 상태와는 본질적으로 다르다는 것이다.

뇌사를 판정하는 과정은 환자의 존엄성을 유지하는 동시에, 생명에 대한 깊은 존중과 의료 윤리의 원칙을 기반으로 뇌사 판정은 면밀한 검토와 정밀한 진단 과정을 거쳐야 한다. 뇌사판정은 장기 이식과 같은 생명을 구하는 의료 활동도 가능하게 하지만, 무엇보다 환자와 가족이 현실을 직면하고, 존엄성 있는 결정을 내리는 데 도움이 된다. 따라서 뇌사와 관련된 의료적, 윤리적 중요성은 결코 간과되어서는 안 될 부분임을 명심해야 할 부분이다.

02 존엄사

1) 존엄사(death with dignity)의 정의

존엄사는 인간의 존엄에서 발상된 것으로, 인간은 의식적으로 모든 가치를 추구하고 높은 정신활동을 향유하는 자유로운 존재이기 때문에 다른 사물이나 생물에서는 찾아볼 수 없는 존엄성이 있는 것이다. 태아나 유아도 장차 정신적, 인격적인 삶을 실현시킬 가능성이 있기 때문에 존중되어야 한다. 이것이 바로 존엄사의 윤리적 배경이라고 할 수 있다. 여기서 인간 존엄의 핵심은 자유로운 의사에 따라 자기 결정권에 있기 때문에 자신의 자유로운 의사에 의하여 생의 종말을 결정한 자유가 보장되어 있다고 볼 수 있다.

존엄사는 단지 생명유지 장치에 의해 인공적으로 연명할 뿐 다시 소생할 가능성이

읽을거리 **기사로 생각해 보는 '존엄사'에 대한 생명윤리**

'김 할머니에서 아름다운 죽음으로'

김 할머니는 2008년 2월 폐암 조직검사를 받다가 과다출혈로 식물인간이 되었다. 자녀들은 김 할머니에 대한 인공호흡기 등 연명치료의 중단을 요구하였는데, 영양공급(tube feeding) 중단은 요구하지 않았다. 병원측은 이를 거부했고, 자녀들은 소송을 제기했다.

대법원은 2009년 5월 '질병의 호전을 포기한 상태에서 현 상태만을 유지하기 위하여 이루어지는 연명치료는 무의미한 신체침해행위로서 오히려 인간의 존엄과 가치를 해하는 것이며, 회복 불가능한 사망의 단계에 이른 환자가 인간으로서의 존엄과 가치 및 행복추구권에 기초하여 자기결정권을 행사하는 것으로 인정되는 경우에는 연명치료 중단을 허용할 수 있다'라고 판결하여 최초로 '존엄사'의 개념을 인정했다.

대법원의 판결에 따라 병원측은 김 할머니의 인공호흡기를 떼었고, 김 할머니는 인공호흡기를 뗀 뒤에도 튜브로 영양을 공급받으면서 8개월을 더 생존하다가 2010년 1월 사망했다.

[출처] 의사신문 기사

없는 혼수상태나 뇌사상태의 대상자가 품위 있게 죽을 수 있도록 연명장치를 제거하여 생명을 단축시키는 행위를 의미한다. 따라서 존엄사란 인공호흡기에 의해 연명하는 것이 아니고, 인위적으로 생명을 유지하는 것이 아니며, 가장 기본적인 요구와 신체기능을 스스로 통제할 수 없게 될 때 이를 돌보지 않거나 방치하는 것 또한 아니다.

2) 존엄사의 범주

존엄사는 안락사의 범주에 포함되는 개념이다. 일반적으로 환자의 요청에 따라 의료진이 직접 약물을 투입하는 등의 방법으로 인위적으로 죽음을 앞당기는 것은 '적극적 안락사', 환자나 가족의 요청에 따라 생명유지에 필수적인 영양 공급이나 약물 투여 등을 중단함으로써 환자가 죽음에 이르게 되는 것은 '소극적 안락사'로 구분한다.

존엄사는 보통 '소극적 안락사'와 동일한 의미로 통용된다. 한편, 의료진이 약물 등을 마련해주고, 환자가 자신에게 직접 그 약물 등을 투여하여 사망에 이르는 것은 '조력 사망(조력 자살)'이라 하는데, '소극적 안락사'와 '조력 사망'을 묶어 존엄사라 부른다.

03 안락사

1) 안락사(Euthanasia)의 정의

안락사는 희랍어에서 파생된 것으로 '편안한 죽음 euthanatos'을 의미한다. 즉, 극도로의 고통을 종식시키기 위해 또는 가족과 사회에 너무 무거운 짐을 지울 수 있는 정신질환 및 불치병에 걸린 인간에게 비참한 생명의 연장을 중단하기 위하여 행하는 안락살해를 흔히 '안락사'라는 말로 표현한 것이다. 안라사라는 용어도 '편안한 죽음', '안락한 죽음'을 의미한다고 볼 수 있다. 고대 희랍의 철학자 아리스토텔레스와 플라톤은 말기 환자나 불치병 환자에 대한 안락사를 옹호하였다. 이 시기에 자살을 국가에 대한 죄악으로 배척하는 입장이었으나 소포클레스는 최초로 삶의 무거운 짐과 고통으로 인한 자살을 받아들였다고 한다. 이후 르네상스시대가 오면서 그리스와 로마의 안락사 개념이 다시 인식되기 시작하여 토마스 무어의 유토피아에서는 불치병이나 극심한 통증에 시달리는 경우 자살을 바람직한 적으로 받아들였다.

1920년대 이후 인간답게 죽을 권리라는 주장 하에서 안락사의 문제가 시작되었으며, 일반적으로 불치병으로 인한 말기질환으로 심각한 육체적, 정신적 고통을 겪고 있는 환자들이 안락사의 대상이 된다.

안락사는 질병에 의한 자연적 죽음이 아니라 인위적 행위에 의한 죽음이라는 점이 다르다. 안락사 중에서도 환자의 요청에 따라 고통을 받고 있는 환자에게 약제 등을 투입하여 인위적으로 죽음을 앞당기는 것을 '적극적 안락사', '환자나 가족의 요청에 따라 생명 유지에 필수적인 영양공급이나 약물투여 등을 중단함으로써 환자를 죽음에 이르게 하는 행위를 '소극적 안락사'라고 한다. '소극적 안락사'를 존엄사와 동일시 하는 견해도 있다.

2) 안락사의 분류

안락사는 적용 범위, 상황과 수행 방법에 따라 자의적 안락사, 임의적 안락사, 타의적 안락사, 적극적 안락사, 소극적 안락사, 간접적 안락사 등으로 분류된다(표 11-2)

표 11-2 안락사의 분류

구분	내용
자의적 안락사	생명체의 자발적 의사에 따르는 안락사로 어떤 생명체의 명령, 의뢰 또는 신청 등의 적극적 요구에 의해 이루어지는 것을 의미한다.
임의적 안락사	생명체가 의사를 표시할 수 없거나 그 표현이 불가능한 경우, 또는 가능하다 할지라도 외부에서 이를 이해할 수 없을 때, 즉 표현되고 있으나 시행자에게 정확히 전달되지 않을 때 이런 상황에서 시행되는 것을 의미한다.
타의적 안락사	생명체가 적극적으로 반대하지만 이에 반대하여 시행자가 실시하는 것으로 일명 강제적 안락사라고도 한다.
적극적 안락사	안락사를 수행하는 사람이 환자의 생명을 단축시킬 것을 처음부터 의도하여 구체적인 행위를 능동적으로 취하는 한 형태로 작위적 안락사라고 표현한다.
소극적 안락사	죽음의 당사자가 이전부터 존재하던 질병 등의 원인으로 말미암아 죽음의 과정에 들어섰을 때 안락사를 수행하는 사람이 그 진행을 일시적이나마 지지하거나 지연시킬 수 있는 능력이 있음에도 불구하고 이를 방치함으로써 안락사를 시키는 경우로 일명 부작위적 안락사라고도 한다.
간접적 안락사	어떤 일정한 현실적 변화를 목표로 한 자기의 의도적 행위가 결과적으로 죽음을 초래한다는 것을 알면서도 이를 행하여 죽음이 야기되는 것을 의미한다.

04 존엄사와 안락사 그리고 의사조력자살의 차이

'죽을 자유'를 어디까지 허용할 것인가에 대한 쟁점은 크게 3가지이다. 먼저, 인간에게 죽음을 앞당길 자유가 과연 있는가 하는 것이다.

이에, 존엄사와 안락사 그리고 의사조력자살의 차이를 살펴보면 다음과 같다.

존엄사는 최선의 의학적인 치료를 다 했지만 환자가 예전의 상태로 돌아갈 수 있는 가능성이 없어 죽음이 임박했을 때 소생할 가능성이 없음에도 무의미한 연명치료로 고통을 주는 게 인간의 존엄성을 해친다는 개념에서 무의미한 연명치료를 중단하는 것이다.

안락사란 질병에 걸린 환자가 해당 질병으로 인해 죽음을 맞이하는 것보다 훨씬 이전에 생명을 마감시키는 보다 적극적이고 인위적인 행위에 의한 죽음을 의미한다.

의사조력자살이란 독극물 처방은 의사가 하되, 이를 복용 또는 투약하는 행위는 환자 본인이 직접 하는 것을 말한다. 이는 의사가 독극물을 직접 투약하는 안락사와 다르지만, 환자 자신의 의지로 삶을 종결한다는 점에서 본질적으로 같다. 환자가 죽음에 이르도록 의료인이 개입하는 상황은 말기질환, 완치 가능성 없는 경우, 질병으로 인한 참을 수 없는 고통이나 부담스러운 삶, 판단능력을 갖춘 환자의 자발적이고 지속적인 죽음 요구, 도움이 없으면 삶을 종결할 수 없는 경우에 해당된다.

05 자살

1) 자살의 정의

자살(suicide)은 스스로의 의지로 자신의 목숨을 끊는 행위를 말한다. 자살의 원인은 다양하다. 자살의 맥락은 질병, 가난, 실업, 부조리, 범죄 등 개인적인 차원과 사회적인 차원에 걸쳐서 존재한다. 안락사도 자살의 일종으로 볼 수 있다.

세계보건기구(World Health Organization, WHO)에 따르면 자살은 자살행위로 인하여 죽음을 초래하는 경우로, 죽음의 의도와 동기를 인식하면서 자신에게 손상을 입히는 행위로 정의되고 있다. 세계보건기구는 2000년을 자살예방의 해로 선포하고 우울증은 치료 가능하고 자살은 예방 가능하다는 슬로건을 내걸었다.

고대 그리스 신화에서는 자살을 나쁘게 표현하지 않았다. 그와는 달리 고대 철학자들은 자살에 대해 비판적인 입장을 취하였다. 이상주의자인 플라톤은 "신의 명령이 아닌 한 자살을 해서는 안된다"고 했다. 자살은 부정적인 함의를 지니고 있는 경우가 많다. 정신적 압박을 비롯한 개인의 어려움을 드러내는 지표이자 집단적으로 나타날 경우 사회적 위기의 징후이기도 하다. 자살률이 높은 사회는 그 이면의 사회경제적 모순을 해결하지 못하고 있거나 구조적 불화를 겪고 있을 가능성이 높다.

대한민국은 OECD 가입국 중 자살률이 가장 높은 국가들 가운데 하나다. 노년층의 자살이 차지하는 비중이 높은 것이 특징인데, 이는 높은 노인 빈곤율과 무관하지 않다. 세계적으로도 대부분 경제적 문제로 인한 자살이 흔하다. 자살에 대한 나라별 관점도 차이가 있다(표 11-3).

죽음이 위치한 맥락에 따라 자살은 각기 다른 의미가 부여될 수 있다. 이를테면 스스로 삶을 중단하는 행위라는 점에서 광의의 자살과 자결은 같은 의미이지만 그 죽음이 위치한 사회적 맥락에 따라 자결은 일반적인 자살과는 다른 의미로 사용된다. 자살이 소극적이며 그 자체가 목적인 행위라면 자결은 적극적이며 다른 목적을 달성하기 위한 극단적인 수단이라는 것이다. 역사적으로 자결은 사회적 메시지를 전달하는 강력한 수

표 11-3 자살에 대한 나라별 관점

관점	의미
미국	과거 미국에서도 역사적으로는 몇몇 주에서 자살이 중죄로 규정된 적 있지만, 실제 재판이나 처벌은 거의 이루어지지 않았다. 1963년까지도 노스다코타, 사우스다코타, 워싱턴, 뉴저지, 네바다, 오클라호마 등 여섯 개 주는 자살 시도를 범죄로 취급했으나, 1990년대 초반에는 두 주만이 자살을 범죄로 보았으며, 그 뒤로 이들 두 주도 해당 법률을 폐지했다. 몇몇 주에서는 여전히 자살이 불문화된 "보통법적 범죄"로 여겨진다. 몇몇 법학자들은 이를 인간 자유의 문제로 보는데, 미국 시민 자유 연합 회장인 내딘 스트로센은 다음과 같이 말했다. "정부가 어떻게 삶을 끝낼지를 결정하고 강요하는 것...은 특정한 상황에서는 잔혹하고 선례 없는 처벌로 볼 수 있는데, 이 유추는 스티븐스 판사가 죽을 권리에 대한 재판에서 제시한 매우 흥미로운 의견에서 나왔습니다." 일부 지역에서는 자살 역시 개인의 선택으로 간주하여 범죄로 보지 않는다.
호주	오스트레일리아의 빅토리아주에서는, 자살 자체는 더 이상 범죄가 아니지만, 집단 자살에 참가, 시도했다 살아남은 사람은 과실 치사로 처벌될 수 있다. 또한 다른 사람이 자살을 시도하도록 격려하거나 돕는 행위는 범죄이며, 주 법은 어떤 사람이든 다른 사람의 자살을 막기 위해 "정당하게 필요할 수 있는 완력"을 사용할 수 있다고 명시적으로 허용하고 있다.
대한민국	대한민국 형법에서 자살은 무죄이나, 형법 252조 2항 자살교사방조죄와 형법 253조 위계위력살인죄를 처벌하고 있다. 자살교사방조죄는 타인이 자살하도록 교사하거나 자살을 방조하는 것을 말하며, 위계위력살인죄는 위계나 위력으로 자살을 교사 또는 방조하는 경우를 말한다.

단으로 여겨져 왔다. 한국 사회의 역사적 맥락에서 '열사'로 지칭되는 이들은 그 대표적인 사례이다.

자살자가 남긴 유서는 자살의 동기와 자살자의 심리적 정황을 추측할 수 있게 한다. 자살의 원인은 단정적이지도 논리적인 설명이 가능하지도 않은 매우 복잡한 심리 상태와 관계적 맥락에 있으므로 이를 알아내기 위해서는 그의 개인적인 측면을 살펴보는 섬세한 접근이 필요하다. 이러한 배경에서 심리적 부검의 중요성이 부각되기도 하였다.

우리가 일반적으로 인식하고 있는 자살에 대한 허구와 진실은 무엇인지 생각해 볼 필요가 있다(표 11-4).

2) 자살의 예방 및 관리

자살시도 위험은 항우울제 치료를 시작하기 이전의 달에 가장 크게 나타나며, 자살로 인한 사망의 위험은 항우울제 복용 시작 후에 더 높아지지 않는다. 실제로 자살한 많은 사람들이 사망 당시 여러 위험 요소를 경험하고 있다. 자살로 사망하는 사람 중 85~95%는 사망 시 진단 가능한 정신 건강상태가 있다.

자살행동 위험요인은 다음과 같다.

표 11-4 자살에 관한 진실과 허구

허구	진실
자살에 대해서 언급하는 경우, 실제 자살시도를 하지 않는다.	자살자는 경고 사인을 준다.
자살시도자는 절대적으로 죽을 의도를 가지고 있다.	자살에 대한 감정은 대개는 양가적이다.
자살 위기 이후의 회복은 곧 모든 상황의 회복을 의미한다.	많은 경우 자살은 파괴적 생각을 행동으로 옮길 만큼 충분한 에너지를 가지고 있을 때, 즉 회복기에 일어난다.
모든 자살이 예방하기 어려운 문제다.	대다수의 자살은 예방가능하다.
한번 자살 생각에 빠지게 되면 항상 그러하다.	자살생각은 다시 올 수 있다. 하지만 영구적인 것은 아니며 어떤 경우에는 다시 오지 않는 경우도 있다.

[출처] 국립정신건강센터, 국가트라우마센터

- 자살에 대한 집착, 정교한 자살 계획, 자살 가족력 및 또는 이전의 자살 시도
- 우울증(특히 주요 우울증 또는 양극성 장애의 일부이거나 최근의 입원과 관련하여 불안이 동반된 경우) 및 기타 정신 장애
- 물질 또는 알코올 사용 장애
- 괴롭힘 피해자(예: 온라인 괴롭힘, 사회적 거부, 차별, 멸시, 수모)
- 공격적 또는 충동적 행동
- 신체적 또는 성적학대를 비롯한 아동기의 외상적 경험
- 사별 또는 상실
- 의학적 질환, 특히 고통스럽거나 장애를 일으키거나 뇌에 영향을 미치는 질환
- 슬픔 또는 절망(지속적인 경우)
- 독거
- 관계 갈등
- 직장중단(예: 실직) 및 전환기간(예: 현역에서 퇴역군인으로 전환, 퇴역)
- 경기 침체, 부채 또는 불완전 고용으로 인한 재정적 스트레스
- 법적 문제

자살의 예방을 위해서는 자살의 사회병리학적 원인 규명을 위한 과학적인 역학조사를 통해 통제가 가능한 위험인자들을 찾아내어 이를 효과적으로 제어해줄 수 있어야 한다. 또한 자살 관련 도움 요청에 대한 정보제공도 적극적으로 홍보하고 알릴 필요가 있다(그림 11-1).

당신은 도움을 요청할 권리가 있습니다

정신건강 지원	학생 · 청소년상담지원	서민금융 · 법률지원	취업 지원	복지 · 생계 지원
자살예방상담전화 109	청소년 모바일 상담 다들어줄게 1661-5004 (카카오톡/페이스북/앱)	서민금융콜센터 1397	고용노동부고객상담센터 1350	보건복지상담센터 129
정신건강상담전화 1577-0199	청소년 상담 1388 (전화상담/사이버상담/문자상담)	신용회복위원회 1600-5500	여성새로일하기센터 1544-1199	지역민원상담센터 120
시군구 정신건강 복지센터 또는 자살예방센터		대한법률구조공단 132	노동재해보상 등 상담 근로복지공단 1588-0075	복지로
				읍면동 주민센터
				시군구 희망복지지원단

[출처] 청소년 사이버상담센터

그림 11-1. **자살관련 도움 요청 정보제공**

자살예방을 위한 포괄적 접근 전략은 다음과 같다.

- 자살예방 홍보 및 계몽사업
- 자살 고위험 집단 조기발견 및 치료
- 자살예방 전문가 양성 사업
- 지역사회중심의 일차보건서비스 활성화
- 자살자 가족과 시도자 치료 및 사후관리
- 자살예방관련 사회제도의 개선: 법적 제도적 체계 구축

06 장기이식(organ transplantation)

1) 장기이식의 정의

장기이식은 조직 또는 장기의 파손된 기능을 회복하고 치료할 목적으로 조직 또는 장기를 원래 존재하는 장소에서 다른 장소로 조직 또는 장기를 옮기는 것을 의미한다.

2) 장기이식의 종류

자기 자신의 조직 · 장기의 위치를 옮기는 경우는 자가이식, 타인의 것을 옮기는 경우는 동종이식, 종류를 달리하는 동물로부터 옮기는 것은 이종이식이라고 한다.

(1) 자가이식

자가이식은 오래전부터 행해졌다. 안면이나 두부에 생긴 피부 결손부에 대하여 구간부의 피부를 이식하는 것은 19세기 중반부터 행해졌고, 그 후 골절치료의 목적으로 자신의 뼈를 사용하는 일이 널리 행하여지게 되었다. 또 혈관 · 힘줄 · 신경 혹은 모발 등의 자가이식도 종종 행하여지게 되었다. 그러나 자가이식에 있어서도 재료의 채취면에서 현저한 제한을 받게 되고, 특히 장기의 경우에는 의미가 없는 경우가 많다.

따라서 동종이식 또는 이종이식에 의존할 수밖에 없다. 그러나 자가조직 또는 장기 이외로부터의 이식을 시도할 경우에는 당연히 생물학적인 거부반응을 감안해야 한다. 또한 거기에는 인도적 · 사회적 문제도 따르게 된다.

(2) 이종이식

이종이식은 오래 전에 양의 혈액의 수혈이 시도된 시대도 있었지만, 근년에는 각

막 · 뼈 · 혈관 등의 이식이 연구되었다. 그러나 두드러진 진전은 기대되지 않고 있다. 이것에 비해서 동종이식은 널리 연구가 행하여져서 상당한 성공을 거두었고 임상적으로도 실용성을 가지기에 이르렀다.

(3) 동종이식

동종이식은 사람으로부터 사람으로의 이식이다. 이 경우, 일란성쌍생아에 있어서는 개체가 달라도 몸의 구성 단백질이 완전히 동일하기 때문에 거부반응은 일어나지 않는다. 1945년 E.K.란트슈타이너와 C.A.후프나겔은 일란성 쌍생아의 한 사람으로부터 급성신부전에 걸린 같은 쌍생아에게 신장이식을 실시하여 그 활착에 성공하였고, 8년간에 걸쳐 생명을 유지할 수가 있었다. 그러나 일란성 쌍생아 이외의 이식에서는 반드시 개체방위반응인 거부반응이 일어나기 때문에 신장과 같은 복잡한 장기는 물론, 피부편과 같은 것이라도 결국에는 괴사를 일으켜 활착이 제대로 되지 않는 수가 많다.

3) 이식받을 수 있는 장기

장기이식은 대상자 조건에 따라 이식받을 수 있는 장기가 구분되어 있다(표11-5).

- 살아있는 사람으로부터 이식받을 수 있는 장기
  신장은 정상적인 것 2개 중 1개, 간장 · 골수 · 폐 · 췌도 및 소장은 의학적으로 인정되는 범위에서 그 일부를 이식받을 수 있다.
- 뇌사자로부터 이식받을 수 있는 장기
  신장, 간장, 심장, 폐장, 췌장, 췌도, 소장, 안구, 손, 팔, 발, 다리 등이다.
- 사망한 사람으로부터 이식받을 수 있는 장기안구를 기증받을 수 있다.

4) 선정 절차

장기이식 대상자 선정은「장기 등 이식에 관한 법률」제26조 및 같은 법 시행령 제26조 및 각 이식 의료기관에 등록된 의학적 응급도 등의 내용을 고려하여 전산프로그램인 장기이식정보시스템(K-net)에 따라 공정하고 체계적으로 진행된다.

장기이식 대상자를 선정한 경우 국립 장기이식 관리기관의 장은 기증자 또는 대상자가 등록된 장기이식 등록기관의 장에 선정 내용을 아려야 하며, 등록기관의 장은 선정

표 11-5 대상자 구분에 따른 장기이식 조건

구분	살아있는 자	뇌사자	사망한자
적출가능 장기	신장 2개중 1개, 골수, 간장의 일부	이식가능한 모든장기(신장, 간장, 췌장, 심장, 폐, 각막)	안구
적출금지	① 16세 미만인자 ② 임부, 해산일로부터 3월이 경과되지 않 은자 ③ 정신질환자, 정신지체인 ④ 마약, 대마 또는 향정신성의 약품중독자	① 뇌사자나 사망자가 정신질환자나 정신지체인으로서 본인의 사전 동의가 없는 경우 ② 해부 또는 검시가 필요한 경우	
적출요건	본인의 동의. 단 16세 이상인 미성년자는 본인 외에 부모의 동의필요	① 본인의 동의. 단 가족이나 유족이명시적으로 거부하는 경우는 적출불가 ② 본인의 동의 또는 반대사실이 확인되지 않는 경우: 기족 또는 유족의 동의 (단, 16세 미만자는 부모의 동의)	
동의요건	① 본인의 동의 : 본인이 서명한 문서에 의한 동의 또 는 유언의 방식에 의한 동의 ② 가족 또는 유족의 동의 : 선순위자 2인의 서면에 의 한 동의. 단, 선순위자가 모두 미성년자인 경우에는 당해 미성년자의 동의 외에 미성년자가 아닌 차순위 의 가족 또는 유족 1인이 함께 동의 ③ 가족이나 유족의 거부의 의사표시는 선순위자 2인중 1인이 하여야 함 ※ 가족 또는 유족의 범위 및 순위(14세 미만자 제외) 가) 배우자 나) 직계비속 다) 직계존속 라) 형제자매 마) 위에 해당하는 자가 없는 경우 4촌 이내의 친족		

사실을 기증자 또는 대상자와 가족, 유족에게 즉시 알려야 한다. 다만, 살아있는 사람으로서 16세 이상인 미성년자가 골수를 제외한 장기를 배우자, 직계존비속, 형제자매 또는 4촌 이내의 친족에게 이식하는 경우에는 국립 장기이식 관리기관의 이식대상자 선정 절차를 거치지 않아도 된다.

장기이식 대상자 선정 절차는 다음과 같다.

(1) 국립 장기이식센터에서 선정하는 경우

이식대기자 등록 후 국립 장기이식 관리센터의 이식 대상자가 선정된다. 그 후 기증자로부터 장기가 적출되며, 이식 대기자에게 장기를 이식한다.

읽을거리 **Q&A로 생각해 보는 장기이식에 대한 궁금증**

- 장기이식에 대한 의료비 지원은 가능한가?
- 장기를 기증해 준 기증자에 대한 정보 제공은 왜 할 수 없는가?

장기이식에 대한 의료비를 지원받을 수 있나요?	Q. 장기이식을 기다리며 투병생활을 하고 있는 환자입니다. 가정형편이 좋지 않아 치료비용 및 수술비용이 많이 부담되는데 이러한 저소득층이 의료비를 지원받을 수 있나요? A. 기초생활보장제도의 수급권자에 해당하는 저소득층은 의료급여를 받을 수 있으며 이러한 수급권자에 해당되지 않는 저소득층은 일정한 요건을 충족하면 희귀·난치성 질환자 의료비지원사업을 통해 의료비를 지원받을 수 있습니다.
장기를 기증해 준 기증자를 알 수 있나요?	Q. 만성 신부전증으로 오랜 투병생활을 하던 중 이식대상자에 선정되어 신장이식을 받았습니다. 신장을 기증해 준 기증자에게 감사한 마음을 전하고 싶은데 기증자가 누구인지 알 수 있나요? A. 「장기등 이식에 관한 법률」은 장기매매를 방지하기 위해 국립장기이식관리기관, 장기이식등록기관, 뇌사판정기관, 장기이식의료기관, 뇌사판정대상자관리전문기관 및 장기구득기관에 종사하는 사람으로서 규제「장기등 이식에 관한 법률 시행령」 제28조에서 정하는 사람은 장기기증자와 적출한 장기에 관한 사항, 이식대상자와 이식한 장기에 관한 사항, 장기기증희망자 및 장기이식대기자에 관한 사항을 누설할 수 없도록 규정하고 있습니다(「장기등 이식에 관한 법률」 제31조제1항). 따라서 장기를 이식받은 자와 장기기증자는 서로에 대한 정보를 알 수 없습니다.

[출처] 국립장기조직혈액관리원

(2) 장기이식 의료기관에서 선정하는 경우

이식 대기자 등록 후 장기이식 의료기관의 이식 대상자를 선정한다. 그 후 국립 장기이식 관리센터에 통보하여 기증자로부터 장기 적출되며, 이식 대기자에게 장기를 이식한다.

(3) 살아있는 사람이 장기 기증하는 경우

이식 대기자 등록 후 살아있는 사람인 기증자의 이식 대상자를 선정한다. 그 후 국립 장기이식 관리센터의 승인을 받고 기증자로부터 장기를 적출한 뒤 이식 대기자에게 장기를 이식한다.

5) 장기이식 절차

장기이식대상자는 원칙적으로 국립장기이식관리기관의 장이 선정한다(「장기등 이식에 관한 법률」 제26조제1항).

장기이식대상자의 선정 절차는 아래와 같다(그림 11-2).

6) 사망 후 기증 가능한 장기 및 기증 절차

뇌사 이외의 원인으로 사망한 기증자 장기기증을 사후기증이라고 한다. 사망한 사람의 안구 기증이 대부분이고, 안구를 적출하여 각막, 공막, 윤부 등을 이식할 수 있다. 안구는 이식의료기관에서 이식 대상자를 직접 선정하고, 이식을 마친 후 선정사유와 선정결과를 국립 장기이식관리기관에 통보하도록 되어 있다.

장기기증자가 자신이 사망하기 전에 사후 장기기증에 동의하여 장기기증희망 등록을 한 경우에는 그 유족이 장기기증을 명시적으로 반대하지 않으면 장기적출을 할 수

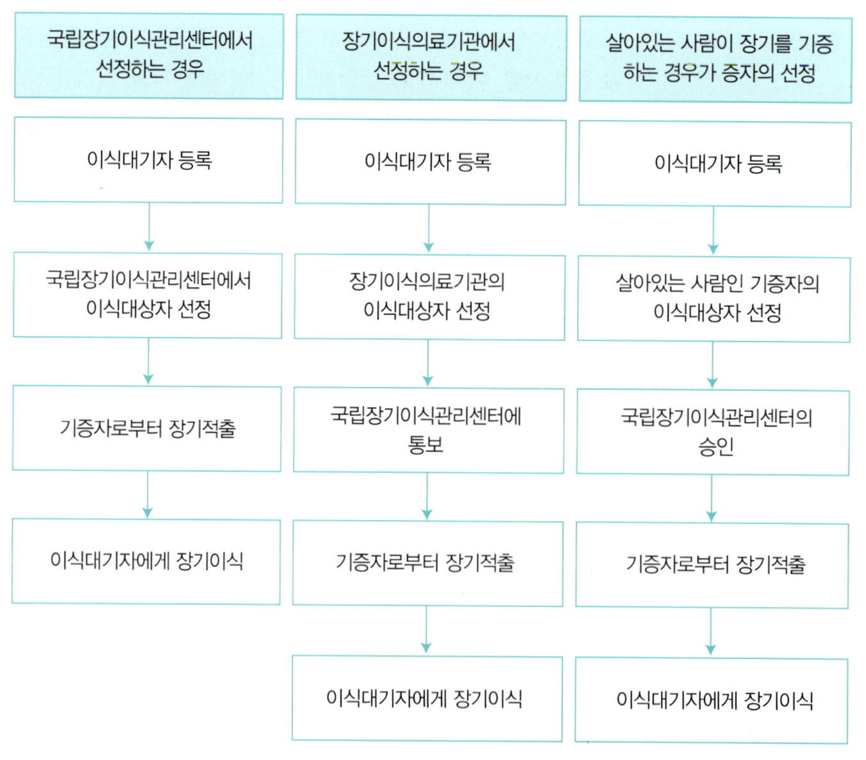

[출처] 국립장기조직혈액관리원

그림 11-2. **장기이식 절차**

있다. 장기기증자가 사망 전에 장기의 적출에 동의 또는 반대하였다는 사실이 확인되지 않는 경우, 사후에 그 유족이 장기기증에 대해 동의하면 유족이 대신 장기기증 등록을 하여 장기적출을 할 수 있다(그림 11-3). 다만, 본인이 16세 미만의 미성년자인 경우에는 그 부모(부모 중 1명이 사망하였거나 행방불명 그 밖에 부득이한 사유로 동의를 할 수 없는 때에는 부모 중 나머지 1명)가 장기 등의 적출에 동의해야 한다.

7) 기증자 본인이 사망 전에 장기기증에 동의한 경우

(1) 기증자 본인이 사망 전에 장기기증에 동의한 경우

장기기증자 본인은 자신이 사망하면 장기기증을 희망한다는 서약을 하는 장기기증 희망 등록을 할 수 있으며, 본인이 서명한 문서 또는 유언으로 사후에 장기를 기증하겠다는 뜻을 표시할 수 있다. 장기기증에 대한 기증자의 의사표시가 확인되지 않는 경우 기증자의 사망 후 그 가족이 장기기증 등록을 할 수 있다.

사망한 사람의 장기기증 절차
본인이 사망 전에 장기기증에 동의한 경우
본인의 장기기증희망 등록 또는
본인이 서명한 문서나 유언에 의한 동의
장기기증자 본인의 사망
가족의 명시적인 거부가 없는 경우
기증을 위한 장기적출
이식대기자에게 장기적출
유족이 장기기증에 동의한 경우
장기기증에 대한 사망자의 동의 여부가
확인되지 않는 경우
장기기증자 본인의 사망
유족이 대신 장기기증 등록
기증을 위한 장기적출
이식대기자에게 장기적출

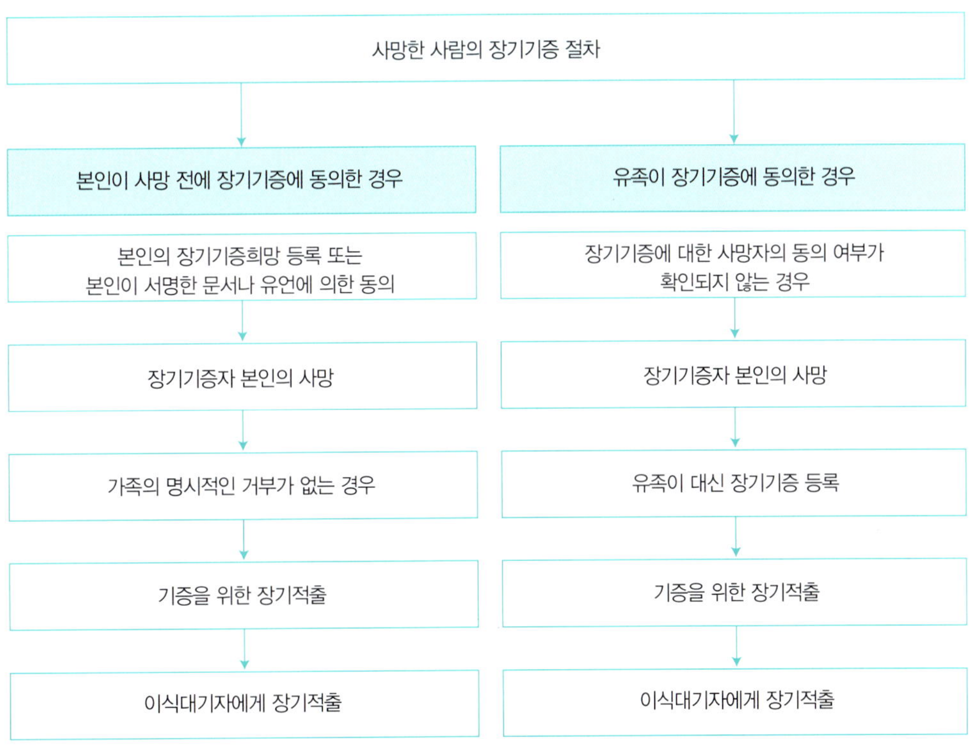

[출처] 국립장기조직혈액관리원

그림 11-3. **사망한 사람의 장기기증 절차**

(2) 사망한 사람이 기증할 수 있는 장기

사망한 사람은 안구기증을 할 수 있다.

장래에 사망하는 경우 장기를 기증하기를 희망하는 사람은 사망 전에 본인의 동의 여부만 확인되면 장기이식등록기관(이하 "등록기관"이라 함)에 희망등록을 할 수 있다. 장기기증희망자로 등록하려는 사람은 다음의 서류를 등록기관에 제출해야 한다.

일부 등록기관에서는 공인인증서를 이용하여 온라인으로도 장기기증희망 등록을 신청할 수 있습니다. 장기기증희망자로 등록한 사람은 원하는 경우 운전면허증 등 국가 및 지방자치단체가 발행하는 증명서에 장기기증희망 표시를 할 수 있다. 운전면허증의 장기기증희망 표시는 운전면허증 신규발급 또는 갱신 시 신청하여 표시할 수 있다(그림 11-4).

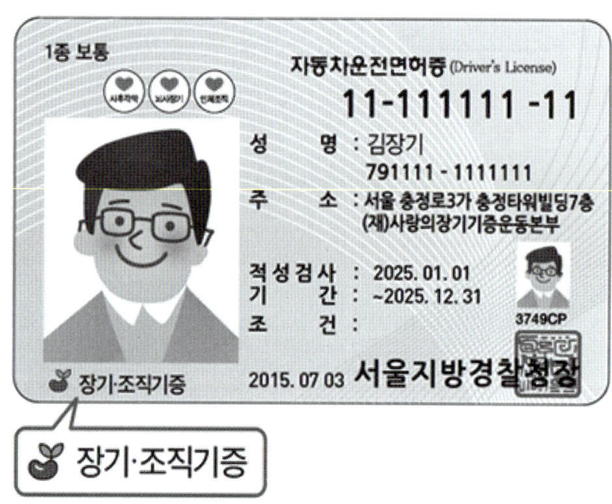

[출처] 재단법인 사랑의장기기증운동본부

그림 11-4. **운전면허증 장기기증희망 표시**

> 모든 생명은 가치가 있다.
> – 제인 굿올 –
>
> 모든 생명은 고유하고 귀중하다.
> – 미리암 헤스 –
>
> 생명의 가치는 그 자체로 존중받아야 한다.
> – 알랭드러 –

참고문헌

고유경, 문인오, 유소영, 이영진, 박희옥, 김명자, 최은희, 안은경, 장영미 (2019). 인간존중과 윤리. 수문사.

김은철, 김태일 (2013). 죽음에 관한 자기 결정권과 존엄사. 미국헌법연구.

김현철 (2016). 장기이식법상 장기기증자 지원 제도에 관한 고찰. 법학논집, 20(3), 231-249

맹주만 (2016). 안락사와 존엄사, 그리고 웰다잉법. 철학탐구, 44, 185-211.

문상혁 (2015). 장기이식 환자의 동의권에 관한 연구. 생명윤리정책연구, 9(1), 1-32

이은영 (2018). 존엄한 죽음에 관한 철학적 성찰: 연명의료결정법과 안락사, 존엄사를 중심으로. 인격주의 생명윤리, 8(2), 109-137.

정계선, 김민설, 박혜숙, 송경선, 장애리 (2022). 사례로 함께보는 생명윤리, 수문사.

국립장기조직혈액관리원. 기증희망등록.(https://www.konos.go.kr/page/subPage.do?page=sub2_1_1)

국립장기조직혈액관리원-정책 · 사업-기증과 이식-장기기증과 이식-안구기증.(https://www.konos.go.kr)

김명일 기자. 국내 첫 '조력 존엄사법' 국회발의...."고통 큰 말기 환자, 본인이 원해야". 조선일보 보도. 2022.06.16. (https://www.chosun.com/politics/politics_general/2022/06/16/6XJMBFZIMVGX3NUYHDGHYTVYBY/)

네이버 백과 사전. 뇌사와 식물인간. (https://terms.naver.com/entry.naver?docId=1393406&cid=47339&catego-ry-Id=47339)

더위키. https://thewiki.kr/w/%EB%87%8C%EC%82%AC

보건복지부 관련 법규, http://ww.mohw.go.kr

전성훈 기자. 김할머니에서 아름다운 죽음으로. 의사신문 보도. 2020.03.24.

청소년사이버상담센터. https://www.cyber1388.kr:447/

현대사회의 수명연장과 생명윤리

학습성과

1 현대사회에서의 죽음의 본성에 대해 숙고할 수 있다.

2 수명연장에 대한 도덕적 의미를 고찰할 수 있다.

3 평균수명 증가 예측과 그에 대한 사회적 결과를 숙고할 수 있다.

4 인간을 강화하는 것에대한 도덕적 경계와 사회적 영향에 대해 검토할 수 있다.

5 생체정보를 수집하고 저장하며 활용하는 것이 바람직한 것인지 여부에 대해 생각할 수 있다.

우리는 죽음을 어떻게 생각하는가?

- 죽으면 다 끝나는 것인가?
- 나에게 죽음은 어떤 의미인가?
- 나는 어떻게 죽음을 맞이할 것인가?

01 죽음의 이해

우리는 죽음을 어떻게 생각할 것인가? 불과 60년 전만해도 죽음이 무엇인지 알 수 있었다. 호흡이 멈추고, 맥박이 뛰지 않으며, 신체가 경직되어 피부가 창백해지면 죽은 것이다. 그러나 호흡하며 맥박이 뛰고 있다면, 그는 살아 있는 것이다. 이처럼 죽음을 결정하는 방법은 명확했으나 현대사회에서의 죽음은 보다 다양한 개념으로 이해되고 있다. 육체의 소멸로 죽음을 말하는 것은 의학자가 설명할 수 있다. 이는 '생명'이라는 것이 육체를 뜻하는 것으로 이해해야 할 것이다. 그러나 '생명윤리'라는 용어에서의 '생명'은 단순한 육체만을 설명하는 것은 아니다. 우리 사회는 의학 이외에도 종교나 생명윤리, 생사학으로 생명을 이해하고 있다. 죽음을 어떻게 이해하고 개념을 정의하느냐에 대한 질문은 뇌사나 심폐사와 같은 육체적 기준뿐만 아니라 죽음을 단지 과학적 정의로만 생각하지 않음을 의미한다. "죽음이 끝이 아니라 새로운 시작이라는 것은 믿음의 문제가 아니라 상식, 사실의 문제"라는 의견을 제시한 퀴블러 로스는 죽음은 존재하지 않는다는 결론을 내기까지 평생 동안 죽어가는 사람을 보살피고 죽음을 연구하면서 육체란 단지 우리가 죽음을 겪을 때까지 일정기간 머무르는 집에 지나지 않으며, 죽음은 단지 이 삶으로부터 다른 존재로의 변화일 뿐이므로 죽음은 존재하지 않는다고 말했다. 그는 우리 모두는 각자 단순하면서도 아름답고 훌륭한 삶을 위해 창조되었다. 그렇기 때문에 나의 삶의 기념비적 사건들은 인간이면 반드시 배워야 할 이해와 사랑 속에서 우리 자신의 성숙을 위해 존재하는 하나의 가능성일 수 있다고 했다. 따라서 우리가 우리의 삶을 있는 그대로 받아들인다면, 더는 누구의 생명을 연장하고 누구의 생명을 연장하면 안 되는가에 대해 논의를 하지 않을 것이라고 하였다.

현대사회에서 죽음의 과정은 일반인과 격리되어 의료기관에서 이루어진 지 오래이다. 과거 가족에게 둘러싸여 죽음을 맞이하던 시절에는 마지막 순간 가족들과 함께 생의 과거를 돌아보며 아쉬움과 감사함을 나누는 죽음의 과정이 있었다. 그러나 최근에는 의학기술의 발달로 죽음의 과정보다 생명의 연장을 추구하는 것에 몰두하고 있다. 가장 최신 시설의 의학장비에 둘러싸여 마지막의 마지막까지 생존을 위한 노력 속에서 사망하게 된다. 여기에 한 사람의 죽음에 대한 고찰과 삶의 아쉬움, 뜻, 의지는 보이지 않는다. 우리가 죽음에 대해 어떻게 생각할 것인지에 대한 질문은 결국 내 삶의 마지막을 어떻게 마무리할 것인지에 대한 고민의 과정일 수 있다. 또한 죽음은 육체적 죽음에만 국한된 것이 아니며, 사회적 죽음, 정신적 죽음, 영적인 죽음도 고려해야 한다. 우리는 언제든지 찾아올 수 있는 죽음을 맞이하기 위해 어떻게 죽음을 맞이할 것인가 스스로에게 질문해야 할 것이다. 인간에게 죽음은 극복해야 하는 것이 아닌 받아들이고 이해해야 하는 현실이기 때문이다.

02 노화와 수명연장

수명연장의 실제적 문제

- 수명을 연장하면 생길 수 있는 실제적 문제에 대해 이야기해 보자.
- 한 지역에서 평균수명이 150세까지 늘어나면 생길 수 있는 영향에 대해 이야기해 보자.
- 이러한 문제를 위해 제안할 수 있는 해결책을 생각해 보자.

1) 노화와 인간의 본성

나이가 들어간다는 것은 어떠한 의미인가? 신체의 기능이 저하되는 노화(aging)가 진행된다는 의미일 수 있다. 노화는 시간경과에 따른 자연적 현상으로 태어나서 성장하고 늙어가는 과정을 의미한다. 생물학적으로는 시간에 따라 생명력이 감퇴되어 가는 과정이다. 그리고 이러한 시간 속에서 유병과 죽음의 확률은 점차적으로 증가한다. 물론 노화가 반드시 노인성 질환으로 연결된다고 볼 수는 없을 것이다. 하지만 질환의 발병률이 증가하는 것은 사실이다. 나이가 들게 되면 우리 뇌의 신경세포 수와 무게가 10% 정도 감소하면서 뇌실이 커지게 되고, 이 과정에서 신경계 손상이 일어나기도 한다. 즉 뇌혈관질환과 치매, 우울증, 섬망, 파킨슨병과 같은 다양한 신경계 및 뇌 질환이 나타난다. 또한 심장이 확장되고, 심벽은 두꺼워지며 심방과 심실도 조금씩 커지는 등 문제가 생기게 된다. 심혈관계질환으로 고혈압, 심부전, 허혈성 심질환, 부정맥 등을 유발할 수 있다. 이는 노년기에 접할 수 있는 질환들로 단순하게 외모로 나타나는 주름뿐 아니라 근육부터 근골격, 뇌세포의 기능이 저하되는 것을 포함하여 일상생활을 하면서 스스로 불편함을 자각하게 된다. 즉 신체 구성비가 바뀌어 청년기에 비해 수분, 근육량, 무기질은 감소하고 지방은 2배 이상 증가한다. 지방의 분포도 피하지방은 줄고 복부 내장지방이 늘어나게 된다. 이렇듯 나이가 들어간다는 것은 자연스러우면서도 피할 수 없는 생물학적인 현상이며, 노화에 따라 다양한 신체기관들의 기능 감퇴가 나타나게 된다는 것을 의미한다. 그러나 만약 어떤 사람이 당신에게 영원한 삶을 제안한다면 어떻게 할 것인가? 인간의 수명이 연장된다는 것은 인류에게 영원한 숙제와도 같았다. 과거 영생까지 수명을 늘리기 위해 노력한 많은 권력자들이 있었고, 그들은 해답을 찾고자 했으나 역사 속으로 사라졌다. 현대사회에서 평균수명은 영생까지는 아니더라도 80세 이상으로 보고되고 있다. 케임브리지 대학교의 생물노인학자(bio-gerontologist) 오브레 드 그레이는 인간은 곧 죽음을 정복할 것이라고 주장하였다. 그는 과거에는 60세 정도였지만, 죽음을 정복한다면, 피할 수 없는 사고를 당하기 전까지는 계속 살아갈 것이라고 하면서 평균수명이 1000세 이상은 될 것이라고 전망하였다. 이 수치가 믿어지는가? 진정한 불멸이라고 할 수 있을 것이다. 믿지 않는 사람들이 많지만, 현재 서구 사회의 평균수명은 점차 늘어나고 있고, 당분간 이러한 추세가 지속될 것이라고 예측되고 있는 만큼 수명연장에 대해 우리는 어떠한 생각을 가지고 있는지 생각해 볼 필요가 있다.

우리는 왜 수명을 연장하려고 하는가? 만약 건강하지 못한 상태로 수명만 늘어난다면 어떨까? 건강이 확실하게 보장되기만 한다면, 괜찮을 것인가? 수명이 늘어나면 어떠한 미래가 우리를 기다리고 있을까? 우리는 그에 대해 준비가 되어 있는가? 점점 더 많은 사람들이 100세를 넘긴다면, 이론적으로 우리는 얼마나 더 오래 살아남을 수 있는지 그리고 실제로 이것을 달성하려면 무엇이 필요할까? 우리가 수명을 연장하려는 이유는 더 행복해질 수 있을 것이라고 믿기 때문일 것이다. 더 나은 것이 없다면 우리는 수명연장을 고민할 필요가 없다. 그렇기 때문에 수명이 늘어나는 것이 최대 다수의 최대 행복에 기여하는 것인지는 생각해 볼 필요가 있다.

2) 수명연장의 실제적 문제

처음에는 자신이 영원히 살 수 있다는 것에 행복하겠지만, 다른 사람들 모두 영생이 되면서 생길 수 있는 결과를 알게 된다면, 그 행복이 유지될 것인가? 한번 상상해 보자.

150년 혹은 1000년 가까이 지속해야 하는 배우자와의 결혼생활, 이를 위한 당신의 경제적 비용, 국가재정 또한 연금충당을 위한 확보가 필요하며 오래사는 이들을 위한 교육과정, 제반환경, 자동차 그리고 이들이 배출하는 쓰레기 등 다양한 정치적 관계까지 여러 문제가 남아 있을 것이다. 나이 든 사람들이 일자리를 선점하고 젊은 사람들이 적당한 일을 찾기까지 수년을 기다려야 한다면 세대 간의 분쟁은 또 어떻게 할 것인가? 정부의 정책에서 조정 가능할 수 있는가? 선진국의 대부분은 이미 이러한 고령화 사회로 인한 문제에 대해 고민하고 있다.

2021년 통계청 자료에 의하면 우리나라의 기대수명은 여성의 경우 86.6년, 남성 80.6년으로 OECD회원국 평균 여성 83.1년과 남성 77.7년보다 각각 3.5년, 2.9년 높은 편이다. 불과 50년 전인 1970년대에 여성 65.8년, 남성 58.7년에 비해 무려 20년 가까이 늘어난 셈이다. 더구나 현대에 들어서는 80대, 90대까지 건강하게 사는 사람이 늘면서 과거 65세 이상을 '늙었다'고 규정하는 기존의 정의는 광범위한 것이 되어버렸다. 때문에 정부와 기업이 65세 이상 인구를 '늙고', '의존적이고', '비생산적'이라 치부하게 되면 이는 반드시 경제적 · 사회적 문제를 낳게 될 것이다. 결국 의학적 혁신을 통해 기대수명을 늘리더라도 질병, 경제 위기, 기후 변화로 인한 문제 등 이외에도 우리가 예상하지 못한 어려움이 있을 수 있기 때문에 수명을 연장하는 것이 단순하게 축복이라고 보기 어려울 수 있다. 영원불멸의 운명을 타고난 사람에게는 그것이 축복이라기보다는 저주에 가깝다는 이야기는 오래전부터 있어왔다. 죽을 수밖에 없는 운명에게 있는 좋은점이 분명하게 있다는 것이다. 카스(Kass)는 이에 대해 4가지 좋은점을 제시하였는데, 첫째 삶에 대한 관심과 책임감, 둘째 진지함과 열망, 셋째 아름다움과 사랑, 넷째 미덕과 도덕적 우월함이라고 하였다.

첫째, 삶에 대한 관심과 책임감

죽음은 우리에게 삶의 유한성을 일깨워주고, 우리가 가진 시간과 기회의 소중함을 강조한다. 이는 우리가 삶에 더욱 집중하고, 의미있는 방식으로 살아가도록 동기를 부여하게 한다. 또한 죽음을 앞둔 사람들은 자신의 삶을 돌아보고, 자신이 세상에 남길 유산에 대해 생각하며 더욱 책임감 있는 삶을 살아가려고 노력한다. 예를 들어 사랑하는 사람과 함께 시간을 보내고, 소중하게 여기는 마음이 커지는 것, 내 꿈을 위해 노력하는 것, 미래를 위해 계획을 세우고 준비하는 과정 등은 모두 죽음이라는 한계를 인식함으로써 더욱 분명해진다.

둘째, 진지함과 열망

죽음은 우리에게 삶의 가치와 목적에 대해 진지하게 생각하도록 한다. 우리는 더 이상 사소한 일에 시간을 낭비하지 않고 진정으로 원하는 것을 추구하고 의미 있는 삶을 살아가기 위해 노력하게 된다. 또 사랑하는 사람들과의 관계를 더욱 소중하게 여기고 후회없이 살아갈 수 있도록 최선을 다할 것이다. 즉 죽음을 앞둔 사람은 삶의 무의미함이나 허무함에 대한 두려움을 극복하고, 진정으로 중요한 것에 집중하게 된다는 것이다.

셋째, 아름다움과 사랑

예술 작품을 창작하거나 자연의 아름다움을 감상하는 것, 사랑하는 사람과의 관계 속에서 느끼는 행복 등을 더욱 더 강렬하게 경험할 수 있을 것이다. 인간의 삶에서 죽음은 유한함으로 아름다움과 소중함을 일깨워 준다. 우리는 더 이상 물질적인 것에 집착하지 않고, 진정한 아름다움과 사랑을 추구하게 된다. 또한 죽음을 앞둔 사람들은 자신이 사랑하는 사람들에게 감사하는 마음을 표현하고, 마지막 순간까지 사랑과 행복으로 가득 채운 삶을 살아가려고 노력할 것이다.

넷째, 미덕과 도덕적 우월함

죽음은 우리에게 삶의 가치와 의미해 대해 질문을 던진다. 단순하게 자신을 위해 사는 것이 아니라, 더 나은 세상을 만들고, 다른 사람들에게 긍정적인 영향을 미치는 삶을 살아가고자 노력하게 한다는 것이다. 또한 사람들은 자신의 삶을 돌아보고 자신인 살아온 삶에 대해 후회하지 않도록 최선을 다하게 한다. 용기, 정의, 사랑, 자비 등의 미덕을 실천하고, 악에 맞서 싸우며 도덕적인 삶을 살아가는 것은 우리의 죽음을 의미 있게 만드는 중요한 요소가 될 것이다.

월터 페이터(Walter Pater)는 르네상스 결론에서 "모든 순간은 지나가고, 모든 감각은 덧없고, 모든 생각은 흐르는 물결과 같다. 우리는 끊임없이 변화하는 흐름 속에서 살아가며, 그 흐름 속에서 우리의 유일한 목표는 최대한 많은 감각을 경험하고, 최대한 삶의 맥박을 느끼는 것이다"라고 이야기하며 우리에게 삶의 덧없음을 인식하면서도 현재의 순간을 최대한 즐겁게 살아가라는 메시지를 전달하고 있다. 만약 영생을 산다면, 우리는 모든 즐거움을 잃을 수 있으며, 무기력하고 지루할 수 있다. 인간의 삶이 유한하기 때문에 경험의 찬란함이 있는 것이다. 죽음을 단순하게 슬프고 무서운 사건으로 받아들이는 것이 아니라 더욱 삶을 의미 있고 풍요롭게 만들 수 있는 기회로 볼 수 있다. 우리는 우리의 삶을 더 소중하게 강렬하게 느끼고 진정 중요한 것에 집중하게 하여 의미 있는 삶을 살아갈 수 있다.

3) 수명연장에 대한 주장

수명연장의 기술에 대하여(On the Art of Prolonging Life) Huseland 박사는 육체적, 정신적, 사회적, 환경적 요인으로 제시하였다. 그는 장수와 관련된 많은 요인 중에서 육체적 요인으로 강하고 건강한 신체, 야채가 풍부하고 고기와 달콤한 페이스트리가 부족한 적절한 식사, 활동적인 생활 방식, 충분한 수면, 깨끗한 환경에서 생활하고 개인위생을 철저하게 유지하는 것을 강조하였다. 정신적 요인으로는 긍정적이고 낙관적인 태도와 스트레스 관리, 적당한 지적 활동과 자극, 감정을 효과적으로 조절하고 관리하는 능력을 제시하였다. 사회적 요인으로는 건강하고 지지적 사회적 관계, 결혼생활, 만족스러운 직업이 삶의 질 향상에 도움이 된다고 하였다. 깨끗한 공기와 안전하고 영양가 있는 음식을 섭취하는 것, 쾌적하고 건강한 주거환경을 구성하는 환경적 요인도 수명연장에 도움이 된다고 하였다. 이상적인 상황에서 Huseland는 수명이 200년까지 늘어날 수 있다고 생각했다. 삶을 위한 예방적 접근방식의 중요성을 강조하면서, 그에 비해 유아 시기에는 질병에의 노출로 사망률이 높다고 보고하였다.

인구통계학자인 James Vaupel은 “기대수명이 10년마다 2년 반씩 늘어나고 있다”라고 말하면서, “한 세기마다 25년이 되는 것이다”라고도 하였다. 그는 역사적 기대수명 추이를 분석하고 과거와 현재의 주요 사망 원인을 연구하면서, 지난 100년 동안 사망률 개선 패턴이 크게 바뀌었다고 말했다. “1950년 이전에는 Huseland가 지적한 높은 유아 사망률과의 싸움을 통해 기대수명이 늘어났다. 그 이후로 사망률이 가장 많이 감소한 것은 60대 이상, 가장 최근에는 80대 이상이었다”고 보고 하였다. 즉, 우리는 더 많은 시간 어린 시절을 보낼 수 있고 더 많이 예전보다 훨씬 더 오래 살고 있다. 그러나 지속적으로 기대수명이 증가하고 있지만, 그 속도는 감소하고 있다. 여기에는 사회경제적 지위, 교육수준, 건강행동 등이 영향을 미치고 있으며, 결국 사회, 경제, 의료시스템에 인구 노령화가 큰 영향을 미칠 것이라고 주장하였다.

이렇게 오래사는 동안에는 더 나은 의료 서비스, 치료 개선, 깨끗한 물과 공기와 같은 공중 보건 조치, 더 나은 교육, 따뜻하고 아늑한 집과 같은 생활 수준 향상 등이 포함되어야 한다. Vaupel은 “대부분 더 많은 약과 돈이 필요하다.” 라고 이야기한다. 그러나 더 나은 의료 서비스와 향상된 생활 조건을 제공함에도 불구하고 여전히 많은 사람들은 만족하지 않고 있다. 동시에 필요로 하는 조건들이 충족되고 그 조건들이 불만족스럽더라도 사람들의 수명연장에 대한 욕구는 줄어들 기미를 보이지 않는다.

읽을거리 영화로 생각해보는 '노화와 수명연장'

〈아일랜드〉에서 처럼 나와 똑같은 유전자를 가진 복제인간으로 생명연장의 꿈을 실현한다는 상상이 실현된다면 발생할 수 있는 문제점과 새로운 기술로 인한 수명연장의 시대에서 발생할 수 있는 사회적 심리적 문제를 생각해보자.

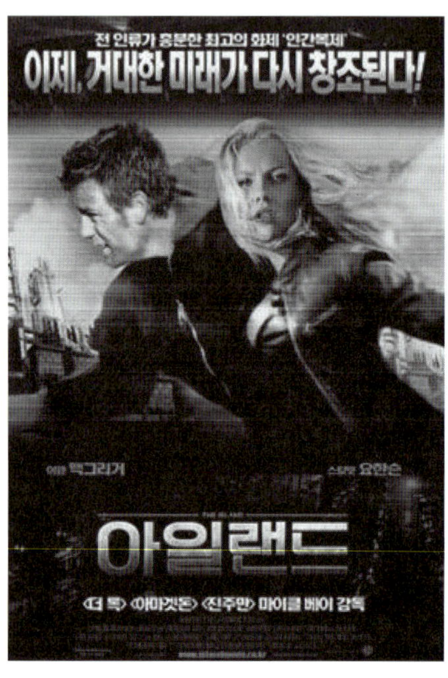

지구상에 일어난 생태적인 재앙으로 인하여 일부만이 살아남은 시점에서 자신들을 지구 종말의 생존자라 믿고 있는 링컨 6-에코(이완 맥그리거)와 조던 2-델타(스칼렛 요한슨)는 수백명의 주민들과 함께 부족한 것이 없는 유토피아에서 빈틈없는 통제를 받으며 살고 있다. 잠자리에서 일어나면서부터 몸 상태를 점검 받고, 먹는 음식과 인간관계까지 격리된 환경 속에서 사는 이들은 모두 지구에서 유일하게 오염되지 않은 희망의 땅 '아일랜드'에 추첨이 되어 뽑혀 가기를 바라고 있다. 최근 들어 매일 같이 똑같은 악몽에 시달리던 링컨은 제한되고 규격화된 이곳 생활에 의문을 품게 된다. 그리고 곧, 자신이 믿고 있던 모든 것들이 거짓이었음을 알게 된다. 자기를 포함한 그곳의 모든 사람들이 사실은 스폰서(인간)에게 장기와 신체부위를 제공할 복제인간이라는 것, 결국 '아일랜드'로 뽑혀 간다는 것은 신체부위를 제공하기 위해 무참히 죽음을 맞이하게 되는 것을 의미했던 것이다. 어느날, 복제된 산모가 아이를 출산한 후 살해되고 장기를 추출 당하며 살고 싶다고 절규하는 동료의 모습을 목격한 링컨은 아일랜드로 떠날 준비를 하던 조던과 탈출을 시도한다.

[출처] 아일랜드(2005년). 네이버 검색

03 인간강화

인간강화는 휴먼증강(human augmentation)이라고 표현되기도한다. 장비나 신체 인식, 약물 등의 행위로 인간의 신체적 인지, 감각, 물리적 능력을 높이는 기술이다. 이 기술은 이미 오래전부터 존재해왔다. 간단하게는 안경 역시 시력을 개선하기 위한 휴먼증강의 예이다. 의족이나 보청기 또한 마찬가지다. 늘 손에 들고 다니는 스마트폰 역시 인간의 정보 습득 능력을 극대화한다는 점에서 휴먼증강이라고 볼 수 있다. 약물은 어떠한가? 나이가 들어감에 따른 인지력 저하를 방어해주고, 우울할 때 기분 변화를 주는 등 나의 정서를 강화시키는 약물들도 인간을 강화하는 것들 중 하나일 것이다.

휴먼증강처럼 인간의 능력을 확장하기 위해 새로운 생명공학, 유전공학, 로봇 기술을 지지하는 움직임을 가리켜 '트랜스휴머니즘(transhumanism)'이라고 한다. 이는 인간의 조건을 뛰어넘고, 인간의 본질적 한계를 제거하며, 초인적 힘과 능력을 이식하는 기술을 지지하는 입장이다. 자연적 인간을 초월한다는 의미에서 '진화적 인본주의'라고도 말하지만, 그 진화란 자연적 진화가 아니라 인위적 진화를 의미한다. 따라서 근본적 휴머니즘과 전혀 다른 의미를 지닌다. 휴머니즘 역시 인간을 향상시킨다는 대의명분은 같지만 그 수단은 기술이 아니라 교육을 의미하는 것이며, 휴머니즘에서 말하는 '인간다움'이란 정신적 · 육체적 능력을 학습으로 향상시키는 인간이며, 자율성을 가진 윤리적이고 건강한 인간을 의미한다. 그러나 트랜스휴머니즘은 단순하게 질병치료나 노화방지와 같은 개인적 측면뿐만 아니라 인간의 지능, 윤리, 정체성 등에 대한 근본적인 질문을 던지고 새로운 미래를 상상하는 철학적, 윤리적 사고방식을 포함한다. 트랜스휴먼의 기술양상은 '기술이 인간을 닮아가는 기계의 인간화'와 '인간이 기술을 닮아가는 인간의 기술화'로 구분할 수 있다. 전자는 생체지향적(bio-oriented) 기술적용 방식으로서 인간의 신체를 어느 정도 유지한 채 생물학적 한계를 극복하고자 하는 것이다. 예를 들어 인간의 손상된 장기를 대체할 수 있는 인공장기를 개발하거나, 유전자 편집을 통한 맞춤형 아기, 질병을 예방하거나 치료하는 기술, 냉동인간, 인간의 뇌와 컴퓨터 시스템을 연결하여 인간의 인지능력을 향상시키는 뇌파통신 등이 생체지향적인 방식에 해당된다. 후자는 기계지향적(machine-oriented) 방식이라고 한다. 신체의 일부분을 기계와 접목시켜 생물학적 특성에서 벗어나 기계를 닮아가려는 것이다. 건강모니터링, 알림기능, 결제 등 다양한 기능을 제공하는 웨어러블 기기인 스마트 워치, 현실 세계에 정보를 덧씌워 길 찾기, 정보검색, 게임 등을 할 수 있도록 하는 증강현실안경, 가상세계에 몰입하여 게임, 교육, 훈련 등을 할 수 있도록 하는 가상현실 헤드셋, 뇌파 컨트롤, 인공근육, 뇌 임플란트 등이 이에 속한다. 휴먼증강은 바로 이런 부분을 이야기한다. 인간의 능력향상과 수명연장에 대한 욕구를 넘어서 과학기술을 결합한 인공적 진화에 주목한 것이다. 휴먼증강을 기술개발 목표와 비전으로 설정하는 관점은 윤리적 논쟁을 불러 '포스트휴먼(posthuman)'에 대한 연구 또한 활발해졌다. '포스트휴먼'이란 단순하게 미래의 인간을 의미하는 것이 아니라, 기술발전을 통해 인간의 육체적, 정신적 능력을 극대화하고 인간 존재의 한계를 극복하려는 철학적, 윤리적, 사회적 사고방식을 의미하는데, 인간과 기술의 경계가 점점 모호해지고, 인간이 기술을 통해 자신의 능력을 확장하면서 새로운 형태의 존재로 진화하는 기술과 융합하면서 인간이 우주의 중심이라는 전통적인 인간중심주의 사고방식에서 벗어나 인간과 다른 생명체, 인공지능, 기술시스템 등을 포함하는 새로운 가치관을 모색한다. 이를 위해서는 인종, 성별, 장애, 성적 지향 등에 따른 차별 없이 모든 개인의 존엄성과 다양성을 존중해야 한다고 주장한다. 하지만 반면에 윤리적 논점으로 인간의 육체적, 정신적 특성을 인위적으로 변화시키는 것이 인간 존엄성을 훼손한다는 주장이 있으며, 포스트휴먼 기술에 대한 접근성이 불평등하게 분배될 경우 사회적 불평등을 심화시킬 수 있다는 우려가 있다. 인공지능이 인간을 지배하거나 인류에게 위협이 될 가능성도 무시할 수 없다고 주장한다. 아직 초기단계이지만 미래 사회에 의료, 교육, 산업, 정치 등 다양한 분야에서 포스트휴먼 개념이 적용될 것으로 예상된다.

인간을 강화시키는 것이 과연 도덕적으로 허용 가능한가에 대한 논쟁은 지속될 것이다. 다양한 휴먼증강의 연구와 노력의 결과로서 불치병과 장애를 치료하고, 노화를 방지하며, 웨어러블기기를 사용하여 운동능력을 향상시키거나, 뇌-컴퓨트 인터페이스를 사용하여 정보처리 능력을 높인다든지 사이버 공간에서 새로운 형태의 사회를 형성하여 새로운 형태의 인간 존재를 가능하게 한다면 더 오래 살고, 더 편하고, 행복하게 살 수 있는가? 인간의 육체적, 정신적 특성을 인위적으로 변화시켜서 인간 존엄을 훼손한다고 주장하는 부정적 측면에서는 인간을 단순하게 성능을 향상시킬 수 있는 기계로 보는 관점으로 인간의 고유한 가치를 훼손할 수 있다고 보았다. 더구나 접근성에 대한 불평등이 존재하게 되며, 이는 사회적 불평등을 심화시킬 수 있다고 우려한다. 즉 부유한 사람들은 인간 강화 기술을 통해 능력을 극대화하고 사회적 지위를 높일 수 있지만, 가난한 사람들은 이러한 기술에 접근하지 못하여 더욱 불리한 상황에 놓일 수 있다는 것이다. 또한 아직 초기단계이며 장기적으로 예상치 못한 부작용이나 위험이 발생할 가능성이 존재하는데, 인공지능이 인간을 지배하려 하거나 유전자 편집기술이 예상치 못한 돌연변이를 유발할 수 있다는 가능성에 주목하기도 한다. 따라서 인강강화에 대한 안정성이나 공평성, 접근성, 인간 존엄성, 책임성, 사회적 합의가 이루어졌는지 등의 윤리적 기준과 제약을 고려해 볼 수 있다. 이 문제는 기술의 문제가 아니라 철학의 문제일 수 있다. 우리는 그동안 생명의 유한함과 육체적 제약 그리고 인간적 한계 속에서 인간의 존엄성을 밝히고 인간의 가치를 실현해왔다. 그 역사의 과정과 결과가 바로 인간의 정체성이 되었다. 앞으로 휴먼 증강으로 진정한 100세 시대가 도래하고 인간적 제약이 사라지게 된다면 우리는 우리 자신과 인간으로서 우리 자신을 구분하는 것에 어떤 진정한 의미를 부여할 것인가?

읽을거리 영화로 생각해보는 '인간강화'

〈승리호〉에서는 152세의 나이지만 외모가 40~50대로 보이는 최고령 인간 '제임스 설리반'이 등장한다. 그는 우주개발 기업 회장으로 환경오염 때문에 폐허가 된 지구 대신 위성궤도에 우주 피난처를 만들고, 화성을 새로운 지구로 만들어 인류를 이주시키려는 계획을 한다. 그의 회춘 비결은 몇몇 장기를 기계로 대체하는 방식으로 정보통신 기술과 바이오 기술의 도움을 받은 것으로 추측하게 한다. 인간의 수명을 연장하기 위한 이러한 첨단기술 활용의 문제점에 대해 나누어 보자.

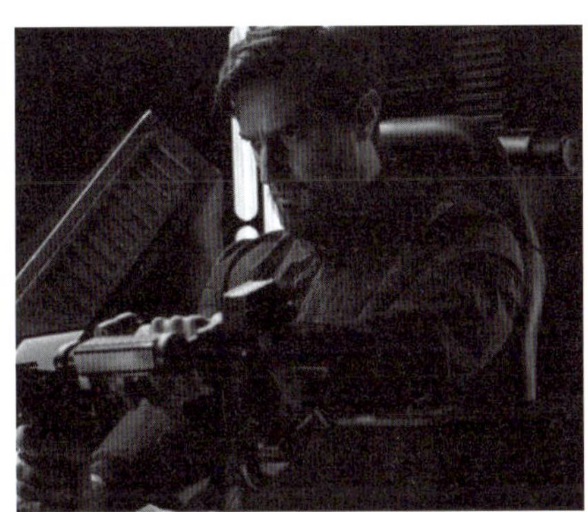

UTS 회장 '제임스 설리반'은 UTS를 만들어 위성 궤도에 인류의 새로운 보금자리를 만들어 내고, 지구인을 이주시키는 사업에 성공해 큰 돈을 번 인물이다. 과거 나치의 유대인 학살로 가족을 잃었으며 지구에 대해서는 가망이 없다고 판단해 상류층 이외에도 자신이 선별한 우수한 유전자를 보유한 사람들만 UTS 시민권을 부여했다. 새로운 기술로 인한 수명연장의 시대에서 발생할 수 있는 사회적 심리적 문제를 고려해 보자.

[출처] 승리호, 네이버 검색

04 생체정보

생체인증(biometrics)은 하나 이상의 고유한 신체적, 행동적 형질에 기반하여 사람을 인식하는 방식을 가리키는데, 용어로는 바이오메트릭스, 바이오 인증, 생물 측정학, 바이오인식, 생체인식, 생체측량 등으로 표현된다. 일반적으로 지문, 홍채, 얼굴, 정맥 등이 있으며 목소리나 서명 등의 행동적 특성을 활용하기도 한다. 이러한 생체인증은 위조나 변조가 어려워 높은 보안성을 제공하고, 비밀번호나 카드를 휴대할 필요가 없어 편리하게 사용할 수 있다. 또한 빠르게 개인을 확인할 수도 있다. 그러나 개인의 민감한 정보이기 때문에 유출될 경우 심각한 피해를 입을 수 있으며, 기술적인 오류로 인식에 실패할 수 있다. 일부 생체인증 기술은 운영비용이 높기도 하다. 또한 특정 인종이나 성별에 대한 편견이 반영될 수 있는 단점이 있다. 그럼에도 불구하고 현대사회에서 생체인증이 활용되는 분야는 다양하다. 우리가 사용하고 있는 스마트폰의 잠금 해제를 위해 지문인식이나 얼굴인식을 사용하는 것이나, PC에 로그인을 할 때 얼굴인식이나 지문을

읽을거리 영화로 생각해보는 '생체정보' 활용

〈미션임파서블 로그네이션〉영화에서 다양한 생체인식 시스템이 출연한다. 에단헌트가 운전석 창에 손을 대자 소유자로 인식하는 장면이나, 음성인식기술, 걸음걸이를 통해 누구인지 구분할 수도 있었다. 현재에도 출입국관리소, 건설현장, 놀이공원 등에서 출입통제 시스템등으로 활용되고 있는데, 이러한 생체인식 기술의 보안성과 문제점에 대해 나누어보자.

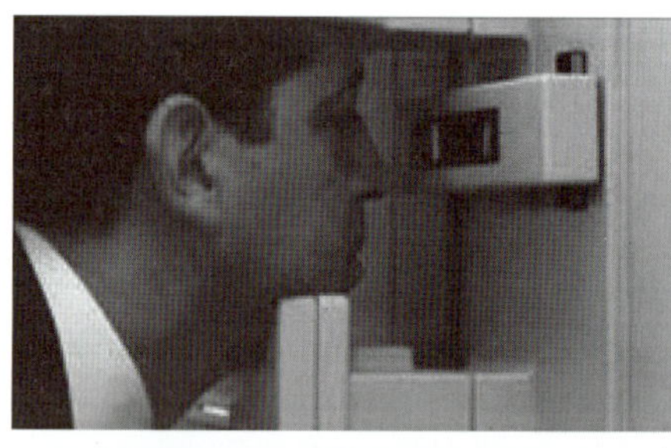

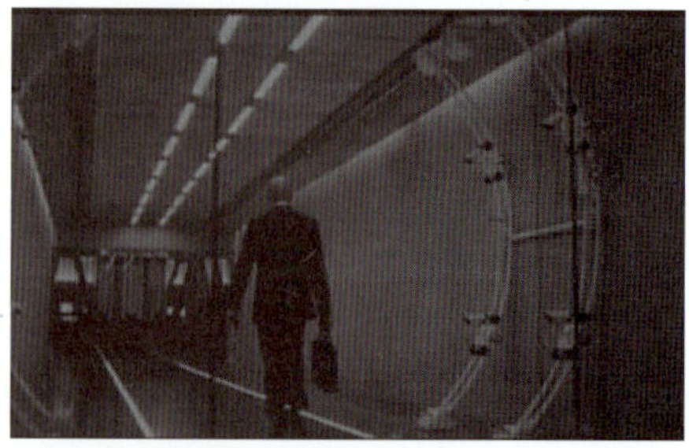

영화 미션 임파서블 시리즈는 최첨단 정보통신기술을 소재를 등장시키면서 첩보전을 연출했는데, 지문은 물론이고, 얼굴, 손 모양, 홍채, 걸음걸이, 음성 등 다양한 생체인식 기술이 주인공이 대처해야할 보안 시스템으로 등장한다. 음성인식 기술은 비강, 구강, 음성경로 등에 따른 화자의 음성학적 특성에 초점을 맞추기 때문에 타인의 성대모사로는 모방할 수 없다. 자동차 추격 장면에 등장하는 손 모양 인식 시스템은 운전석 창에 손을 대어 소유자로 인식하는 장면이있다. 사람마다 손 모양이 다르다는 것에 착안해서 손가락 길이와 형태를 3차원으로 측정해서 저장하는 보안 시스템이다. 신체정보는 변경할 방법이 없기 때문에 안전하게 저장하거나 처리할 수 있을지 고민해 봐야겠다.

[출처] 미션임파서블 로그네이션. 네이버 검색

이용하기도 한다. 금융거래를 할때도 인터넷뱅킹, ATM기기 이용 등에 활용되며, 건물 출입관리 시스템에 지문인식이나 얼굴인식을 사용하기도 한다.

생체인식 정보는 크게 두 가지로 나눌 수 있는데 개인을 인증 또는 식별하기 위한 목적으로 입력장치 등을 통해 수집 · 입력되는 정보인 생체인식 원본정보이다. 예를 들어, 스마트폰 잠금 해제를 위해 지문 리더에 갖다 댄 지문, 입국 심사를 위해 얼굴인식 시스템에 비친 얼굴 등이 이에 속한다.

나머지 하나는 생체인식 특징 정보로 생체인식 원본 정보로부터 특징을 추출하는 등의 기술적 수단을 통해 생성되는 정보이다. 지문 리더가 지문의 융기와 패턴을 추출하여 만든 정보, 얼굴인식 시스템이 얼굴의 특징을 추출하여 만든 정보 등이다. 개인을 식별하는 데 매우 유용한 정보이지만, 개인정보보호 측면에서 우려되는 부분도 있다. 영구적이고 변경 불가능하기 때문에 일단 유출되면 본인의 동의 없이 오남용될 가능성도 있다.

읽을거리 생체정보활용 유출 위 · 변조 · 범죄해결 사례

생체정보 유출되거나 위 · 변조 사례

- 이스라엘의 보안 전문가가 생체인식정보 관련 제조사의 '보안설정이 잘못되어 인터넷에 노출된 서버'에서 암호화되지 않은 사용자 이름, 비밀번호, 지문, 안면정보 등을 발견('19.8)
- 모 부대 소속 군의관들이 실리콘으로 위조지문을 제작하여 출퇴근 확인용 지문인식기에 서로 대신 인식시켜주는 방법으로 담당 지휘관의 직무를 방해하고 초과근무 수당을 수령('19.3)

범죄 현장 샘플과 국가주도 유전자 데이터베이스의 일치 여부를 확인하여 해결된 사건 사례

- 영화〈살인의 추억〉으로 알려진 화성 연쇄 살인사건 범인이 28년만에 특정되어 알려졌다. 이 사건은 경찰이 30여 년 동안 보관 중이던 증거물을 국과수에 보내 재분석을 의뢰하여, 여기서 확인된 DNA를 대검 '수형자 등 디엔에이 데이터베이스(DB)'와 대조해 유력 용의자를 특정할 수 있었다. 용의자는 처제를 살해한 죄로 복역 중인 수형자로서, 2010년에 제정된 디엔에이 신원확인 정보의 이용 및 보호에 관한 법률(이하 '디엔에이법')을 통해 축적된 데이터에 그 디엔에이 정보가 있었기 때문에 특정이 가능했다.
- 2018년 4월 미국에서는 민간 DNA DB를 분석해서 1970년대부터 1980년대에 최소 12명을 살해하고, 45건의 강간 120여 건의 강도 사건의 범인이자 연쇄살인범, 골든 스테이트킬러(Golden State Killer) 사건의 범인을 검거했다. 43년 만에 검거한 것이다. 유전계보학자의 결정적 기여가 있었는데, 범죄현장에서 확보된 DNA로부터 친족관계를 확인할 수 있는 형태의 정보를 분석해 가계분석 등을 통해 최종적으로 찾아냈다.

범죄수사 과정에서 개인을 식별하는 데도 생체인식 정보를 활용할 수 있다. 경찰이 범죄현장에서 유전자를 찾는다면, 범인을 찾을 수 있을 것이다. 그렇다면 범죄자가 아닌데도 데이터베이스에 포함된 유전자 정보를 가진 개인은 그들의 사생활 권리를 침해받은 것이 아닌가? 국가가 주도하는 유전자 데이터베이스에 저장된다는 의미는 바로 이런 부분을 경시하고 있다. 만약 당신이 죄를 짓지 않았다면 문제가 되지 않는 것인가? 심각한 범죄를 저질렀기 때문에 필요한 일이라고 할 수 있는가? 더구나 활용되는 DNA DB는 범죄자 본인뿐만 아니라 그 가족에 관한 정보까지도 담고 있는 생체정보라는 점에서 인권침해에 대한 논란에서 자유로울 수 없다.

삶은 용기 있는 모험이다.
– 켄 게이브런드 –

모든 생명은 기회와 가능성을 품고 있다.
– 린다 에반스 –

인생은 탐험의 여정이다.
– 래몬 에드먼즈 –

참고문헌

통계청. (2022). 2021년 생명표.(https://kostat.go.kr〉bordDownload. 2021년+생명표+보도자료.pdf)

월터 페이터. (1873). 이시영 역. (2001). 르네상스. 학고재.

위키백과. 생체인증.(2024).(https://ko.wikipedia.org/wiki/%EC%83%9D%EC%B2%B4%EC%9D%B8%EC%A6%9D)

함인선 역. (2021). 유럽데이터보호법. Handbook on European data protection law. 마로니에.

Kass, L. (2002). Life, Liberty, and the Defense of Dignity: The Challenfe for Bioethics San Francisco: Encounter Books.

Huseland, C. W. (1797). Die Kunst, ein langes Leben zu führen. "The Art of Prolonging Life" by Christoph Wilhelm Hufeland(https://www.gutenberg.org/files/57668/57668-h/57668-h.htm

Frank Swain.(2014). How to live forever. 21 April 2014.(https://www.bbc.com/future/article/20140421-how-to-live-forever)

James, V., David, K. (2018). "The Future of Longevity" (https://magazine.securities.miraeasset.com/contents.php?idx=871)

개인정보보호위원회. 개인정보포털. 지침자료. 생체정보 보호 가이드라인(2021.9.제정). (https://www.privacy.go.kr/front/bbs/bbsView.do?bbsNo=BBSMSTR_000000000049&bbscttNo=12743)

KBS다큐. 점점 가까워지는 120세 시대! +α 30년 알파에이지 시대. 수명 연장의 미래는? [명견만리 KBS 20160401 방송] (https://youtu.be/3mG_6IxCuGc?si=eQStZKUw48bd1iRt)

환경윤리

학습성과

1 환경문제가 역사적으로 어떻게 진행되어 왔는지 설명할 수 있다.

2 생태학적 위기의 이유에 대해 이해하고 설명할 수 있다.

3 자원과 환경에 대해 이해하고 자원을 분류하여 설명할 수 있다.

4 지속가능한 환경생명윤리를 위한 노력을 제시할 수 있다.

01 환경문제의 과거와 현재: 현대 환경문제와 역사적 전개

인류가 자연에 대한 올바른 인식을 가지는 것이 중요한 것인가? 현재 우리가 겪고 있는 환경의 문제는 과거에는 어떠했는가? 과거 산업화와 인구증가는 환경오염을 증가시켰다. 환경문제에 대한 올바른 인식 없이 근대화, 산업화를 추구하기만 하는 과정에서 생긴 결과라고 할 수 있다. 현재는 기후변화, 자원고갈, 생물다양성 감소 등 더욱 복잡하고 심각한 문제에 직면해 있다.

산업혁명 이후 대기오염과 수질 오염, 토양 오염 등 심각한 환경오염이 발생했다. 근대 이전의 농경생활에서는 농작물을 경작하고, 숲을 개간하는 등의 자연을 이용하여 인간이 에너지와 자원을 얻어 왔었다. 인간이 농경생활을 함에 있어 나타날 수 있는 환경문제 중에 대표적인 것이 관개농업으로 인한 토양의 척박화를 들 수 있는데, 관개농업은 인류 역사상 중요한 발전을 이끌었지만, 그로 인해 발생한 토양의 척박화 현상은 심각한 환경문제가 되었다. 건조한 지역에서 작물 재배를 위해 인공적으로 물을 공급하여 농업을 할 수 있도록 하는 원리가 종국에는 토양에 염분이나 유해물질을 축적하게 하여 토양의 비옥도가 감소하게 만든다. 결국 작물생산량을 감소시키고, 토양을 산성화시키며, 영양소 고갈이 발생하여 토양이 황폐화되는 것이다. 과거 메소포타미아는 고대 문명의 요람이었지만 과도한 관개로 인해 토양이 염분화되어 황폐해졌고, 인더스 계곡도 마찬가지였다.

20세기에는 구소련 아랄해 부근의 농토를 들 수 있는데, 아랄해는 한때 세계에서 네 번째로 큰 호수였지만 관개를 위해 물을 전환하면서 면적이 90% 이상 줄어들었다. 이로 인해 근처의 농토는 경작하기 어려운 땅이 됨과 동시에 주거지들도 염분과 잔존하는 농약들로 사람이 살기 어려운 곳으로 변했다. 캘리포니아 중앙 계곡도 미국에서 가장 생산적인 농업지역 중 하나이지만 비슷한 운명을 맞았다. 숲을 개간하는 것 또한 환경파괴의 주범이다. 이미 고대 그리스 시대부터 문제시되어 왔는데, 인간이 살기 이전 지중해 지역의 대부분은 숲으로 덮여 있었다. 그러나 점차 자원조달과 농지 확대를 위해서 숲을 파괴하기 시작했고, 현재의 그리스는 나무가 없는 언덕만 남아 있다. 대표적인 숲 개간은 아마존 열대우림을 들 수 있다. 매년 축구장 70개 규모의 면적이 파괴되고 있는데, 지구온난화, 생물다양성 감소, 토양 침식, 물 부족, 환경오염 등의 심각한 환경문제는 현재를 살아가는 우리들의 몫이다.

우리나라의 경우도 과거 일제 강점기, 한국전쟁 등으로 1945년에서 70년대까지 산림 파괴가 심화된 상태였다. 이로인해 토양침식, 홍수, 산사태 등의 문제를 겪었으며, 지금과 같은 푸른 숲의 모습보다는 붉은 민둥산의 모습이 인상적인 시절이 있었다. 매년 1억 그루 이상의 묘목을 심고, 산림보호 교육을 제공하고, 해충병을 방제하며, 불법 벌채나 산림 훼손을 방지하기 위한 단속을 하는 등의 정책 및 사업을 지원하는 다양한 노력을 기울여 현재는 산림녹지율이 60% 이하에서 64% 이상으로 증가했고 유지중이다. 이는 언뜻보면 작은 차이처럼 보이지만, 약 40만ha의 산림 면적 증가에 해당하며 서울특별시 면적의 2배 이상에 달하는 규모이다. 실제로는 40년 동안 변화한 과정을 보여주는 지표이다. 단순하게 나무의 숫자만 늘어났다는 의미를 넘어, 산림 생태계가 회복되고, 환경이 개선되며, 지속가능한 미래를 위한 노력이라고 할 수 있다. 특히 녹지율이 증가되었다는 의미는 다양한 동식물의 서식지가 확대되고, 생물 다양성을 증진시키는 데 기여한 것으로 볼 수 있다. 멸종위기에 있던 개체 수가 증가하고, 생태계가 안정화되며, 자연환경 개선 등의 효과를 가져올 수 있는 것이다. 이처럼 환경은 인간이 생존하고, 생물이 함께 공존하는 데 절체절명의 중요한 자산이자 동반자이다. 과거 인간의 무분별한 개간은 현재에 와서 대가를 치르게 되어 있다. 우리는 과거 속에서 현재를 보게 된다. 지금 우리가 행동하지 않는다면, 환경문제는 더욱 악화되어 미래 세대에게 심각한 위협이 될 것이다.

읽을거리 현대 환경문제 – '그레이트 스모그' 사건

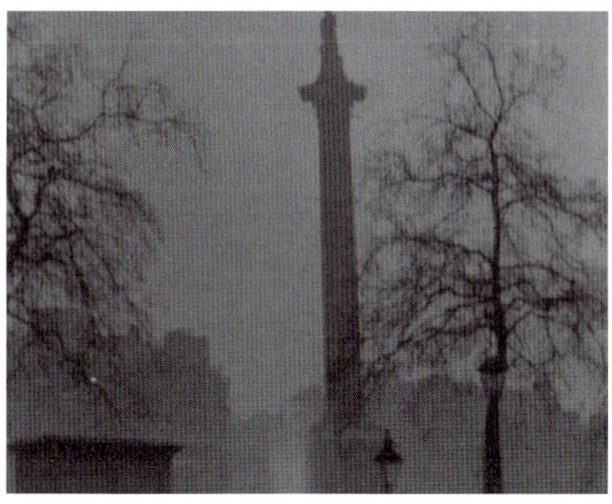

1952년 12월 5일부터 9일까지 5일 간 런던을 덮은 짙은 안개는 공식적으로 4,000명, 비공식적으로 12,000명 이상의 사망자를 내고 수만명의 사람들에게 건강문제를 야기했다. '그레이트 스모그'라고 불리었던 이 현상은 추운 겨울 날씨에 난방용 석탄 사용 증가와 산업 활동으로 공장에서 배출되는 매연과 연기, 지리적으로 런던의 분지 지형과 안개 발생이 원인이었다. 아황산가스, 무풍상태, 안개(해무) 등이 런던 전체에 복합적으로 작용하여 각종 호흡기, 심혈관 질환의 건강문제와 당시 기저질환을 앓았던 많은 사람들이 사망하고, 병원에 실려가기도 했던 사건이었다. 대낮에도 가시거리가 1m가 안 될 정도로 대기오염이 심각했다. 이 때문에 교통이 마비되고, 경제활동도 저해되었다. 이 현상의 원인이 밝혀지기까지 3주의 시간이 걸렸다고 하니, 그때 당시 환경문제에 대한 대중의 인식과 관심이 높지 않았음을 알 수 있다. 환경문제의 심각성을 보여준 '그레이트 스모그' 사건을 기억하며 우리는 어떠한 노력을 기울여야 할까?

02 생태학적 위기

지구는 현재 심각한 생태학적 위기에 직면해 있다. 이는 기후 변화, 생물 다양성 감소, 오염, 자원고갈 등 다양한 형태로 나타나며, 우리 삶과 미래에 심각한 위협을 초래하고 있다. 지구온난화로 지구의 평균 기온이 지속적으로 상승하고 있으며, 이는 빙하를 녹이며, 해수면을 상승시키고, 폭염이나 가뭄, 홍수, 산불 등 극심한 기상이상 현상을 증가시키고 있다. 이는 연쇄적으로 생태계를 변화시키며, 일부 종의 서식을 불가능하게 만든다. 더구나 인간이 배출하는 오염은 어떠한가? 발전과 성장이라는 인간의 산업화로 인한 인류 생태계의 변화 속도는 지구가 수용할 수 있는 능력을 초과시키고 있다.

1) 기후변화

지구의 기후는 변화를 거쳐오고 있다. 그 예로 14세기 초부터 18세기 초까지 지속된 소빙하기는 지구 역사상 최근 1만 년 동안 가장 뚜렷하게 나타난 냉각기간이었다. 이 시기 유럽을 중심으로 북반구의 대부분 지역에서 기온이 2~3 °C나 감소했었다. 겉보기에는 작은 차이라고 할 수 있겠으나 실제로는 지구 환경과 인간사회에 심각한 영향을 미칠 수 있다. 가장 먼저 생각할 수 있는 것은 빙하의 확장이었을 것이다. 해수면이 감소하고, 해안지역은 침수될 것이다. 기상현상의 이상으로 폭염, 폭우, 가뭄, 홍수, 태풍 등이 나타날 수 있고, 이로 인해 식량생산이 감소하여 식량부족 문제가 지구 전체에 나타날 것이다. 생계를 유지할 수 없는 사람들은 살던 곳을 벗어나 기후 난민이 될 것이며, 이러한 기후변화에 적응하지 못하는 동식물 종들이 멸종 위기에 처할 수 있다. 특히 이러한 피해는 빈곤층과 소외계층 등 취약계층에게 더욱 심각하게 영향을 미친다.

구체적으로 유럽의 14세기 소빙기에는 대부분 지역이 빙하로 뒤덮이면서, 잘 얼지 않던 영국의 템스강이 꽁꽁 얼어붙었으며, 특히 북대서양지역에서 더 두드러진 이 한파는 농업생산량 감소와 기근 질병 발생으로 유럽 전역에 수백만 명의 목숨을 앗아가 사회적 불안이 심화되었다. 지금까지도 이러한 기후상태를 초래한 매커니즘은 결론나지 않았지만, 최근 미국 매사추세츠대학교 애머스트캠퍼스의 지구과학자들은 이에 대한 연구결과를 발표하면서 놀랍게도 소빙하기가 발생한 원인에는 그 직전에 비정상적으로 따뜻해진 해수 온도 때문이었다는 결과를 발표했다. 연구팀은 기후 모델링과 수정심층 해저퇴적물과 역사기록을 분석하여 연구한 결과 다소 복합적 원인으로 작용한 결과임을 밝혔다. 태양 활동 감소로 지구에 도달하는 에너지량이 감소했으며, 화산폭발로 대기 중에 화산재가 방출되어 태양복사를 차단하고, 북대서양 순환약화로 인해 유럽지역으로 유입되는 따뜻한 해수량이 감소하게 된 것이 원인이라고 보고하였다. 그렇다면 이렇게 비정상적인 기후 상태를 어떻게 설명할 것인가? 놀랍게도 연구팀은 1300년대 후반에는 매우 따뜻했던 온도가 불과 20년 후인 1400년대 초반에 갑자기 추워진 것을 발견했다. 즉 따뜻한 물이 비정상적으로 강하게 북쪽으로 이동하는 순환과정을 겪으면서 평소보다 따뜻한 물이 더 많이 북쪽으로 이동하고 그로 인해 수십 년 동안 엄청난 양의 얼음이 북대서양으로 밀려나면서 해당 수역을 냉각시키고 염도가 희석되자 결국 대서양의 대규모 해양순환체제가 붕괴되었다는 것이다. 결국 우리가 살고 있는 지구의 기후변화는 인간사회에 큰 영향을 미칠 수 있으며, 개인의 노력을 넘어서 지구인 모두의 관심이 필요하다고 할 수 있다. IPCC(Intergovernmental Panel on Climate Change)에서 발표한 5차 평가보고서에 의하면, 인간은 기후 시스템에 명백한 영향을 미치고 있으며, 최근 배출된 온실가스의 양은 관측 이래 최고 수준이라고 하였다. IPCC에 참여한 연구자들은 자연적 원인과 인간의 활동이 얼마나 기후변화에 기여하는가를 분석했다. 결과적으로 자연적 원인만으로는 온도상승이 거의 일어나지 않는 반면에 인간활동을 합쳐서 계산했을 때 실제 지구 평균기온 상승과 일치하는 것을 보았다. 즉 기후변화는 인간의 활동에 의한 것이 대부분이라고 보는 것이 옳다. 여기에서 인간의 활동이란 이산화탄소의 농도를 증가시키는 것을 말한다. 지금까지 우리가 소비한 화석연료의 연소와 산림 벌목으로 인해 발생한다고 알려진 그것이다. 앞서 언급했듯이 18세기 산업 혁명이후 산업발전을 위한 인간활동의 대부분은 바로 이러한 인산화탄소 증가와 연관되어 있다. 이후 석유, 천연가스 등을 사용하고 경작을 위한 산림 훼손도 빼놓을 수 없다.

지구온난화는 이미 해수면을 10cm 이상 상승시켰다. 빙하뿐만 아니라 시베리아의 툰드라 같은 영구 동토층과 만년설이 녹아 더 많은 물이 대양으로 흘러들어가게 되었다. 바다는 육지보다 더 많은 열을 흡수해서 지구 수위를 높이는 데 기여하고 있다. 세계 인구의 절반가량이 해안지역에 살고 있다. 해수면이 급격하게 증가하면 물이 범람하여 사람이 살 수 없는 지역이 대규모로 늘어나게 될 것이다. 2023년 7월 뉴욕은 폭염과 동시에 해수면 상승으로 인해 심각한 해수범람을 경험했다. 몰디브는 2100년까지 영토의 80%가 침수될 것이라고 전문가들은 경고하고 있다. 태평양에 위치한 섬나라 키리바티도 일부 섬들이 해수 침수로 사람들이 거주할 수 없게 되었다. 또한 해수온도의 상승은 허리케인, 토네이도, 기타 이상이변을 더 자주 강력하게 만들고 있다. 뿐만 아니라 강과 호수가 말라 대기가 건조해지고 이는 대형 산불로 이어져 더욱 더 지구온난화를 부추기고 있다. 기후변화 연구학자들은 인류가 경제적으로 감당할 수 있는 지구 평균기온 상승의 한계를 2°C로 본다. 여기에서 2°C는 1850년부터 2100년까지 지구 평균기온 상승을 말하는데, 10년마다 약 0.1°C 정도 상승하는 것을 지구가 견딜 수 있는 것으로 보는 것이다. 만약 이 한계를 넘게 되면 어떤 일이 발생할까? 이미 한계를 넘은 후에는 기후변화를 일으키는 요인 자체가 서로 상승작용을 일으켜서 인류 개입과 관계없이 통제하기 어려울 정도로 진행될 것이다. 이러한 연쇄반응은 북대서양 해류에 미친 영향이나 시베리아 동토대 해동과 마찬가지로 지구 곳곳에서 나타날 것이다.

시베리아 동토는 지구 육지 면적의 약 15%를 차지하며, 엄청난 양의 유기탄소와 메탄이 얼어붙어 있다. 지구온난화로 시베리아 동토가 해동하면서, 유기탄소가 분해되어 이산화탄소와 메탄이 방출되고 있다. 이는 지구온난화를 더욱 가속화할 것이다. 동토에는 메탄 클레이트라는 얼음 형태의 메탄이 존재하는데, 동토가 해동되면 메탄 클레이트가 분해되어 메탄 배출량이 급증할 수 있다. 메탄은 이산화탄소보다 25배나 강력한 온실가스이다. 초기에는 인간의 활동으로 인해 동토대가 해동되지만 그 이후에는 인간이 개입하지 않아도 기후변화가 빠르게 진행되는 것이다. 이때부터 인간의 노력은 무용지물이 된다. 지구 평균기온 상승 한계를 제한하는 것은 바로 이러한 상황을 막아보려는 의도이다. 그러나 2023년 현재 온실가스를 줄이고자 하는 전 지구적 노력은 아직 요원해 보인다. COP28(제28회 유엔 기후변화협약 당사국총회)이 2023년 11월 아랍에미리트(UAE)에서 개최되었지만 석유 수출 규모 세계 5위인 산유국에서 열린 이번 회의에서는 화석연료 관련 합의문의 초안부터 내용이 너무 "미약하다"는 주장이 대두되었다. '화석연료 퇴출' 합의를 두고 진통을 겪은 것이다. 영국 일간 가디언은 "기후회의에 참석한 많은 억만장자와 그들이 타고 온 수많은 제트기는 기후회의가 다보스포럼 다음으로 세계 초부유층의 모임이 됐음을 시사한다"고 꼬집었고, 이번 회의에 화석연료업계를 비롯한 각종 이익기업 로비스트들도 역대 최대 규모로 참석한 것으로 나타나 공분을 샀다.

지구 평균기온 상승을 제한해야 한다는 IPCC의 견해를 반박하는 사람들도 있다. 그들은 기온상승은 자연현상이므로 인간이 영향을 미칠 수 있는 것이 아니라거나, 수치 자체에 이견을 보이는 경우도 있다. 세계의 많은 과학자들이 환경보호단체의 손아귀에 놀아나서 기후변화와 지구온난화 음모에 가담했다는 주장도 있다. 그들은 과학계와 국제사회에서는 인정받지 못하고 있으며, 대표적으로는 전 미국 대통령인 도널드 트럼프, 노벨상 수상자인 물리학자 이바르 예베르, MIT의 대기과학자 리처드 린즌, 대기물학자

프레드 싱어 등이 있다. 완전부정론 보다는 일부 부정하는 두 번째 입장이라고 할 수 있으나 지구의 기온이 변화하고 있다는 것을 왜곡시켜 주장하는 면이 있다. 그러나 우리가 알고 있는 지구의 기후는 더 이상 존재하지 않음에 대해서는 부정할 수 없을 것이다. 세계기상기구는 지구 열대화가 시작되었다고 선포하였고, UN도 지구온나화는 사실상 끝났다고 하며 더 이상 지구온난화를 막거나 대비할 수 있는 시점을 넘어섰다는 의미를 전달하고 있다. 즉 우리는 생존을 위한 적응을 해야 하는 단계에 이르렀을 수 있다.

2020년 코로나19 바이러스 대유행으로 인류는 세계적 경제활동 축소와 에너지 소비 감소로 온실가스 배출량이 크게 줄었지만 일상으로 돌아온 현재 다시 이전 수준으로 돌아오고 있다. 기후변화가 코로나19의 확산에 직접적인 영향을 미친다는 증거는 없지만 기후변화로 인해서 발생하는 지구의 환경문제는 바이러스 매개체를 발생하게 하거나 야생동물과 사람이 접촉하게 함으로써 신종 바이러스 확산에 기여할 가능성이 증가하고 있다. 이 점이 현대를 살아가는 우리가 주목해야 할 점이다. 따라서 에너지 소비와 생산에 변화를 가져와야 하며, 성장을 하면서 기후변화에 대비하는 것에 보다 혁신적이며 다른 방식의 접근이 필요하다.

읽을거리 영화로 생각해보는 기후위기

기후학자 잭 홀 박사는 남극 빙하코어를 탐색하던 중 지구에 이상변화가 일어날 것을 감지하고 지구 기온 하락에 관한 연구를 발표하게 된다. 지구온난화로 인해 남극, 북극의 빙하가 녹고 바닷물이 차가워지면서 해류 흐름이 바뀌게 되어 결국 지구 전체가 빙하로 뒤덮이는 거대한 재앙이 올 것이라고 경고했지만 무시당하고 만다. 그러나 얼마 후 지구 곳곳에서는 이상기후 증세가 나타나기 시작하고 해양 온도가 13도나 떨어졌다는 소식을 듣게 되면서 본인이 예견했던 빙하시대가 곧 다가올 것이라는 것을 알게 된다. 북대서양 해류의 변화와 그 결과를 그린 〈투마로우(The Day after Tomorrow)〉라는 영화를 보고 기후변화가 지구에 미치는 영향에 대해 생각해보자.

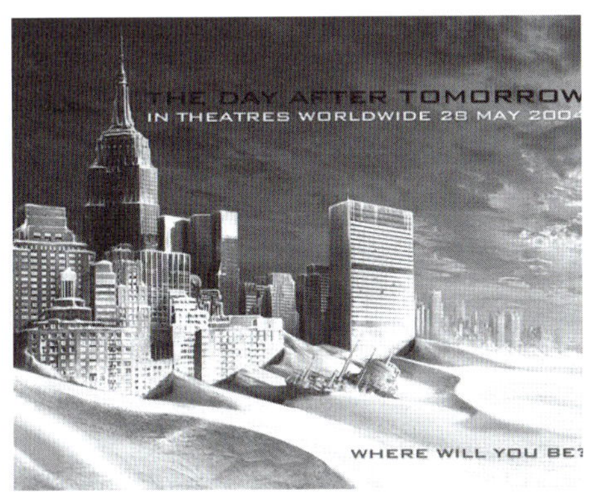

아들이 머물고 있는 뉴욕으로 가려다가 정부의 요청으로 브리핑을 진행한 잭 홀박사는 인류생존을 위해 북부에 위치한 사람들은 이동하기 늦었으므로 포기하고 우선 중부지역부터 최대한 남쪽으로 이동시켜야 한다는 주장을 하게 된다. 영화는 위험을 감수하고 북쪽 뉴욕으로 향하게 되는 잭 홀 박사를 보여주면서 가족애와 우리가 직면할 수 있는 기후위기에 대해 경고하고 있다.

[출처] 네이버 영화'투마로우'

2) 생물다양성 감소

생물다양성은 지구상 모든 생명체의 다양성을 의미한다. '생물종 다양성(biological diversity or biodiversity)'으로 인간과 인간 이외의 생물종들에게 중요하며 생태계의 건강과 지속가능성을 유지하는 데 필수적 역할을 한다. 이는 현재 지구상에서 발견되는 다양한 환경에서 가장 잘 살아남을 수 있는 종들로 구성되어 있다. 생물다양성은 크게 종다양성, 유전자 다양성, 생태계 다양성으로 나뉘고 각각 중요한 역할을 수행한다. 다양한 종들은 서로 협력하고 경쟁하며 생태계의 균형을 유지하게 된다. 식량을 생산하고, 자연에서 발견된 화합물을 기반으로 의약품을 개발하기도 한다. 또한 생물다양성은 과학연구의 중요한 소재가 되기도 한다. 유전자 다양성은 종이 환경 변화에 적응하는 데 도움이 되며, 새로운 품종의 작물과 가축을 개발하는 데 활용된다. 습지, 산림 등 다양한 생태계는 홍수나 가뭄 등 자연 재해를 예방하는 데 도움이 된다. 특히 산림은 이산화탄소를 흡수하여 기후 변화 완화에 기여히고, 습지, 숲 등은 물을 정화하는 역할을 하며, 다양한 생태계는 관광 자원으로 활용되기도 한다. 이렇듯 생물 다양성은 지구상의 모든 생명체의 존속과 인간의 삶에 필수적인 요소이다. 그러나 이러한 필수적 요소가 심각하게 감소하고 있다. 이는 지구와 인류에게 심각한 문제점들을 야기한다.

(1) 종 멸종

생물다양성 감소는 다양한 종의 멸종으로 이어진다. 한 종의 멸종은 서식망을 파괴하고, 생태계의 균형을 무너뜨리는데, 이는 다른 종들의 멸종을 야기한다. 국제자연보존연맹(International Union for Conservation of Nature: IUCN)은 전 세계적으로 1만 6,928종이 향후 수십 년 내에 멸종할 것으로 추정하고 있다. UN의 '생물다양성 및 생태계 서비스에 관한 정부간 과학정책 플랫폼(IPBES)'은 육지 면적의 1/3 이상과 담수자원의 약 75%가 작물 또는 축산물 생산에 활용되어 인류 역사상 전례없는 100만 종 이상의 동식물이 멸종위기에 처해 있고, 수십 년 내 멸종이 예상되는 종도 상당수라고 보고하면서 종의 멸종에 대해 더 강하게 경고하고 있다. 이 보고서에는 기후변화와 자연의 손실 사이 상호 연관성에 대한 연구 결과도 포함되었는데, 생태계 변화의 주요 원인 중 사람이 유래한 기후변화가 자연과 인류의 번영에 미친 영향을 악화시키는 핵심 요소로 확인되었다.

(2) 서식지 감소 및 파괴

산림 벌채, 습지 개발, 도시화 등으로 인해 야생동식물의 서식지가 감소하고 파괴되고 있다. 이는 종의 서식 공간을 줄이고, 번식을 어렵게 만들며, 멸종 위험을 높인다. 한때 번성했던 코알라는 농경지 개간, 산불, 가뭄, 질병 등으로 멸종위기에 몰리고 있다. 급격한 서식지 파괴와 기후변화로 위험에 처해진 것이다. 특히 2019~2020년 호주를 덮친 대형 산불로 코알라 5,000마리가 죽었는데, 뉴사우스웨일스에서만 코알라 서식지 24%가 훼손된 것으로 추산하고 있다. 서식지를 이동하면서 사는 이동성 야생동물의 피해도 있다. 철새와 혹등고래, 가오리 철갑상어 등과 같은 이동성 종은 국경없이 전 세계를 넘나들며 주기적으로 예측 가능한 지역에 체류하는데, 이 때문에 포획되거나 서식지 오염으로 인한 피해를 받아 결국 멸종위기에 처한다.

(3) 외래종 침입

외래종은 토착 종과 경쟁하여 토착 종의 서식지를 침범하고 질병을 전파하며, 생태계를 파괴한다. 생물다양성 보전 및 이용에 관한 법률 제2조(정의)에 의하면, "생태계교란 생물"이란 외국에서 유입되었거나 자생하는 생물 중에서 국내 생태계의 균형을 교란하거나 교란할 우려가 있는 생물을 의미한다. 예를 들어 뉴트리아의 원산지는 남아메 리카로 우리나라에는 1985년 모피와 식용으로 수입되었는데, 경제성이 떨어진다는 이유 등으로 사육포기 농가가 발생했고, 이를 관리하는 것이 미흡한 상태에서 자연생태계로 유출되어 정착하게 되었다. 뉴트리아의 서식지는 낙동강 및 한강수계, 제주지역 등인데 특히 생태계보전지역이며 람사르 습지로 널리 알려진 창녕 우포늪에 서식하고 있다. 뉴트리아는 천적이 거의 없어 우포늪의 수생식물과 희귀식물을 먹고, 주변 농업지역의 작물에도 피해를 주고 있다. 호주의 경우 18세기에 식량을 목적으로 들였던 토끼가 번식하고 생존에 특화되어, 엄청난 양의 풀을 먹어치우고, 토지가 말라버릴 정도로 초원을 초토화시키며, 인간들의 거주지에 침입해 농산물까지 먹어치우는 등 피해가 커지자 호주 정부는 다양한 방법을 시도하고 있으나 호주 대륙의 넓은 땅에 퍼진 엄청난 수의 토끼 개체 수를 줄이는 것에 실패했다.

생물 다양성은 생태계가 얼마나 건강한지를 의미한다. 생물다양성이 풍부할수록 생태계 활동과 서비스도 풍성해진다. 지구 기온 상승을 더 제한하지 못한다면 기후변화가 생물다양성 손실과 생태계 활동 저하에 결정적 요인이 되며, 이는 인류에게 위협이 된다. WWF '2022 지구생명 보고서' 글로벌 지구 생명지수(Living Planet

Index)에 따르면 1970년부터 2018년까지 관찰된 야생동물 개체군의 상대적 풍부도가 평균 69%로 감소한 것으로 나타났는데, 기후변화가 사람과 자연에 미치는 연쇄적 영향을 무시할 수 없으며, 생물종의 멸종사례도 급증할 것으로 예상한다고 보고한다. 또한 북부 지역의 산림을 공격하는 딱정벌레와 나방은 겨울 기온이 높을수록 생존력이 강해지고, 길어진 생장 기간으로 매해 번식 횟수가 늘어나 북아메리카와 유럽 북부 온대 및 아한대 지역에 서식하는 나무들을 대량으로 고사시키고 있기도 하다. 즉 생태계의 기능도 변화하고 있으며, 변화하는 생태적 과정 자체가 지구 온도를 추가적으로 상승시키고 있는 것이다. 이러한 현상을 지구온난화의 '양성피드백(Positive climate feedback)'이라고 한다. 이렇게 현재 진행 중인 지구온난화의 과정과 결과로 다시 온난화가 가속화되는 현상은 인류가 생존하는데, 점점 더 통제 불능 상태에 빠뜨릴 수 있다.

3) 오염

현대사회에서 인간의 활동으로 인한 오염은 심각한 수준이다. 이미 지구 생태계에 막대한 피해를 입히고 있으며, 지구 곳곳에서 다양한 형태로 오염이 영향을 미친다. 대표적으로 대기, 수질, 토양, 해양, 소음, 빛, 전자파 등이 있다. 공장의 매연이나, 석탄연소, 자동차의 배기가스는 대기를 오염시키고, 지구온난화에 기여하고 있으며, 미세먼지와 질소산화물, 황산화물등이 오존을 파괴한다. 인간이 배출하는 생활쓰레기, 산업폐수, 농약 등은 수질을 오염시킨다. 플라스틱 쓰레기는 어떤가? 전 세계 해수면의 미세플라스틱 오염은 해양 어디에나 존재한다. 바다에서 분해를 거듭하고 분해될수록 그 위협이 몇배로 증가할 것이라고 전문가들은 경고하고 있다.

19세기에 신소재 합성이 시작되면서, 합성화학물질로 더 다양하고 나은 물건들이 쏟아져 나왔다. 석유는 온갖 종류의 플라스틱을 가능하게 만들면서 인간은 비용효과적 측면에서 더 많이 사용하게 된다. 그 결과로 심각한 환경오염 문제를 야기하고 있다. 특히 해양 생태계에서 미세플라스틱은 해양 생물들에 의해 섭취되어 먹이사슬을 통해 전파되고, 결국 인간의 몸에도 영향을 미칠 수 있다. 동물들이 이로 인해 얽히거나 질식하는 원인이 되기도 하고, 특히 봉투, 낚시줄, 망 등은 해양동물들에게 심각한 위협이다. 서식지를 파괴하는 것은 물론이거니와 산란과 번식에 영향을 미치며, 해양 산호초 등에도 악영향을 미친다. 토양도 오염시켜 미생물에게 악영향을 미친다. 더구나 플라스틱을 소각할 때 발생하는 유독성 가스는 대기오염을 유발한다. 산업화로 인한 공장 증가, 건설 현장의 소음 등은 인간과 동식물에게 스트레스를 가중시킨다. 야간에 과다하게 조명이 비추어지는 환경은 야행성 동물의 서식지를 파괴하기도 한다. 생태계 위기는 단순하게 환경문제로만 볼 것이 아니라 인간의 건강과 삶에도 심각한 영향을 미치는 문제라는 것을 잊지 말아야 한다.

03 자원과 환경

1) 자원의 이용과 환경

자원은 자연적으로 자원의 성질이나 특성에 따라 분류하거나 경제적 가치에 따라 분류하기도 한다. 대표적으로 재질과 형태, 용도, 유용성과 희소성, 경제적 가치에 따라 분류하며, 인간생활에 유용한 자원인지, 유용하지 않은 자원인지에 따른 인적자원으로 분류한다. 즉, 인적, 생물, 지하, 에너지 자원 등으로 나눌 수 있다. 그중에 인적 자원의 경우 인구가 증가하면 그에 따른 필요요소 증가로 자원이 고갈되며 환경에 미치는 영향이 커진다는 점에서 환경오염문제가 있다. 그 외 자연자원은 태양에너지, 바람, 조류, 유수처럼 재생가능하거나 화석연료, 철, 구리 알루미늄 등의 금속 광물, 점토 모래 등의 비금속 광물자원처럼 불가능하거나 잠재적 재생가능한 자원으로 나눈다.

잠재적 재생가능한 자원은 자연적 과정을 통해 비교적 새로 보충될 수 있는 자원을 의미한다(표13-1).

재생가능한 자원은 지속가능한 발전을 위해 중요하지만 자원량 변동의 가능성이 있으며, 저장 및 운송의 어려움 등의 문제를 해결해야 한다. 재생불가능한 자원은 고갈될 위험이 높고 환경오염을 유발하기 때문에 사용을 줄이고 대체 에너지를 개발해야 한다.

표 13-1 자연자원의 분류

종류	정의	특징	대표적인 예	문제점
재생불가능한 자원	한번 사용하면 다시 보충되지 않는 자원	고갈 가능성이 높음	석탄, 석유, 천연가스, 광물 자원	고갈 위험, 환경오염
잠재적 재생가능한 자원	적절한 관리를 통해 재생 가능성이 있는 자원	관리 방식에 따라 재생 가능 여부 결정	토양, 수산 자원, 삼림 자원	과도한 이용 시 고갈 가능성
재생가능한 자원	자연적으로 일정 기간 안에 보충되는 자원	지속 가능한 이용 가능	태양 에너지, 풍력 에너지, 수력 에너지, 지열 에너지, 바이오매스 에너지	자원량 변동 가능성, 저장 및 운송 어려움

잠재적 재생가능한 자원은 적절한 관리를 통해 지속가능하게 이용할 수 있지만, 과도하게 사용하게 되면 고갈될 수 있다는 점을 기억해야 한다. 그러나 인간이 사용하는 자원의 양은 크게 증가했으며, 그중 가장 크게 증가한 것은 화석에너지의 사용이다. 특히 현대 산업문명을 유지하기 위해서 가장 많은 역할을 차지하고 있으면서도 환경오염을 유발하는 자원이다. 더욱이 인구의 증가는 자원 사용량의 증가를 의미하며, 인간이 배출하는 폐기물은 환경문제를 발생시킨다. 인류는 생존과 발전을 위해 이렇게 다양한 자원을 이용하지만, 자원의 무분별한 이용은 환경문제를 야기하고, 이는 미래 세대를 위한 지속가능한 발전을 저해하는 요인이 된다.

(1) 재생불가능한 자원

자연적으로 생성된 무기질로, 광산을 통해 채굴되는 자원이다. 광물자원은 다양한 형태인데, 크게 금속광물과 비금속 광물, 석탄, 석유, 천연가스 등으로 분류된다. 광물자원은 산업, 건설, 에너지 등 나양한 분야에서 필수적 원료로 사용되는데, 그 소비량은 기술문명의 발전과 인구증가에 따라 급격한 증가 추세를 보여왔다. 현대사회의 발전은 광물자원 없이는 상상할 수도 없다. 보통 지질조건에 따라 특정지역에 집중적으로 분포하는데, 예를 들어 철광석은 호주, 브라질, 중국 등에 분포되어 있으며, 구리 광석은 칠레, 페루, 중국 등이며, 석유는 사우디아라비아, 러시아, 미국 등에 분포되어 있다. 그러나 이러한 광물자원을 개발하기 위해서는 탐사하고, 채굴, 가공하는 등의 과정이 필요하다. 그리고 이러한 개발은 환경에 부정적인 영향을 미친다. 채굴과정에서 토양을 오염시키고, 수질, 대기까지 오염시킨다. 또한 개발하면서 발생하는 소음과 비산먼지로 인한 환경피해도 있다. 광물채취를 위한 암석파괴로 인한 자연환경의 경관 훼손과 삼림 벌채, 생태계 파괴 등 환경에 지속적으로 악영향을 미친다. 따라서 광물자원 개발은 환경보호와 사회적 책임을 고려하여 지속가능한 방식으로 이루어져야 한다.

화석연료의 사용으로 인해 발생하는 탄소 배출을 줄이기 위해 사용하는 배터리 원료 확보도 문제이다. 배터리 산업에서 온실가스 배출량을 포함한 환경오염 또한 중요한 문제이다. 광물 채굴 과정에서부터 배터리 제조에 이르기까지 전 과정에 걸쳐 환경문제를 배제할 수 없는데, 사용 후 발생하는 폐배터리의 재사용과 재활용까지 관심이 높아지고 있다. 특히 배터리 핵심원료를 채굴하고 생산하는 과정에서의 노동력 문제와 인권문제도 사회적 측면의 이슈가 된다. 코발트의 경우는 대부분 콩고민주공화국에서 채굴되는데 이는 아동노동문제가 심각하다. 코발트는 불법채굴, 인권유린, 부패 등의 문제를 안고 있는데, 채굴환경에는 유독성과 오염물질로 가득하고, 아이들은 유독성 오물이 있는 환경에 무방비한 채로 작업하고 있다. 이는 화석연료를 대체하기 위한 에너지자원 개발 과정의 문제점인데, 유엔아동기금에 따르면 콩고민주공화국에는 약 4만 명의 아동들이 코발트 채굴에 참여하는 것으로 추정되고 있으며, 이들은 좁고 어두운 갱도에서 곡괭이와 삽을 사용하여 코발트 광석을 채

읽을거리 자원의 이용 – 콩코민주공화국(DRC) 코발트 광산…

전 세계 코발트의 약 70%를 생산하는 콩고민주공화국(DRC)은 땅속 깊은 탄광에서 아주 기본적인 도구만을 이용해 직접 광석을 캔다. 이 중에는 7세에 불과한 어린이들도 포함되어 있는데, 이들은 기업소유 광산에서 버려지는 코발트 원석을 주어 씻어낸 후 광석만을 골라내고 판매한다. 이렇게 원석을 고르고 씻는 과정은 여성과 어린이가 담당하는데, 코발트가 포함된 먼지에 장기간 노출될 경우 '중금속 폐질환(Hard metal lung disease)'이라는 치명적인 질환을 일으킬 수 있다. 또한 코발트 입자를 흡입할 경우에도 '호흡기질환, 천식, 호흡곤란, 폐기능 저하'가 유발될 가능성이 있고, 지속해서 피부와 접촉할 경우에도 피부염을 일으킬 수 있다. 그러나 이러한 작업에 오랜 시간 노출되고 있는 광부들 중 대다수가 장갑, 작업복, 마스크와 같은 매우 기본적인 보호장비조차 갖추지 않고 있다. 유엔이 운영하는 콩고민주공화국의 라디오 방송사인 라디오 오카피(Radio Okapi)는 2014년 9월과 2015년 12월 사이에만 구 카탄가(Katanga) 지역에서 일어난 탄광 사고로 광부 80명 이상이 목숨을 잃었다고 보도했다. 그러나 알려지지 않은 사고가 잦고, 시신도 지하에 묻힌 채로 방치되는 경우가 많으므로 실제 수치는 훨씬 높을 것으로 추정된다. 인류를 발전시키는 자원의 이용과 환경문제, 그리고 이로 인해 발생되는 인권침해에 대해 생각해 보자.

유니세프(UNICEF, 유엔아동기금)는 2014년 콩고민주공화국 남부 전역의 광산에서 일하는 어린이들이 약 4만 명에 이를 것으로 추정하고, 그중 많은 수가 코발트 채광에 나서고 있다고 밝혔다. 조사관들과 인터뷰를 나눈 어린이들은 작업의 육체적 노동 강도가 심하다고 했다. 광산에서 하루에 최대 12시간 무거운 짐을 옮기며 일하고, 일당으로 1~2달러를 받는다고 한다. 올해 14세인 폴(Paul)은 12세 때부터 지하 탄광에서 일을 시작했다. 폴은 조사관들에게 "24시간 내내 탄광에서 보내는 일도 많다. 아침에 들어와서 다음 날 아침에 나오기도 한다"고 했다.

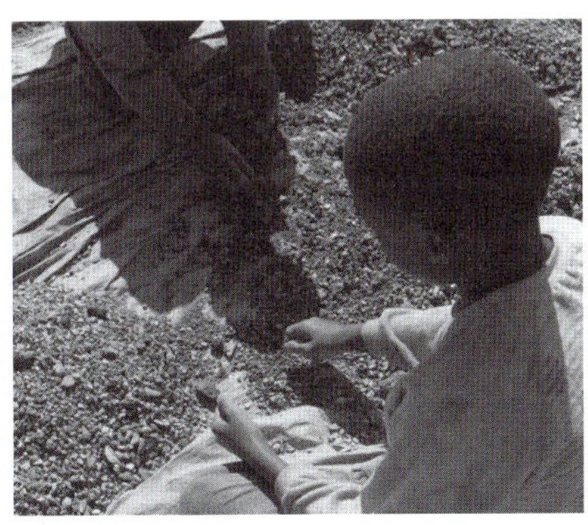

[출처] 국제앰네스티 코발트-요약보고서 표지

굴하며, 붕괴위험, 질병, 사고 등의 위험에 노출되어 있다. 특히 이 과정에 발생하는 오염물질은 토양, 수질, 대기를 오염시킨다. 이 중 시안화물은 매우 독성이 강한 물질로서 광산 주변 환경을 오염시키고, 인체 건강에 심각한 영향을 미칠 수 있다. 더구나 광부들은 안전장비 없이 위험한 작업을 하며, 낮은 임금과 열악한 근무환경에 시달리고 있다. 또한 광산 지역에서는 토지 강탈, 폭력, 성폭력 등의 문제도 발생하고 있다. 이러한 채굴 문제를 해결하기 위해서 소비자들은 코발트가 들어간 제품을 구매할 때 윤리적 소비를 실천하면서, 공정무역제품을 구매하고 기업에 책임을 요구해야 한다.

(2) 잠재적 재생가능한 자원

물, 공기, 숲, 토양, 동식물 등 자연적 과정을 통해 새로이 보충될 수 있는 잠재적 재생이 가능한 자원이다. 그러나 잠재적 재생가능한 자원이라 할지라도 고갈 가능성이 있는데, 새로이 보충되는 속도보나 소모되는 속도가 빠르면 점차 고갈 될 수 밖에 없다. 따라서 자연적 보충 속도를 초과하지 않도록 유지하는 노력이 필요하다. 1968년 미국의 생물학자 가렛 하딘(Grrett Hardin)은 과학지(사이언스)에 '공유지의 비극(The Tragedy of the Commons)'이라는 제목의 논문을 발표했다. 그는 이 논문에서 공유자원의 무분별한 이용이 장기적으로 자원고갈과 파멸로 이어질 수 있다는 경고를 했다. 공유자원이라고 할 수 있는 초원이나, 공기, 어장 등을 개인이 단기적 이익을 위해 최대한 이용하려는 경향 때문에 무분별하게 이용할 수 있다는 것이다. 예를 들어 소가 방목되는 공유 초원에서 한 목축업자가 자신의 이익을 위해 더 많은 소를 방목하게 하여 초원의 자원은 빠르게 고갈되는 것이다. 다른 목축업자들도 마찬가지로 행동하면 결국 초원은 황폐화되고 모든 목축업자들의 생계가 위협받게 된다는 것이다. "내가 이 자원을 사용하지 않더라도 다른 누군가는 사용할 거야. 그리고 내가 사용하거나 오염시키는 양은 얼마 안 되니까 크게 문제되지 않을 거야"라고 생각하기 때문에 문제가 발생한다는 것이다. 눈에 드러나지 않는 물이나 공기 등도 많은 사람들이 그렇게 생각하고 행동한다면 그 행동이 누적되어 결국은 공유자원이 황폐화된다는 것이다. 잠재적 재생가능한 모든 자원이 여기에 해당된다. 토지도 마찬가지이다. 아무리 비옥한 토지라도 매년 쉬지 않고 관개농업을 진행하여 토양을 염류화시키고, 화학비료나 농약 등을 지속적으로 살포하게 되면 토지의 생산성은 결국 감소하게 되고, 머지않아 황무지만 남게 된다. 인류가 이러한 비극적 결말을 맞지 않기 위해서는 다양한 노력을 지속해야 한다. 가렛 하딘은 이러한 공유자원의 비극을 해결하기 위해 몇 가지 조치가 필요하다고 주장하였다. 정부 또는 공동체의 이용 제한 규제와 개인 또는 기업이 소유하여 책임있는 관리를 유도하거나 환경오염을 줄일 수 있는 기술을 개발하고 공동체 구성원 모두에게 교육을 제공할 것을 주장하였다. 이 주장은 많은 논쟁을 불러일으켰지만, 현대사회에서 기후변화, 자원고갈, 환경오염같은 글로벌 문제들은 이들 공유자원의 지속가능 관리가 얼마나 중요한지 보여주는 사례이다. 미래 세대에 지속가능한 발전을 위해 전달하는 메시지이다.

(3) 재생가능한 자원

화석연료와 다르게 재생가능한 에너지원은 친환경적이고, 지속가능한 에너지원이다. 하지만 실제로 재생가능한 자원을 대규모로 활용하는 데는 어려움이 있다. 바람이나 물 흐름 등은 태양이 존재하므로 발생한다. 따라서 현재 시점에서 고갈되지 않을 것으로 확신되는 태양자원의 경우 이를 저장하고 활용하는 것에 노력을 기울이게 된다. 그러나 태양광 발전소나 풍력 발전소 등 재생가능한 에너지 시설을 설치하는 데에는 초기 투자비용이 많이 드는 편이다. 일부 재생가능한 에너지원의 경화석연료에 비해 생산비용이 높기도 한다. 더구나 저장하는 기술은 아직 충분하게 발전하지 못했다. 즉 에너지 공급의 불안정이 있다는 말이다. 환경에 영향도 무시할 수 없다. 발전단지를 건설하기 위한 토지가 필요하며, 이것이 또 다른 생태계 파괴나 토양오염 문제를 야기할 수도 있다. 풍력 터번은 소음을 발생하기 때문에 주변 거주민들에게 불편을 주기도 하며, 수력발전소는 강의 흐름을 변화시키고, 수 생태계에 영향을 미친다. 미래 에너지 문제 해결에 중요한 역할을 하는 재생가능한 자원은 해결할 문제

읽을거리 **자원의 이용 – 캐나다 '그랜드 뱅크'…**

캐나다의 뉴펄랜드 해안가에 있는 어업 구역인 그랜드 뱅크는 수세기 동안 탐험가들과 어부들이 이 지역을 많은 양의 대구 서식지로 묘사했었다. 1960년대와 1970년대에 어업기술의 진보가 이루어지면서 거대한 규모의 대구잡이가 가능해졌는데, 몇몇의 물고기가 많이 잡히는 철을 지나고 나서는 물고기의 개체수가 점차 감소하였고, 결국 개타나 어부들은 대규모 물고기잡이를 위해 더 멀리 배를 타고 나가야 했다. 1990년대에는 대구 개체수가 더 많이 줄어들어 그랜드뱅크 어업은 몰락했다. 대구의 수가 복구할 수 없을 정도로 타격을 받았기 때문이다. 이미 규제와 관리를 하기에는 늦어버린 것이다. 인간의 탐욕으로 파괴될 수밖에 없는 운명인 것일까? 이에 대해 생각해 보자.

를 안고 있긴 하지만, 고갈되지 않으며, 재생불가능한 자원에 비해 거의 환경문제를 발생시키지 않는다는 것은 분명한 사실이다.

2) 에너지 자원이용

인간이 활동하는 데에는 에너지가 필요하다. 에너지는 보이지도 않고 만져지지도 않지만 "물체가 일을할 수 있는 능력"으로 물질을 태우거나 마찰을 시킬 때 발생되는 열에너지와 태양빛이나 전등빛 등이 지닌 빛에너지, 물질을 구성하고 있는 전자의 운동으로 발생하는 전기에너지, 화학변화에 의해 다른 에너지로 변화될 수 있는 화학에너지, 핵분열이 연쇄적으로 일어나면서 생기는 막대한 원자력에너지, 그리고 역학에너지로 위치, 운동에너지로 나눌 수 있다. 에너지를 발생하기 위해서는 이렇게 제공해주는 물질이나 자연현상이 필요한데, 과거 선사시대에서는 하루종일 동물을 사냥하고 열매나 뿌리를 채취해서 에너지를 얻었다. 그리고 추위를 이기기 위해서는 나무를 잘라다가 태워 에너지를 얻기도 했다. 이후 농경시대에 농사를 짓고 가축을 길렀으며, 물과 바람의 움직임으로부터 에너지를 끌어내어 사용하기도 하였다. 그러나 인류가 화석연료를 주요 에너지원으로 활용하면서는 완전하게 달라졌다. 인간의 노동력으로 사용하였던 모든 에너지 활동들이 석탄과 석유, 천연가스의 순으로 활용되면서, 인류는 더 편해지고, 언제 어디에서든 필요할 때 마음껏 에너지를 쓸 수 있게 되었다. 석탄은 인간이 화석연료 중에 가장 먼저 쓰기 시작한 에너지원이다. 수억 년 전 고생대 거대 양치식물들이 땅속에 묻혀서 단단한 석탄이 되었고, 주로 탄소로 되어 있으며, 수소 · 산소 · 유황 등이 들어 있어 연소될 때는 SO_2가스가 방출되며 심한 냄새를 낸다.

유럽에서는 11~12세기부터 석탄 사용이 점차 증가했으며, 도시 성장과 인구증가로 인해 수요도 증가하게 되었다. 18세기 산업혁명 이후 석탄 수요는 폭발적으로 증가했으며, 증기기관의 발명으로 필수적 에너지원이 되었다. 이후 20세기 들어 석유 등 신 에너지가 등장함으로써 석탄산업이 쇠퇴하기 시작했으며, 특히 환경문제와 에너지 안보문제로 인해 석탄의 사용이 감소했다. 석유는 인류 전체 에너지 사용량 중에서 30%가량 차지하고 있는데, 활용도가 많아 난방, 자동차, 기차, 비행기, 배 같은 운송수단에 사용되거나 우리가 사용하는 물건을 만드는 데 사용된다. 그러나 지구에 매장되어 있는 석유의 양은 한정적이며, 매장 지역도 제한되어 있다 보니 에너지 위기를 생각하지 않을 수 없다. 1973년 1차 오일쇼크와 1979년의 2차 오일쇼크는 중요한 에너지원인 석유가 전 세계의 경제에 심각한 영향을 미칠 수 있음을 보여준 역사적 사건이었다. 이는 오늘날에도 에너지 정책 및 경제 시스템에 영향을 미치고 있다. 에너지 안보의 중요성을 강조하면서 에너지 자원 다변화 정책을 추진하는 계기가 되었으며, 신재생 에너지 개발에 대한 투자를 증가하면서도, 에너지 가격의 변동이 세계 경제에 큰 영향을 미친다는 것을 깨닫게 해주었다. 석유개발은 탐사 및 개발비용이 높으며, 개발과 생산 과정에서 발생하는 환경오염과 생태계 파괴 등의 문제는 현저하다. 이러한 석유의 채굴 가능한 매장량은 한정되어 있다. 또한 석유 매장량이 풍부한 국가들의 정치적 불안정성은 석유 개발과 수급에 어려움이 되고 있다. 따라서 신재생 에너지 개발을 통한 에너지 자립화를 추진해야 하며, 에너지 효율을 개선하여 석유 소비를 줄여야 한다.

인류의 화석에너지 사용은 에너지 고갈의 위기뿐만아니라 지구 환경의 변화에도 영향을 미치고 있다. 첫째로 화석에너지를 태울 때 발생하는 온실가스, 특히 이산화탄소의 배출량이 급속하게 증가하였으며, 대기 중의 이산화탄소 농도는 산업혁명 이전 280ppm에서 현재는 380ppm으로 높아져 지구 평균온도를 상승시키고 있다(IPCC). 둘째는 대기오염이다. 화석에너지를 태울 때 발생하는 매연과 유해 물질은 대기오염을 유발하는데, 호흡기 질환, 사망률의 증가, 산성비, 안개 등 다양한 문제를 야기한다. 셋째 산성비는 토양과 수질을 오염시켜 삼림과 생태계에 피해를 입한다. 특히 석탄을 채굴하고 석유를 시추하거나 송유관을 설치하면서 발생하는 자연환경 파괴와 생태계 변화는 생물다양성 감소와 자연재해 증가로 이어질 수 있다. 그러나 인류는 에너지를 얻기 위한 노력을 기울일 수밖에 없다. 그렇다면 이것을 해결하기 위해서 인류가 해야 할 것은 무엇일까? 태양광이나 풍력, 수력 등의 신재생 에너지 개발을 확대하면서도 에너지 소비를 줄이는 것이다. 신재생 에너지 사용을 늘린다고 해도 에너지 소비의 절대량을 줄이지 않는다면 온실가스 배출과 에너지 위기를 막기는 어려울 것이다.

지구온난화 방지와 환경보호를 위한 국제적 협력을 강화하면서도 개인의 에너지 절약 노력을 지속화해야 할 것이다. 이는 우리의 중요한 과제일 것이다. 독일은 에너지 전환정책을 통해 2030년까지 1차 에너지 소비량을 2008년 대비 30% 감소하기로 했으며, 2035년까지는 100%재생가능 에너지의 사용을 확대하는 재생에너지법(Renewable Energy Sources Act, EEG) 개정안을 발표했다. 태양광 발전을 위한 설비 보급을 확대하고, 에너지 저장기술을 개발하며, 해상 풍력 발전 단지를 확대하고, 대형 풍력 터빈을 개발하여 풍력발전을 진행하고, 조력발전 기술을 개발하여 수력을 발전시키며, 지열발전과 바이오 연료 개발 및 활용, 바이오 가스 발전 설비 보급을 확대하는 바이오 에너지 정책을 추진하고 있다. 독일 정부는 이러한 정책을 지원하기 위해 관련 법규를 제정하고, 연구개발을 지원하고, 세금을 감면하며, 교육과 홍보를 강화하기로 하였다. 영국도 유사한 계획을 세우고 온실가스를 줄이려는 노력을 지속해 나가고 있다.

에너지 소비를 줄이는 것은 결국 에너지 효율을 높이는 것을 말한다. 절약하면서도 재생에너지를 사용하고, 친환경 제품 및 절전형 물건을 사용하여 소비하는 에너지의 비율을 낮추는 노력을 해보자. 예를 들어 사용하지 않는 불은 끄고, 백열등을 LED 전구로 교체하여 에너지 소비량을 75%로 낮추고, 자연채광을 활용하거나 조명 효율 센서를 사용하는 것 등이 있다. 건축물에 들어가는 에너지를 줄이는 방법으로 단열을 강화하는 단열재를 쓰거나, 선풍기나 커튼을 활용하여 냉난방 효율을 높이는 방법도 있다. 생활 속 실천으로 대중교통 사용, 자전거, 도보 이용, 친환경 자동차 이용 등을 통해 에너지 절약을 위한 작은 노력들을 생활 습관화한다면 환경보호, 에너지 자원보존, 경제적 비용 절감 등의 효과가 있을 것이다.

04 지속가능한 환경생명윤리

인간이 무생물 환경에 어떠한 의무가 있는가? 환경과 인간의 상호작용의 결과로 인간에게 미치는 직접적 영향을 고려하는 것뿐만 아니라 우리가 사용하는 자원과 환경 내에서 어떻게 행동해야 하는지에 대한 고민도 필요하다. 인간을 우주의 중심으로 여기고 지구상의 모든 존재를 인간의 이익을 위해 이용하는 인간중심주의로만 살아온 것은 아닌가? 이런 사고방식은 오랜 역사 속에서 인간에게 많은 발전을 가져다 주었지만, 동시에 심각한 환경문제들을 야기했다. 자연과 조화를 이루며 살아야 하는 명제를 무너뜨리고 오직 인간에게만 직접적 의무가 있다고 여기는 것이다. 인간중심주의는 인간을 자연의 일부로, 즉 자연 혹은 존재 전체 입장에서 보지 않고 인간의 입장에서 인간의 목적 대상으로 자연을 본다. 다만 인간의 지나친 자연 지배는 인간 생존 자체를 위협할 수 있으므로 보다 현명하게 자연을 관리해야 한다고 주장한다. 반면에 생물중심주의는 도덕적 관점에서 모든 생명체가 중요하다고 주장하면서 고유한 가치를 가지며 존중받아야 한다는 것을 강조한다. 인간도 다른 생명체와 동등한 존재이며 자연과 조화롭게 살아가야 한다. 생물다양성을 보호하고 환경을 보호하여 환경문제 해결에 새로운 시각을 제공할 수 있다. 다만 모든 생명체의 가치를 평등하게 고려하는 것이 어렵고, 인간 활동을 제한하는 데 어려움이 있으며, 경제 성장이나 인간의 삶의 질 향상과의 균형을 맞추는 것에도 제한이 있다.

환경중심주의는 자연 자체가 고유한 가치를 가지며, 인간과 다른 생명체보다 우선적으로 보호되어야 한다는 입장이다. 이 입장에서 자연이란 인간적 가치나 소요를 초월해서 본래의 고귀한 것이기 때문에 이를 존중하고 보호해야 할 책임이 있다고 보는 것이다. 인간은 자연에 대한 일부이며, 자연환경을 유지하는데 책임을 져야 한다고 주장한다. 생태계를 보존하고 지구환경보호를 위한 강력한 가치관을 제시하기 때문에 지속가능한 환경을 유지하는 것에 의미를 둔다. 그러나 인간중심적 관점에서 볼 때 극단적으로 보일 수 있으며, 인간의 활동을 크게 제한하게 된다.

세 가지 입장 모두 각각의 장단점을 가지고 있기 때문에 어떤 입장이 절대적으로 옳다고 보기 어렵다. 다만 지속가능한 미래를 위해 다양한 가치관을 존중하면서도 인간과 자연이 공존하는 균형을 찾아야할 것이다.

1) 자연보존

자연을 지키는 의미의 용어 중 보존(preservation), 보전(conservation), 보호(protection)라는 용어를 사용한다. 이는 비슷해 보이지만 접근방법이나 기본 의미에서 차이가 있다.

(1) 보존

보존(preservation)이란 원상태의 고유한 생태계를 유지하기 위해 이용과 인위적관리를 하지 않는 것을 의미한다. 즉 국립공원처럼 일부 지역의 자연상태가 양호한 생태계에서 적용할 수 있는 개념이다. 가장 포괄적인 용어로 인간의 개입이 없이 자연의 자연스러운 과정과 변화를 존중하고 방치하는 방식으로 이루어진다.

(2) 보전

보전(conservation)은 원상이 변형된 생태계나 변형될 위험이 있는 생태를 관리함으로 제한적 이용과 최소한의 인위적 관리를 도모하는 것을 말하는데, 침식방지를 위한 시설이나 식생복원 등은 이러한 관리 방침의 하나라고 볼 수 있다. 즉 자연의 가치를 인정하고 인간활동과의 조화를 통해 지속가능한 방식으로 관리하는 것인데, 생태계보존, 자원관리, 환경오염방지 등 다양한 활동을 포함한다.

표 13-2 자연보호 · 보전 · 보호의 차이점

용어	의미	관점	주요 활동
자연보존	자연 상태 그대로 유지	자연중심	방치, 관찰
자연보전	지속 가능한 방식으로 관리	인간과 자연 조화	생태계 보존, 자원 관리, 환경 오염 방지
자연보호	훼손으로부터 보호	인간 중심	멸종 위기 동식물 보호, 불법 벌채 단속, 환경 오염 방지

함께 사례 읽고 생각하기

다음의 표를 보고 문제점에 대해 생각을 나누는 시간을 가져봅시다.

인간중심주의, 생물중심주의, 환경중심주의 중 각자의 입장을 정해 각자 장점과 문제점을 나누어 보자.

기준	인간 중심주의	생물 중심주의	환경 중심주의
자연의 가치	인간의 이익에 따라 결정	모든 생명체가 고유한 가치	자체적으로 고유한 가치
인간의 역할	우주의 중심, 자연을 지배하고 이용	다른 생명체와 동등, 자연과 조화	자연의 일부, 환경 보호 책임
환경 문제 해결	인간 중심적인 개발, 기술 활용	생물 다양성 보호, 지속 가능한 발전	생태계 보존, 환경 우선

토의내용

(3) 보호

보호(protection)는 이미 자연이 상당 부분 변형되거나 훼손된 생태계의 관리 개념으로 제한적 이용과 높은 인위적 관리를 하는 것을 의미한다. 인간활동으로 인해 위협받는 자연환경을 보호하는 것인데, 멸종위기 동식물보호, 불법벌채단속, 환경오염방지 등 인간중심적인 관점에서 자연환경을 보호하는 방식이다. 예를 들어 산의 등산로를 정비하거나 동물이 넘어오지 않도록 철책을 설치하고, 석축을 설치하며 관리하는 것을 들 수 있다.

지구는 우리가 살아갈 수 있는 유일한 행성이다. 이 유일한 행성에서 살아가기 위해서는 자연을 보호하는 것이 무엇보다 중요하다. 개인마다 자연을 보호하는 방법이 다르겠지만, 공동체 모두가 힘을 모아야 하는 이유이다. 자연을 보존하고, 보전하며, 보호하는 모든 의미의 활동은 자연과의 공존을 위한 작은 노력의 일부이다. 지속가능한 미래를 위해서는 환경에 대한 우리의 어떤 의무가 있으며, 우리의 행동에 영향을 미치는 현상에 대해 숙고해야 한다.

자연과 가까울수록 병은 멀어지고, 자연과 멀수록 병은 가까워진다

– 괴테 –

자연이 아니면 몸 안의 질병을 결코 이겨낼 수 없다

– 히포크라테스 –

지구상의 생물들 중 어느 한 종을 잃는다는 것은 비행기 날개에 달린 나사못을 빼는 것과 같다

– 폴 에를리히 –

참고문헌

김대환. (2010). 김대환의의 새 이야기 2010.02.04. 인천in 시민의 손으로 만드는 인터넷신문.(http://www.incheonin.com) https://www.incheonin.com/news/articleView.html?idxno=625

모집 라티프. 오철우 역. (2010).기후 변화 돌이킬 수 없는가. 길.

존 필린. 송명규 역. (2002). 숲의 서사시. 따님.

클리이브 폰팅. 이진아 외 역. (2019). 녹색 세계사. 민음사

프랑수아 자리주. 토마 르 루. 조미현 역. (2021). 지구 오염의 역사. 에코리브로.

유엔글로벌콤팩트.(2023). 제28차 유엔기후변화협약 당사국총회(COP28) 주요 내용 및 시사점.

(http://unglobalcompact.kr/제28차-유엔기후변화협약-당사국총회cop28-주요-내용)

황준석. (2023). 제28차 유엔기변화협약 당사국총회(COP28)주요 성과 및 시사점. 2023.12.20. 한국무역협회.

헤르만 요제프 바그너. 정병선 역. (2010). 에너지 위기, 어떻게 해결할 것인가. 길.

2024년 정부지원 환경사업 안내서. (2024). 환경부. (https://www.me.go.kr/home/web/main.do)

국제앰네스트. (2016). 목숨을 건 코발트 채굴: 콩고민주공화국의 코발트 교역과정에서 발생하는 인권침해. 아프리워치.(https://amnesty.or.kr/wp-content/uploads/2016/01/국제앰네스티_DRC_코발트-요약보고서_최종.pdf)

한국외래생물정보시스템. (2024). 생태계교란 생물이란?(https://kias.nie.re.kr/home/cms/eco010011.do)

BBC News Korea. (2022). 야생동물. 2022.02.11. (https://www.bbc.com/korean/international-60343740)

WWF(세계자연기금). (2019). 언론보도. IPBES 지구 평가 보고서발표: 자연의 위기에 지금 당장 대응해야하는 이유. (https://www.wwfkorea.or.kr/bbs/board.php?bo_table=press_release&wr_id=63&device=mobile)

BBC News Korea. (2019.) 코발트: 애플, 구글, 마이크로소프트 대형 IT기업이 '아동 노동'착취로 법정 선다. 2019.12.17 (https://www.bbc.com/korean/features-50818082)

생물다양성협약 (https://www.cbd.int/)

국립생태원 (https://www.nie.re.kr/)

환경부 (https://www.me.go.kr/)

부록

1 생명윤리 및 안전에 관한 법률

2 호스피스 · 완화의료 및 임종과정에 있는 환자의 연명의료결정에 관한 법률

3 유전자변형생물체의 국가간 이동 등에 관한 법률

4 한국간호사 윤리지침

5 장애인재활상담사 윤리강령

찾아보기

ㄹ

ㅁ

ㅂ

ㅈ

ㅊ

ㅋ

ㅌ

참여하며 배우는
생명윤리의 이해
사례와 토론을 위한 이론서

| 발 행 일 2024년 11월 25일 초판 발행
| 지 은 이 이도영 · 노기옥 · 우주현 · 전재희 · 김윤정 · 손해경 · 이혜미 지음
| 발 행 인 박 종 성
| 발 행 처 사이플러스 Science plus
| 주 소 (우) 07202 서울특별시 영등포구 양평로 30길 14 세종앤까뮤스퀘어 1106호
| 전 화 02-332-6171
| 팩 스 02-332-6185
| 등 록 2005.10.20. 제2022-000100호

| I S B N 979-11-88731-70-1 93510 값 26,000원